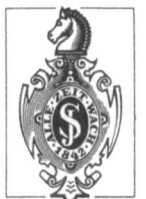

Therapie chronischer Schmerzzustände
in der Praxis

Herausgegeben von W. Pongratz

Unter Mitarbeit von
M. Bullinger L. Eschrich W. Keeser
W. Linke M. Pahde W. Schmidt

Mit 107 Abbildungen

Springer-Verlag
Berlin Heidelberg New York Tokyo 1985

Dr. med. Wolf Pongratz
Rheinstraße 37/I
8000 München 40

CIP-Kurztitelaufnahme der Deutschen Bibliothek
Therapie chronischer Schmerzzustände in der Praxis / hrsg. von W. Pongratz.
Unter Mitarb. von M. Bullinger ...
– Berlin; Heidelberg; New York; Tokyo: Springer, 1985
ISBN-13: 978-3-540-12364-4   e-ISBN-13: 978-3-642-69050-1
DOI: 10.1007/978-3-642-69050-1
NE: Pongratz, Wolf [Hrsg.]

Das Werk ist urheberrechtlich geschützt. Die dadurch begründeten Rechte, insbesondere die der Übersetzung, des Nachdruckes, der Entnahme von Abbildungen, der Funksendung, der Wiedergabe auf photomechanischem oder ähnlichem Wege und der Speicherung in Datenverarbeitungsanlagen bleiben, auch bei nur auszugsweiser Verwertung, vorbehalten. Die Vergütungsansprüche des § 54, Abs. 2, UrhG werden durch die „Verwertungsgesellschaft Wort", München, wahrgenommen.

© by Springer-Verlag Berlin Heidelberg 1985

Die Wiedergabe von Gebrauchsnamen, Handelsnamen, Warenbezeichnungen usw. in diesem Werk berechtigt auch ohne besondere Kennzeichnung nicht zu der Annahme, daß solche Namen im Sinne der Warenzeichen- und Markenschutz-Gesetzgebung als frei zu betrachten wären und daher von jedermann benutzt werden dürften.

Produkthaftung: Für Angaben über Dosierungsanweisungen und Applikationsformen kann vom Verlag keine Gewähr übernommen werden. Derartige Angaben müssen vom jeweiligen Anwender im Einzelfall anhand anderer Literaturstellen auf ihre Richtigkeit überprüft werden.

Gesamtherstellung: G. Appl, Wemding
2119/3140-543210

Geleitwort

Die Therapie chronischer Schmerzzustände ist in mehr oder weniger großem Umfang nicht nur in den sogenannten Schmerzzentren, sondern auch in jeder ärztlichen Praxis notwendig. Daß hierbei die Schulmedizin, die bei der Behandlung akuter Schmerzzustände Hervorragendes leistet, oft auch versagen kann, liegt an der einseitig naturwissenschaftlich-pharmakologisch-apparativ ausgerichteten Medizin. Sie drängt den Menschen als körperlich-geistig-seelische Ganzheit weit in den Hintergrund. Oft erfolgt eine Monotherapie lediglich mit Unterbrechung der Schmerzleitung auf nur einer Ebene des zentralen Nervensystems. Da auf diese Weise die körpereigenen Schmerzhemmsysteme einschließlich der psychischen Verarbeitung der Schmerzempfindung häufig nicht berücksichtigt werden, können leicht Fehlschläge auftreten, die wiederum zur frühzeitigen Resignation der Behandelnden führt. Dauer- und Selbstmedikation mit der Gefahr der Abhängigkeit und der Nebenwirkungen der verabreichten Medikamente, wiederholte kostspielige Diagnostik und nachfolgende invasive Therapie können die Folge sein. Aus der Kausalitätskette der angeführten Faktoren resultiert eine Chronifizierung der Schmerzen bis hin zur Therapieresistenz: Der Schmerz ist zur Schmerzkrankheit geworden.

Aufgrund dieser Erkenntnisse sind insbesondere in den USA, in den angelsächsischen Ländern, in Japan, aber auch in Skandinavien neue multifaktorielle und interdisziplinäre Therapiemaßnahmen für die Behandlung chronischer Schmerzzustände konzipiert worden (z.B. Bonica in Seattle).

In Deutschland war es der Anästhesiologe Frey (Mainz), der sich als Vorkämpfer für eine umfassende Schmerzdiagnostik und -therapie einsetzte; doch fanden das Engagement von ihm und seinen Mitarbeitern sowie Einzelinitiativen von

Gross (Frankfurt) lange Zeit keine Nachahmer, vor allem nicht bei Kollegen, die als Kassenärzte tätig waren.

1976 hat mein Mitarbeiter W. Pongratz in München eine anästhesiologische Praxisgemeinschaft gegründet, in der von Anfang an schwerpunktmäßig größter Wert auf engste Zusammenarbeit der Anästhesisten mit Psychologen und Psychotherapeuten des Max-Planck-Instituts in München und Ärzten anderer Fachgebiete einschließlich Allgemeinärzten gelegt wurde.

Die Mitarbeiter dieser „Schmerztherapiegemeinschaft" faßten ihre Erfahrungen in dem vorliegenden Taschenbuch zusammen. Die spezielle Problematik der schmerzleidenden Krebspatienten wird von dem, der sie in der Regel bis zuletzt betreut, vom Landarzt, dargestellt. Die wichtigsten Aspekte der Entstehung und der Therapie der Schmerzen werden in Einzelkapiteln besprochen. Die Transformation von körperlichen Schmerzen in seelisches Leid und die damit verbundene Problematik werden vom Seelsorger abgehandelt und die Möglichkeiten der Schmerzminderung durch ihn selbst erläutert.

Dieses Buch dient zur Anregung für die Kollegen, die mit der Therapie von chronischen Schmerzzuständen konfrontiert sind, und ist nicht vorgesehen als Ersatz für die eingehende Lektüre großer Standardwerke, wie z. B. Bonicas *Management of Pain*.

München, November 1984   J. A. Richter
(Vorstand des Instituts für
Anästhesiologie am
Deutschen Herzzentrum München)

Inhaltsverzeichnis

W. SCHMIDT
Transformation von somatischem Schmerz in seelisches
Leid. Ein Seelsorgebeitrag zur Schmerzlinderung   1

W. PONGRATZ
Schmerz als Phänomen –
Besonderheiten bei der Behandlung   7

L. ESCHRICH
Über die Notwendigkeit einer Schmerzanalyse 23

W. KEESER UND M. BULLINGER
Psychologische Verfahren bei der Behandlung
von Schmerzen 42

W. PONGRATZ
Stimulationsverfahren zur Schmerztherapie
(einschließlich Akupunktur) 106

L. ESCHRICH
Sympathikusblockaden in der Praxis 146

W. LINKE
Therapeutische Lokalanästhesie (TLA) in der Praxis . . . 170

M. PAHDE
Hausärztliche Betreuung von Malignompatienten 245

Sachverzeichnis 264

Mitarbeiterverzeichnis

Dr. Monika Bullinger
Institut für Medizinische Psychologie
Schiller Straße 42, 8000 München 2

Dr. Lore Eschrich
Rheinstraße 37/I, 8000 München 40

Dr. Wolfgang Keeser
Institut für Medizinische Psychologie
Schiller Straße 42, 8000 München 2

Dr. Wolfgang Linke
Rheinstraße 37/I, 8000 München 40

Dr. Maximilian Pahde
Attendorner Straße 14, 5970 Plettenberg-Lettmecke

Pfarrer Werner Schmidt
Evangelische Krankenhausseelsorge
Krankenhaus München-Schwabing
Kölner Platz 1, 8000 München 40

Transformation von somatischem Schmerz in seelisches Leid
Ein Seelsorgebeitrag zur Schmerzlinderung*

W. Schmidt

1 Der Sinnzusammenhang des Schmerzes als Schmerzerleichterung

Vor seiner ersten Schmerzerfahrung hat jeder Mensch ein Leben, in dem er gar nicht weiß, was Schmerz ist. Ein leis vernehmbarer Herzschlag gibt ihm die Gewißheit, daß jemand, der größer ist als er, alle seine Bedürfnisse stillt. Ein schönes Leben. – Eines Tages fühlt er einen heftigen Ruck. Wände stürzen über ihm zusammen, weiche Polster stoßen und drücken ihn hinab. Sein Körper wird zweifach gekrümmt, seine Glieder verdreht und verzerrt. Mit dem Kopf fällt er nach unten. Zum ersten Mal in seinem Leben fühlt er einen wahnsinnigen Schmerz. Alles um ihn herum ist in Bewegung geraten. Jetzt kann er den Druck nicht mehr ertragen: sein Kopf wird plattgedrückt, er selbst wird immer mehr in einen Tunnel hineingeschoben. Plötzlich überkommt ihn eine schreckliche Angst: seine Welt muß eben zusammengebrochen sein. Das ist das Ende! Nun spürt er kalte, rauhe Hände, die ihn ziehen, bis helles Licht anfängt, ihn zu blenden. Das war also das erste Schmerzerlebnis, und schon war es stark wie der Tod. Wir sollten nun den Glückwunsch nicht vergessen, denn eben ist ein Mensch geboren worden.

Mit diesem ersten menschlichen Erlebnis bekommt der Schmerz immer wieder seine Platzanweisung. Im wird eine Bedeutung zugewiesen, die einen grundlegenden Sinnzusammenhang ergibt. Alle großen Kulturen haben in ihren Traditionsströmen dem Schmerz einen wichtigen Platz eingeräumt. Diese Ströme sind eingeflossen in unsere unbewußte Kollektivhaltung, die, wie wir wissen, an der Gestaltung unserer Wirklichkeit ganz erheblich beteiligt ist.

In der jüdisch-christlichen Kultur gibt es eine altehrwürdige Linie, die das Wort „Mit Schmerzen sollst du Kinder gebären" nicht auf das nachfolgende Leben, sondern auf den vorhergegangenen Sündenfall bezieht. Der Schmerz wird gedeutet, indem er mit Schuld verbunden wird.

---

* Dieser Beitrag wurde von Pfarrer Schmidt als Referat bei einer Tagung von Schmerzanästhesisten in Königstein i. T. am 30. April 1983 vorgetragen.

Schmerz ist Strafe. Diese Deutung scheint tief eingefleischt. Wer mit Kranken zu tun hat, weiß, wie sehr diese archaische Deutung Gegenwart ist. Die christlich-jesuanische Linie läuft anders. Um sein Sterben zu deuten, sagt Jesus: „Eine Frau, wenn sie gebiert, so hat sie Schmerzen, wenn sie aber das Kind geboren hat, denkt sie nicht mehr an die Angst, um der Freude willen, daß ein Mensch zur Welt geboren ist" (Joh. 16, 21). Schmerz, neue Geburt, Auferstehung, Freude sind hier aufeinander bezogen. Aus der Vieldeutigkeit des Schmerzes greift Jesus die Bedeutung des Geburtsschmerzes heraus: so ist es mit dem Schmerz – er ist Geburtskanal. Statt Strafe bringt er Erweiterung, statt Bedrückung Auszug. Der Auftakt des menschlichen Lebens wird so zu einem Gleichnis für alles Weitere, für das Letzte, aber auch für das Vorletzte. Die Intention des Lebens zielt nicht dahin, in gleichgültiger Weise jeden nach seiner Fasson selig werden zu lassen, sondern immer wieder einen neuen Lebensschub zu erzeugen. Bei diesem Schmerzverständnis kreisen die Gedanken nicht um das unlösbare oder auch inhumane Dunkel, ob oder womit ein Mensch diesen Schmerz verdient habe, vielmehr lassen sie sich auf eine Suchbewegung ein, die herausfinden will, wozu – wohin das alles führen soll.

Unsere Einstellung zum Schmerz verändert ganz erheblich unser Schmerzgefühl. Schon der Gedanke an Strafe ist schmerzhaft, er läßt uns zusammenzucken, und unwillkürlich spannen und verspannen wir unsere Muskulatur. Der Gedanke an neue Erfahrung und Wachstum hingegen vermag unsere Schmerzschwelle zu heben. Unsere inneren Vorstellungen schaffen Verschlossenheit und Bereitschaft und damit eine je verschiedene Wirklichkeit. So wird die Schmerzschwelle zu einer Variablen der Kulturen, ja der Familien. Während in manchen Familien ein Theater um die kleinste Wunde gemacht wird, sagen andere Eltern zu ihrem Kind auch nach einer klinisch versorgten Wunde: „Heile, heile Segen, drei Tage Regen, drei Tage Sonnenschein, und alles ist wieder vorbei!"

Fast jeder Mensch hat Stunden, in denen er sich fragt, warum unsere Welt nur durch Leid und Schmerz vorangetrieben werden soll – wo er brennend wünschte, daß es keinen Schmerz in unserer Welt gäbe. Wir sollten die Folgen eines solchen Wunsches bedenken. Die Erforschung der Leprakrankheit hat uns hier einen tiefen Einblick ermöglicht. Als Dr. Paul Brand in den 50er Jahren begann, die Leprakrankheit zu erforschen, entdeckte er, daß es sich dabei nicht um eine Geschwulst oder dergleichen handelt; er merkte auch bald, daß keine Ansteckung zu befürchten ist, daß die Patienten vielmehr an einem ganz ungewöhnlichen Mangel leiden: sie haben keinerlei Schmerzempfinden. Brand entdeckte die Krankheit der Schmerzlosigkeit. Finger, die den Patienten fehlten, waren nicht irgendwann abgefault, sondern in der Nacht von Ratten abgefressen worden, ohne daß der Patient aufgewacht wäre. Einmal überraschte er ein Mädchen, das sich selbst verletzt hatte und nun voller Freude mit seinem eigenen Blut malte. Unter dem Eindruck seiner Forschungsergebnisse sagte Brand: „Danken sie Gott, daß er den Schmerz erfunden hat; ich denke, er hätte nichts Besseres tun können, denn Schmerz ist etwas Wunderbares."

Sicher brauchte er solche extremen Entdeckungen, um zu einer solchen Aussage zu kommen. Angenommen, ein Leprakranker würde durch ein Wunder das natürliche Schmerzempfinden wiederbekommen, er würde mit Sicherheit auch bei intensiven Schmerzen eine hohe Schmerzschwelle behalten.

Unsere Zeit ist dabei, jegliche Schmerzkultur, die mittragender Grund des Schmerzerlebnisses ist, zu verlieren. Meist betrachtet der heutige Patient seinen Körper materialistisch als eine Maschine, an der das Schmerzgefühl eine Panne ist. Diese Einstellung – oder besser Nichteinstellung – wird unserer Personalität nicht gerecht, da die seelische Beteiligung an körperlichen Vorgängen abgespalten, und die seelisch-geistige Radikale ausgetrocknet wird. Aus dem Sinn körperlichen Erlebens wird störender Unsinn.

Wie sehr das materialistische Schmerzverständnis in die Luft gebaut ist, wird deutlich am Umgang mit Placebos. Ein Placebo ist ein Arzneiprodukt, das der Patient im Glauben an seine Wirkung einnimmt, während es in Wahrheit aus wirkungslosen Stoffen besteht. Diese Placebos werden aber gegeben und genommen, weil sich heute viele Menschen dem Immateriellen gegenüber unbehaglich fühlen. Sie meinen, daß eine Wirkung von einer äußeren, einer materiellen Ursache ausgehen müsse. Alles Seelische erscheint als Psychisches, von dem man fast nur noch weiß, daß dafür der Psychiater zuständig sein soll. Der Glaube an ein gesundmachendes Pülverchen erscheint da leichter.

Wenn sich nun bei genauerem Hinsehen ein Placebo in Harmlosigkeit auflöst, dann ist es nichts weiter als eine Krücke, die zwischen dem Willen zu leben und den körperlichen Reaktionen vermittelt. Freilich ist oft genug nur noch der Wille zum Überleben vorhanden, der auf Krücken nicht gut verzichten kann. Die Erfahrung, daß es um mehr als um Überleben, daß es um menschliches Wachstum, um immer neue winzige innere Evolutionen geht, gewinnen viele heute nicht durch die Verkündigung der Kirche, sondern in der Praxis der Humanwissenschaften. Aber was soll's – sie realisieren den Schatz, den die Kirchen haben. Folgerichtig pflegt man auch in diesen Praxen einen anderen Umgang mit dem Schmerz: man versucht, sich ihm zu nähern, ihn anzusehen, sich mit ihm zu beschäftigen, ihm als Leitfaden zu Neuem zu vertrauen.

Das Thema dieses Kongresses ist die Schmerzerleichterung bei chronischem Schmerz. Ich habe von Ihnen gehört, daß viel Kopfweh und Migräne zu dieser Schmerzkategorie gezählt wird. Da mögen Schmerzpatienten dabei sein, die einer psychischen Therapie zugänglich wären. Nun wissen wir alle: auch dann bleibt manchmal ein Schmerz, der den Betroffenen zum Amokläufer macht, der wie ein Krimineller zerstört, der dementsprechend isoliert, verwahrt und behandelt werden muß. Wo wir das nicht können, erniedrigt der Schmerz den Menschen zu einer gebeutelten, erbärmlichen Kreatur. Hier steht die ärztliche Kunst vor der Aufgabe, den Schmerz so zu bändigen, daß die entmenschte Kreatur sich wieder zu ihrer Menschlichkeit erheben kann. Der Schmerz muß integrierbar bleiben, sonst geht seine Bedeutung verloren.

2 Schmerzerleichterung in einzelnen Schritten (Transformationsaspekte)

2.1 Grenzziehung und Abwehr

Zunächst gilt der Schmerz generell als Feind. Wir sagen, er fällt uns an, er bohrt, er reißt. Das ist nicht nur eine Subjektivierung, sondern eine Bestifikation. Vor allem haben Eingeweideschmerzen Anteil an dieser Feindbezogenheit (R. Bilz). Gegen diesen Feind versucht sich der Angefallene zu wehren. Charles Darwin berichtet, daß in der alten englischen Marine die Matrosen in Bleiplatten gebissen hätten, wenn sie die Prügelstrafe erhielten. Sie haben nicht um sich gebissen, sie bissen vor sich hin und haben sich auf diese Weise den Schmerz verbissen... Zu dieser dentalen Aggression kann auch gehören, den Mund aufreißen und laut schreien.

Man hofft durch eine solche Aggression, den Schmerz, wenn schon nicht vertreiben, so doch vielleicht überschreien zu können.

Gerade bei Krebspatienten, bei denen wir eine große generelle Angepaßtheit vermuten dürfen, die sich möglicherweise ein Leben lang zurückgestellt haben, können wir ein großes Bedürfnis an Neinsagen, an Sich-Wehren voraussetzen. Bei so großer Selbstlosigkeit dürfen zu viele Eindrücke ungehindert die Grenzen der eigenen Persönlichkeit passieren, und auch der eindringende Schmerz kann sich voll entfalten. In der Tat kann das Schmerzerleben eine Zeitlang nachlassen, wenn die Aggression sich manifestieren darf. Der seelische Ausdruck des Aufbegehrens – die Annahme *verweigern*, den Schmerz *zurückgeben*, sich mit der eigenen Person endlich einmal *wehren* dürfen – übertönt den Schmerz. Eine solche Entladung fördert den Grenzaufbau des Selbst, schafft Raum für den eigenen Willen und lenkt auch noch vom Schmerz ab. Konkret: die Lippen „laufen lassen", mit der Mundstellung spielen, dabei einen Ton erzeugen, der immer lauter werden darf; hören, was für Worte aus dem aggressiven Impuls heraus erzeugt werden. Dieses Verhalten mag z. B. unterdrückte Wut zum Ausdruck bringen, deren Nacherleben schmerzmindernd wirken kann. Auch das Verknoten der Hände ist eine verkappte Erscheinung aus dem Arsenal der Aggression. Ein Patient, dem ein Taschentuch angeboten wurde, das er dann zerriß, sagte schließlich zu den Fetzen auf der Bettdecke: „So ist mein Leben."

2.2 Beeinflußung durch Wahrnehmung

Der Schmerz ist laut, weil er wahrgenommen werden will. Sich selbst entladen ist eine Sache, aber den Schmerz wahrnehmen ist eine andere Sache. Ihn wahrnehmen heißt, ihn annehmen. Gewöhnlich werden wir ihn besiegen wollen mit Hilfe von Medikamenten oder durch Anspannung des ganzen Körpers. Der Geplagte will den Schmerz wegpressen und wird ihn gerade dadurch verstärken. In Wahrheit würde viel Schmerz verändert werden, wenn wir uns von ihm nicht abwenden, sondern uns ihm zuwenden würden. Es wird für die meisten Menschen schwierig sein, Schmerzdistanz in Nähe zu verwandeln. Es geht auch kaum allein. Man braucht einen Begleiter, der daneben sitzt, der fragt: „Wie spürst du ihn? Bitte, beschreibe ihn; was macht er jetzt?" Denn tatsächlich, der Schmerz fängt an zu wandern. Schon die Alten sollen gewußt haben, daß der Schmerz ein „viator" (lat. Wanderer, Reisender) ist. Die konversionshysterischen Anteile des Schmerzes lösen sich von einer mechanischen Druckstelle und ordnen sich neu um eine Stelle, die man den seelischen Magneten nennen könnte. Schmerz wandert vom Kopf über den Nacken vielleicht in eines der Schulterblätter. Es ist, als würde er wünschelrutengleich die Stelle aufsuchen, an der tiefes und vernarbtes Leid wieder lebendig werden kann. Es mag hier von Bedeutung sein, daß in der Bibel kaum von physischem Schmerz berichtet wird, aber viel von seelischem Leid, so als käme es darauf an, eines in das andere zu transformieren. In diesem Sinne klagt der Psalmist: „Und da ich's wollte verschweigen, verschmachteten mir meine Gebeine."

2.3 Veränderung von Hoffnungslosigkeit und Einsamkeit

Angst kann den Schmerz ungeheuer verstärken. Der Paläoanthropologe Rudolf Bilz versteht Angst als Daseinsangst und gliedert sie in

- die Angst allein zu sein,
- die Schuldangst,
- die Angst der Auswegslosigkeit,
- die Verarmungsangst.

Davon deute ich zwei Ängste an. Zuerst die Angst der Auswegslosigkeit und der Hoffnungslosigkeit. Wenn man wilde, scheue Ratten in einen mit

Wasser gefüllten Glaszylinder wirft, werden sie schnell ertrinken. Sie können sich nicht verstecken, sie sind der Ausweglosigkeit preisgegeben. Ein amerikanischer Physiologe gab im Laufe von Vorversuchen den Ratten Gelegenheit, sich zu retten. Diese Auswegerfahrung wirkte auf sie wie eine Verhaltenstherapie: sie gaben nicht auf und versuchten über lange Zeit, sich zu retten. Solche scheußlichen Versuche zeigen jedenfalls, wie sehr Hoffnung und Hoffnungslosigkeit im animalischen Grundverhalten bis in die animalische Wurzel des Menschen wirken: „Hoffnung läßt nicht zuschanden werden."

Patienten machen manchmal über ihre Bettdecke eine wegstreifende oder wegschlagende Handbewegung. Das geschieht so unbewußt, daß sie bei einer Intervention erschrecken, etwa wenn man zu ihnen sagt: „Wiederholen Sie doch die Bewegung! Was machen Sie da eigentlich?" Und schließlich: „Wen schieben Sie denn beiseite?" Hier zeigt sich viel Hoffnungslosigkeit, wenn nicht Verzweiflung.

Beides senkt die Schmerzschwelle auf den Nullpunkt des Nichtmehrwollens und der Wehrlosigkeit. Auch der Schmerz kennt eine Immunitätsschwelle, die von der Hoffnung abhängig ist. An dieser Stelle kann die Krise des Patienten sehr leicht zu einer Krise des Helfers werden: wenn er inne wird, daß seine Hoffnungsangebote sich mehr nach Vertrösten anhören als nach Trost. Das kann weit hineinragen in religiöse Dimensionen.

Und schließlich die Angst allein zu sein. Auch dieses Erleben geht in animalische Tiefen: Alleinsein heißt fern von der Herde sein. In dieser Lage ist ein Tier dem Untergang ausgeliefert. Es gibt viele Lebensvorgänge, die den Menschen vereinsamen lassen, bei denen ihm, wie bei der letzten Einsamkeit, zum Sterben schlecht wird. Die Qual des Alleingelassenseins kann den körperlichen Schmerz bis zur Maßlosigkeit verstärken.

Der angekündigte und regelmäßige Besuch des Arztes oder eines Seelsorgers kann viel in einer solchen Einsamkeit bedeuten. Interessant ist auch der Hinweis, daß Sportler mehr Schmerz als andere ertragen können, weil sie viel Körperkontakt mit Menschen und mit sich selber (!) haben. Auch das Zerfallensein mit sich selbst ist eine Form des Alleinseins. Viele unter uns erinnern sich in diesem Zusammenhang an den 23. Psalm („Der Herr ist mein Hirte ..."), der den Alleingelassenen auf der Urstufe der Lebensbedrohung anspricht.

Alle obenerwähnten Ängste sind sowohl die Ängste eines Kranken in seinem Schmerz wie die eines gesunden Menschen. Sie sind allgemeiner Ausdruck unseres gefährdeten Daseins. Aus dieser Wahrnehmung kann sich wie von selbst ein brüderlicher Umgang gerade zwischen dem Schmerztherapeuten und dem Kranken ergeben. Die Sicheren tun sich da schwerer. Die Selbstgefährdeten wissen, wie sehr sie mit aller Kreatur teilhaben an der eingangs genannten Trias: Schmerz, Angst, Freude.

Schmerz als Phänomen –
Besonderheiten bei der Behandlung

W. Pongratz

1 Allgemeines

Schmerz ist eine der größten Herausforderungen an die Medizin. Er ist zweifellos einer der wichtigsten Schutzmechanismen des Organismus und ist in der Regel ein Signal für eine schädigende, die Gesundheit bedrohende Noxe. Er dient als sinnvolle Wahrnehmungsfunktion der Selbsterhaltung. Er ist eine ganz allgemeine Erfahrung, und doch ist es bisher keinem Wissenschaftler oder Gremium gelungen, allgemeingültige, allgemein anerkannte Definitionen zu finden. Nach Melzack (1978) besitzt der Schmerz sensorische, aber auch emotionelle und anregende Eigenschaften. Normalerweise entsteht Schmerz durch eine intensive, schädigende Stimulation, gelegentlich tritt er auch spontan ohne klar erkennbare Ursache auf. Im Normalfall signalisiert er eine physische Verletzung; manchmal jedoch tritt selbst dann *kein* Schmerz auf, wenn ausgedehnte Körperbereiche schwer geschädigt sind. Ein anderes Mal besteht die Schmerzempfindung auch nach der Heilung des verletzten Gewebes fort und entwickelt sich so zum lähmenden Problem, das eine gründliche Behandlung erfordert.

Die meisten Patienten kommen zum Arzt, weil sie irgendwo einen Schmerz empfinden. Handelt es sich um akute organische Erkrankungen, die mit Schmerzen einhergehen, so wird der Patient gewöhnlich schnell der entsprechenden Kausaltherapie zugeführt und so von seinen Schmerzen befreit. Liegt eine chronische Erkrankung vor und ist der Schmerz hierbei das erste Symptom, oder läßt sich trotz aller modernen diagnostischen Möglichkeiten der verschiedenen Fachgebiete keine organische Ursache für das Symptom Schmerz nachweisen, so wird aus diesem Patienten häufig der chronisch Schmerzkranke. Die Psyche des Patienten stellt sich auf das Leben mit dem Schmerz ein, Persönlichkeitsveränderungen finden statt. Das psychophysische Schmerzerlebnis läßt sich in seine Aspekte aufgliedern: der Schmerzempfindung aus dem körperlichen Bereich bzw. dem Schmerzerlebnis kann die Schmerzgestaltung aus dem seelischen Bereich bzw. das Schmerzbewußtsein aus dem geistigen Bereich gegenübergestellt werden. Dieses Schmerzbewußtsein hat eine aktive Komponente (z. B. die Schmerzhemmung), das Schmerzerlebnis dagegen ist rein pathisch. Die Schmerzempfindung entspricht der Rezeption, die Schmerzlokalisation und Schmerzwertung der Perzeption.

Auf dem „2. Koordinierenden Arbeitstreffen deutscher Schmerztherapeuten" (30.10. 1982), zu dem die „Deutsche Schmerzhilfe e. V." nach Hamburg eingeladen hatte, wurde folgende Nomenklatur in bezug auf den zeitlichen Ablauf des Schmerzgeschehens festgelegt:

Schmerzdauer	*Schmerzbezeichnung*
Tage	– akut
Wochen	– protrahiert
Monate	– chronifiziert
mehr als 1 Jahr	– chronisch

Schmerz wird von Neurologen, Anästhesisten, Internisten, Neurochirurgen, Physiotherapeuten, Orthopäden – sei es in Klinik oder Praxis – und von Psychologen, Physiologen, Anatomen und Pharmakologen angegangen. Auch die Theologie beschäftigt sich mit dem Problem des durch Krankheit entstehenden Schmerzes. Alle biologischen und medizinischen Ansätze leisten einen spezifischen Beitrag zum Verständnis der Funktionsweisen des Schmerzes. Nach Melzack führen die verschiedenartigen Zugänge allerdings auch zu widersprüchlichen Beobachtungen und Interpretationen. Da jeder Aspekt des Schmerzes Gegenstand heftiger Debatten ist, bedarf es klarer Definitionen des jeweils vertretenen theoretischen Standpunkts.

Auf die Theorien der Schmerzentstehung, -leitung und -wahrnehmung, die neurophysiologischen Grundlagen, soll später eingegangen werden (s. S. 42 ff. und S. 107 ff.).

Zwei ganz wesentliche Aspekte des Schmerzes blieben hier bisher unerwähnt:

1. Verschiedene Menschen haben verschiedene Schmerzempfindlichkeit. Eine der Methoden, nach denen diese Schmerzempfindlichkeit bestimmt bzw. vorhergesagt werden kann, ist von Witkin et al. (1962) entwickelt worden, nämlich die Methode der Feldorientierung. Mit ihr wird die Fähigkeit eines Individuums gemessen, mehr oder weniger unbeeinflußt von Umgebungsreizen ein Urteil über eine Wahrnehmung zu fällen. Es wird die Aufgabe gestellt, eine einfache geometrische Figur aus einer komplexen geometrischen Figur, dem sog. Feld, in welches die einfache Figur eingebettet ist, herauszulösen. Die Zeit, die für die Summe der einzelnen Aufgaben benötigt wird, ergibt die Feldorientierung. Werden die einfachen

Figuren rasch erkannt, handelt es sich um eine von den Reizen des Feldes eher unabhängige Person, die deshalb „feldunabhängig" genannt wird. Wird relativ viel Zeit dafür benötigt, so wird dies „feldabhängig" genannt. Nach den Arbeiten von Adler einerseits und Sweeney und Fine andererseits wird gezeigt, daß „Feldunabhängige" eine größere Schmerzempfindlichkeit und „Feldabhängige" eine größere Schmerztoleranz besitzen.

Nach Köhler et al. (1944) gibt es bei bestimmten Menschen einen sog. „figural after-effect", der auf eine Bereitschaft des Nervensystems zurückgeführt wird, sich durch Sinneseindrücke sättigen zu lassen. Diese Eigenschaft findet Petrie (1967) heraus, indem er die zu untersuchende Person bei verbundenen Augen die Größe eines Holzblöckchens unter bestimmten Bedingungen tasten läßt. Je nachdem, ob die Größe des Holzblöckchens kleiner oder größer geschätzt wird, sagt er bestimmte Persönlichkeitseigenschaften voraus. Diejenigen, die zur Gruppe derer gehören, die das Holzblöckchen kleiner schätzen, haben die Neigung, aus sich herauszugehen, sich impulsiv zu verhalten, gesellig zu sein, ungehemmt zu sein; sie besitzen eine größere Toleranz für Schmerz. Diejenigen, die das Blöckchen größer schätzen, sind schmerzempfindlicher.

2. Es gibt die Möglichkeit zur Erziehung der Kinder zu stärkerem oder schwächerem Schmerzempfinden.

Dies wird belegt durch Arbeiten von Melzack et al. (1957), Adler et al. (1973), Petrie (1967) und anderen. Mahler (1972) beschreibt die Beobachtung von Psychoanalytikern, daß schlecht individualisierte, über eine symbiotische Beziehung zu ihren Müttern nicht hinausgekommene Kinder schmerzunempfindlicher sind als solche mit der Neigung, sich zu verselbständigen und früh von der Mutter abzulösen.

3. Nach Engel (1959) gibt es eine typische Neigung, aus psychischen Gründen immer wieder Schmerz erleiden zu müssen.

Wie man das Auftreten dieser Neigung verhindern bzw. deren Umorientierung erreichen kann, wirft viele offene Fragen auf.

Solche Analysen zwingen dazu, das Ziel einer zukünftigen umfassenden Schmerztherapie nicht nur darin zu sehen, bereits vorhandene Schmerzzustände multifaktoriell zu behandeln, sondern – wie auf allen Gebieten der Medizin – in der vorrangigen Aufgabe der Prävention, so müßte man z. B. durch Vorgabe von bestimmten Verhaltens- und Erziehungsmustern die Entstehung bestimmter Schmerzarten zu verhindern suchen.

2 Verfahren der Schmerzbehandlung

2.1 Allgemeines zur Wahl der Methode

In die Schmerzpraxis kommen naturgemäß überwiegend Patienten, die entweder unter einer chronischen schmerzhaften Erkrankung leiden, welche einer kausalen Therapie nicht mehr zugänglich ist, oder bei denen der Schmerz psychisch motivierte Folge primär organischer Noxen ist. Ausnahmen hierbei stellen z.B. Reflexdystrophien, Gefäßreaktionen und Durchblutungsstörungen dar, die mit Verfahren der Schmerztherapie erfolgversprechend behandelt werden können.

Wenn man davon ausgeht, daß die Behandlung chronischer Schmerzzustände sich nicht allein darauf beschränken darf, die Schmerzleitung bzw. Schmerzwahrnehmung zu unterbrechen oder auszuschalten oder körpereigene Schmerzhemmsysteme zu aktivieren, sondern auch die auf den dauernden Schmerz reagierende Psyche des Patienten dahingehend beeinflussen muß, sich nun auf den Erfolg der somatischen Behandlung einzustellen, so tritt die zweifellos wichtige wissenschaftliche Frage, wie groß die suggestive Komponente einer Behandlungsmethode allgemein und auch speziell in einem bestimmten Behandlungsfall ist, etwas in den Hintergrund.

Der Schmerzpatient hat einen Anspruch darauf, auch mit „Außenseitermethoden" oder „wissenschaftlich nicht anerkannten Methoden" behandelt zu werden. Gerade auch die Schulmedizin (wie pharmazeutische Industrie oder Rechtsmediziner, die sich in neuerer Zeit häufig über Außenseitermethoden wie Akupunktur u.ä. äußern) kann Mitschuld haben am jeweiligen Zustand des Patienten. Zugespitzt ausgedrückt könnte ein Kind mit Anlagen zum Schmerzpatient („pain proneness") von den Eltern aus Unwissenheit falsch erzogen (Witkin et. al. 1962) oder unnötig invasiven Behandlungen zugeführt werden (dies gelegentlich auch unter dem Einfluß ärztlicher Überversorgung in manchen Gebieten). Mögliche Fehlbehandlungen werden auch durch die bessere Honorierung invasiver Maßnahmen nach den Gebührenordnungen der Krankenkassen und Kassenärztlichen Vereinigungen begünstigt. In vielen Fällen werden bereits Jugendliche und Heranwachsende derart fehlbehandelt, daß sie meinen, sich nur mit Hilfe von Analgetika und Psychopharmaka einigermaßen in ihrem sozialen Milieu halten zu können. Die Schmerzzustände, die allein durch Medikamentenabusus (Daunderer 1981) und andere (vermeidbare) Fehlbehandlungen auftreten, können in eine Situation führen, in der weitere (ebenfalls vermeidbare) invasive Behandlungen wie Operationen erfolgen, bis hin zur Opiatgabe.

Von Schulmedizinern „lege artis" behandelte Patienten sitzen dann im Wartezimmer des Schmerztherapeuten, und man weiß oft keinen anderen Rat, als die Betroffenen für psychisch gestört zu erklären: sie müßten einer entsprechenden Psychotherapie oder psychiatrischen Behandlung zugeführt werden.

Ein Ziel der Schmerzforschung ist es, dazu beizutragen, „Patientenkarrieren" zu verhindern, Alternativen aufzuzeigen. Ziel der Schmerzbehandlung muß sein, um jeden Preis die falsche Entwicklung aufzuhalten, gleich in welchem Stadium. Dazu ist jede Behandlungsmethode gut genug, die ungefährlich ist und Erfolg versprechen könnte.

Mit der interdisziplinären Schmerzbehandlung wird versucht, bei Patienten mit starken, andauernden und chronischen Schmerzzuständen die vielfältigen organischen, psychologischen und sozialen Ursachen und Auslösemomente umfassend in Diagnostik und Therapie zu berücksichtigen und durch möglichst wenig invasive, ambulant durchführbare Therapieverfahren Schmerzfreiheit bzw. ausreichende Schmerzlinderung zu erzielen. Nur so kann verhindert werden, daß durch Selbstmedikation, Abhängigkeiten, Mehrfach- und Fehlbehandlungen zusätzliche gravierende psychische und körperliche Schädigungen eintreten und die Patienten in eine ausweglose Situation geraten. Insbesondere gehört dazu die Einschränkung der Einnahme von Analgetika, die auf den gesamten Körper wirken, also starke Nebenwirkungen haben.

Die Prognose bei chronischen Schmerzzuständen ist um so günstiger, je früher die Behandlung einsetzt. Sie darf sich nicht allein darauf beschränken, die Schmerzleitung bzw. Schmerzwahrnehmung zu unterbrechen oder auszuschalten bzw. körpereigene Schmerzhemmsysteme kurzzeitig zu aktivieren. Auch der auf den Dauerschmerz reagierenden Psyche des Patienten muß es ermöglicht werden, sich auf den Erfolg der somatischen Behandlung einzustellen.

Bei der Auswahl eines Therapieverfahrens (außerhalb des Bereichs Psychotherapie) sollte streng nach der alten Anästhesieregel vorgegangen werden: „Soviel wie nötig, sowenig wie möglich", d.h. es sollte prinzipiell mit schonenden Methoden wie physikalischer Therapie und transkutaner elektrischer Nervenstimulation begonnen werden und erst über Akupunktur, perkutane elektrische Nervenstimulation bzw. Elektroakupunktur, Chirotherapie, Blockaden peripherer Nerven und Sympathikusblockaden auf invasivere Techniken (z.B. Kaudal- bzw. Periduralanästhesie) oder Blockaden mit Neurolytika übergegangen werden. Häufig führt auch erst eine optimale Verbindung derartiger Verfahren zum Erfolg, etwa bei Migräne die Kombination von Blockaden/Stimulationen auf der einen und Entspannungstraining/Biofeedback auf der anderen Seite, oder bei manchen Kreuzschmerzen z.B. die Kombination von physikalischer Therapie und Blockaden oder von Stimulationen und Partnertherapie. Erst wenn alle diese Möglichkeiten erschöpft sind, sollte bei benignen Schmerzzuständen der Neurochirurg eingreifen.

Eine passagere Lokal- oder Leitungsanästhesie hat zu Behandlungsbeginn meist diagnostischen Charakter. Falls jahrelange chronische Schmerzen durch einmalige Blockaden mit Lokalanästhetika verschwinden und wegbleiben, spricht einiges für die Annahme, daß die wichtigere Komponente der Behandlungsmethode Suggestion war.

2.2 Verfahrenstechniken

Die Verfahren der Schmerztherapie können in 2 Gruppen unterteilt werden (Abb. 1):

1. Unterbrechung der Schmerzleitung; dies ist möglich auf verschiedenen Ebenen des ZNS (z. B. passager durch Regionalanästhesie mit Lokalanästhetika, durch Analgetika, oder auf Dauer durch Neurolytika, Chordotomie oder Thermokoagulation).
2. Aktivierung körpereigener Schmerzhemmsysteme auf verschiedenen Ebenen des ZNS (z. B. transkutane oder perkutane elektrische Nerven-

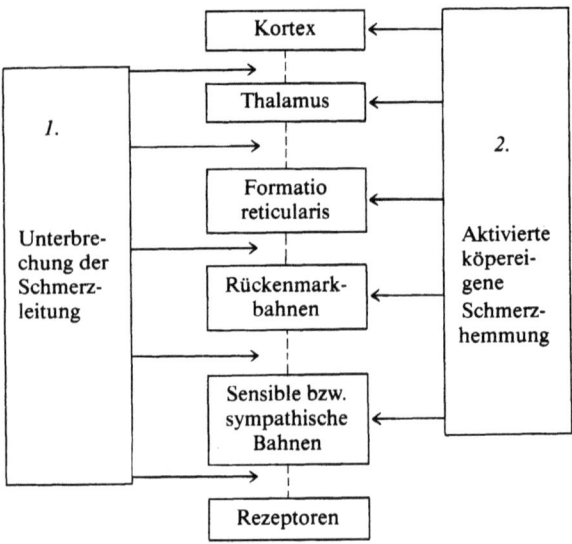

Abb. 1. Zwei Arten der Schmerzbehandlung (über ZNS; s. Text)

stimulation (TENS oder PENS), Akupunktur und Elektroakupunktur, „dorsal column stimulation" (DCS), „stimulation-produced analgesia" (SPA), konzentrierte Aufmerksamkeit, Psychotherapie einschließlich Entspannungsmethoden, Hypnose).

Die wichtigsten und am häufigsten angewandten Therapieverfahren sollen im folgenden aufgezeigt und an Beispielen erläutert werden.

2.2.1 Regionalanästhesien

Lokal- und Leitungsanästhesien, d. h. somatische periphere und sympathische Blockaden werden oft als Neuraltherapie oder therapeutische Lokalanästhesien bezeichnet.

Die Blockaden werden mit Lokalanästhetika und mit Neurolytika durchgeführt. Die Lokalanästhetika haben eine direkte Wirkungsdauer von einigen Stunden, die Neurolytika von Wochen bis Monaten. Die erwünschten therapeutischen Wirkungen liegen im wesentlichen in der Unterbrechung der Schmerzleitung, der Ausschaltung abnormer Reflexmechanismen und der Herbeiführung einer Vasodilatation.

Aus der Sicht des niedergelassenen Arztes kommen in der Schmerztherapie 2 gegensätzliche äußere Bedingungen ins Spiel:

Wegen der geltenden Rechtsordnung neigt der Schmerztherapeut leicht dazu, „defensive" Medizin zu betreiben, um forensischen Konsequenzen aus dem Wege zu gehen. Auf der anderen Seite kann nach den derzeit geltenden Gebührenordnungen und auch den Abrechnungsgepflogenheiten der Kassenärztlichen Vereinigungen der Schmerztherapeut über Privatkassen, gesetzlichen Kassen usw. invasive Methoden, schnelles und damit meist auch schlampiges Arbeiten (das entsprechend viele Komplikationen nach sich zieht) besonders gut abrechnen, jedenfalls nehmen die abrechnenden Institutionen keinen Anstoß daran, daß die geltenden Regelungen kostenaufwendig sind, obwohl die „eigentlich richtige" Indikationsstellung und Therapie unter diesen Voraussetzungen häufig zu kurz kommen.

Neben den beiden wichtigsten und in der Schmerzpraxis am häufigsten durchgeführten, relativ großen Blockaden Stellatum- und Sakralblockade werden selbstverständlich alle möglichen intradermalen Anästhesien, Infiltrationsanästhesien, Triggerpunkt bzw. -zoneninfiltrationen und Leitungsanästhesien durchgeführt, die aber im einzelnen hier nicht beschrieben werden können.

Bei allen diesen Verfahren tritt nicht selten dieselbe Komplikation auf: der Lokalanästhesiezwischenfall. Der Schmerztherapeut muß durch Ausbildung und Ausrüstung die gefürchtete Situation beherrschen können. Bei größeren Blockaden (wie Stellatumblockade, rückenmarknahe Verfahren) ist es empfehlenswert, den Patienten durch Unterschrift bestätigen zu lassen, daß ein Aufklärungsgespräch bezüglich der Risiken stattgefunden hat und daß er mit dem Eingriff einverstanden ist, ganz besonders auch bei der neurolytischen Blockade mit Phenol oder Alkohol.

Lokalanästhesiezwischenfall
Drohende Komplikationen müssen frühzeitig erkannt werden und erfordern sofortige gezielte Gegenmaßnahmen. Sie können nur mit ausreichender Sicherheit beherrscht werden, wenn der Arzt und seine Helfer(innen) sowohl durch ihre Ausbildung als auch hinsichtlich der apparativen Ausstattung gut darauf vorbereitet sind. Die Behandlung von Komplikationen muß regelmäßig geübt werden.

Es ist ein grundlegender Irrtum, wenn angenommen wird, daß die Regionalanästhesien, die in der Praxis des niedergelassenen Arztes gemacht werden, für den Patienten weniger gefährlich seien als die im Krankenhaus. Auch sollten aus den Statistiken in der Literatur nicht direkt Rückschlüsse auf die Komplikationsrate in der eigenen Praxis gezogen werden; statistisch ließe sich folgende Rechnung aufstellen:

Bei einer durchschnittlichen Letalität von 1:13 500 bei Regionalanästhesien würde bei einem Schmerztherapeuten, der etwa 10 Patienten pro Tag behandelt, alle 7 Jahre ein tödlicher Zwischenfall auftreten.

Nachfolgend sind die möglichen Komplikationen und Schäden nach Lokalanästhesie zusammengestellt (nach Killian 1973):

Spezifische Komplikationen
Schäden durch lokalanästhetische Mittel
1. Vergiftungserscheinungen durch absolute oder relative Überdosierung.
2. Vergiftungserscheinungen durch zu rasche Resorption, mangelhaften Abbau (Entgiftung) oder durch indirekte Steigerung der Toxizität infolge zu hoher Zusätze von Vasokonstringentien, Hyaluronidase, Kombinationen mit Hypnotika, lytischen Gemischen u.a.
3. Die versehentliche intravasale Injektion (i.v. und i.a.) und fehlerhafte Dosierung der i.v. Therapie.
4. Die versehentliche intrathekale (oder intrazerebrale) Injektion (z.B. bei der Anästhesie des Ganglion trigeminale oder die Penetration der Lamina cribrosa durch Lösungen, welche man zur Anästhesie des Septum nasi injiziert hat.
5. Methämoglobinbildung.

Vergiftungserscheinungen durch Vasokonstrinzien
1. Allgemeine Vergiftung durch Adrenalin, Noradrenalin und verwandte Präparate (Sensibilisierung der Reizleitung des Herzens, der Herzreflexe, Überanstrengung des Herzens, Toxizitätssteigerung der Lokalanästhetika).
2. Örtliche Schäden, ischämische Nekrosen, arterielle Spasmen oder thrombotische Verschlüsse.

Spezifische Überempfindlichkeit gegen Lokalanästhetika
Idiosynkrasie, Allergie, anaphylaktische Erscheinungen, Sofortreaktionen nach der Injektion eines Lokalanästhetikums, Kontaktdermatiden u.a.

Unspezifische Komplikationen
1. Mechanische Nervenverletzungen.
2. Physikalisch-chemische Nervenschäden.
3. Gefäßverletzungen, Blutungen, Thrombosen.
4. Kollapsformen mit tiefem Blutdrucksturz und zentraler Anoxie, reflektorischer Kollaps durch Irritation vegetativer Geflechte: Karotissinusirritation, Reizung der Grenzstrangganglien der Ganglia coeliaca, des Ganglion pterygopalatinum, des Ganglion trigeminale und der Trigeminuswurzeln des Ganglion stellatum, Reizung des Vagus usw.
5. Aseptische Entzündungen im Infiltrationsbereich. Reaktionen der Leptomeningen (Arachnoiditis und Folgen).
6. Örtliche Infektionen aller Art, Allgemeininfektionen (Meningitis, Myelitis bei rückenmarknahen Anästhesien).

Ursachen

Komplikationen, die bei Regionalanästhesien in der Praxis des niedergelassenen Arztes vorkommen und an deren Auftreten den Patienten keine Schuld trifft, haben meistens eine oder mehrere der folgenden Ursachen:

1. Eine rechtzeitige und ausreichende Voruntersuchung des Patienten und die entsprechende Erfassung und Einordnung der Risikofaktoren hat nicht stattgefunden bzw. wurde versäumt.
2. Die Aufklärung des Patienten bei der Voruntersuchung (hinsichtlich der Notwendigkeit, der Durchführung, der Prognose und der möglichen Komplikationen der Behandlung sowie bezüglich des Verhaltens nach dem Eingriff und Entlassung aus der Praxis) ist unzureichend oder unterbleibt ganz.
3. Es fehlt an Personal oder die Hilfskräfte sind nicht ausreichend ausgebildet.
4. Es bleibt zu wenig Zeit zur eingehenden Nachuntersuchung des Patienten vor der Entlassung nach Hause.

Sicherheitsvorkehrungen
1. Keine Anästhesie ohne voll funktionsfähige Geräte und erforderliche Medikamente!
Bei Regionalanästhesie muß jederzeit ein Sauerstoffgerät mit Beatmungs- und Absaugmöglichkeit griffbereit sein, bei größeren Blockaden (z. B. Peridural- oder Sakralanästhesie, Sympathikusblockaden) soll eine Infusion laufen; Medikamente zur Einleitung einer Allgemeinanästhesie (z. B. Methohexital und Suxamethonium) müssen bereitstehen für den Fall, daß Intoxikationserscheinungen nach einer versehentlichen intravasalen Injektion des Lokalanästhetikums auftreten. Medikamente und Infusionen zur Schockbehandlung bei anaphylaktischen Reaktionen (z. B. Kortikoide, Vasopressoren, Plasmaexpander) bereithal-

ten! Bei allen Anästhesieverfahren muß gewährleistet sein, daß die Atemwege freigehalten werden können (Oropharyngealtuben – z. B. Guedel-Tuben –, Nasopharyngealtuben – z. B. Wendl-Tuben –, Orotracheal- oder Nasotrachealtuben, funktionsfähiges Intubationsbesteck, evtl. Muskelrelaxanzien) und daß die Kreislauffunktion überwacht werden kann (z. B. Blutdruckmeßgerät und EKG- oder Pulsmonitor).
2. Keine Regionalanästhesien ohne vorbereiteten Patienten (Voruntersuchung, Aufklärung)!
3. Keine Regionalanästhesie ohne ausreichendes Personal (d. h. auch: keine Behandlung beginnen, bevor die vorhergehende abgeschlossen ist und der Patient entsprechend überwacht wird)!

Falls eine Komplikation eingetreten ist, gelten folgende Faustregeln:

– Atmung und Kreislauf überwachen.
– Sofort Hilfe herbeirufen, erforderlichenfalls Notarztwagen.
– Nur eine Person soll klare Anweisungen geben.
– Ruhe bewahren.

Atemstillstand
Der gefürchtete Atemstillstand kann nur gefährlich werden bei fehlender Beatmungsmöglichkeit (z. B. Sauerstoffbeatmung über Ruben-Beutel, Kuhn-System, Kreislaufsystem des Narkoseapparates, Mund-zu-Mund oder Mund-zu-Nase oder mit Mund über Maske oder Kuhn-System). Nicht zögern, sofort beatmen, denn etwa 5–12 min nach einem Atemstillstand tritt auch ein Herzstillstand ein. Deshalb (Redding et al. 1962) sollte man auch mit einer Atemspende (Mund-zuMund- oder Mund-zu-Nase-Beatmung) beginnen, wenn ein anderes Beatmungssystem nicht gleich zur Verfügung steht. Bei jeder Beatmung sollte man unbedingt auf Thoraxexkursionen achten. Die Ausatemluft des Beatmenden reicht zur Aufrechterhaltung normaler Sauerstoff- und Kohlensäurewerte beim Patienten aus (Elam et al. 1954). Bei der Beatmung ohne Trachealtubus besteht allerdings immer die Gefahr der Mageninnendruckerhöhung mit anschließender Regurgitation von Mageninhalt und Aspiration. Dadurch können die oberen Atemwege verlegt werden.

Verlegung der oberen Atemwege
Diese zusätzliche Komplikation muß sofort behoben werden. Dies geschieht durch Überstrecken des Kopfes, Vorschieben des Unterkiefers und Öffnen des Mundes (Tripelluftwegmethode: Safar et al., 1959 und Morikawa et al., 1961). Falls dadurch eine Spontanatmung nicht zustande kommt, muß beatmet werden. Eine Beatmung kann auch nach der Tripelluftwegmethode unmöglich sein, dann muß ein freier Atemweg durch In-

tubation, ggf. bei gleichzeitiger Gabe von Muskelrelaxanzien (möglichst in eine laufende Infusion), geschaffen werden. Trachealtuben darf man nicht zu groß wählen, sie sollten immer mit passenden Ansatzstücken bereitgehalten werden. Auch soll das Intubationsbesteck, ebenso wie der Sauger (er kann durch nichts ersetzt werden) und das restliche Reanimationsgerät, regelmäßig auf Funktionstüchtigkeit überprüft werden. Falls eine Intubation nicht möglich ist, kann man die Verlegung des oberen Atemwegs durch direkte Insufflation in die Trachea umgehen: Man sticht mehrere dicke Kanülen (z. B. Nr. 1) im vorderen Halsdreieck von außen in die Trachea und insuffliert Sauerstoff, oder man bläst, falls der Patient nicht selbst zu atmen beginnt, über die Kanülen mit dem Mund die eigene Ausatemluft ein. Erst wenn auch diese Methode versagen sollte, ist an eine Notfalltracheotomie (Koniotomie) zu denken!

Die oberen Atemwege können durch Schleim oder Erbrochenes verlegt sein. Man soll versuchen, durch Absaugen Abhilfe zu schaffen. Kopftieflagerung hilft dabei!

Herz-Kreislauf-Stillstand

Der Kreislaufstillstand zwingt zur Herzmassage. In der Praxis wird dieses regelmäßig durch extrathorakale Herzmassage versucht werden. Bei richtiger Technik werden 30–35% des normalen Herzzeitvolumens gefördert. Beim Erwachsenen muß das untere Sternumdrittel mit einem Druck von 25 bis 30 kg rhythmisch 4–6 cm tief eingedrückt werden. Dabei muß der Patient auf harter Unterlage liegen (z. B. auf dem Fußboden); falls es ohne besondere Umstände möglich ist, sollte der Kopf tief und die Beine hoch gelagert werden, um den venösen Rückfluß zu fördern. Man sollte gleichmäßig 60- bis 80mal/min drücken, um einen „diastolischen" Rückfluß zu ermöglichen. Die Herzmassage wird mit gestreckten Armen unter Einsatz des Körpergewichts ausgeführt. Man drückt mit dem Handballen einer Hand auf das Sternum und legt die andere Hand gekreuzt auf den Handrücken, die Fingerspitzen soll man anheben. Man darf nicht seitlich vom Sternum drücken, denn dies ist unwirksam und führt eher zu Rippenfrakturen. Während der externen Herzmassage sollte man die zentrale Pulswelle in der A. femoralis tasten können. Hat die extrathorakale Herzmassage nicht sofort Erfolg, sollte, falls noch nicht geschehen, sofort der Notarztwagen oder ein entsprechender Dienst herbeigerufen werden. Inzwischen kann nach Diagnostik der zugrundeliegenden Störung mit der Verabreichung von Medikamenten begonnen werden. Insbesondere sollte der Azidoseausgleich beginnen (nach dem Schemapapier, das in der Praxis ausliegen sollte.)

Die Prognose ist bei der kardiozirkulatorischen Reanimation insgesamt schlecht: In 50–80% der Fälle ist der Erfolg nur kurzfristig, lediglich 14 bis

20% überleben. Bei der Reanimation nach Herz-Kreislauf-Stillstand im Operationssaal ist die endgültige Überlebenschance jedoch bis zu 60%.

Komplikationen bei ambulanten Regionalanästhesien und deren Behandlungsgrundsätze unterscheiden sich nicht wesentlich von denen im stationären Bereich, jedoch sind die Behandlungsmöglichkeiten in der Praxis durch Personal und Geräte normalerweise eingeschränkt. Eine der wichtigsten Aufgaben des Schmerztherapeuten ist, Komplikationen zu vermeiden, indem ganz besonders auf Sorgfalt und Sicherheit für den Patienten geachtet wird.

Voraussetzungen für die und Durchführung der kardiopulmonalen Wiederbelebung
(Nach Grote et al. 1978)

Atemwege
Stufen der Luftwegkontrolle
Kopf überstrecken
Pharynx auswischen oder absaugen
Tripelluftwegmanöver
Einführen eines pharyngealen Tubus
Tracheale Intubation

Beatmung
Mund-zu-Mund oder
Mund-zu-Maske } mit selbstfüllendem Ruben-Beutel, wenn möglich mit 100% insp. O_2
über liegenden Tubus

Cirkulation
Voraussetzung der externen Herzmassage
Harte Unterlage
Richtiger Druckpunkt (Erwachsene: unteres Sternumdrittel, Kinder und Säuglinge: Mitte des Sternums)
Korrekte Handstellung
Erhöhung des zentralen Blutvolumens (Beinhochlagerung, Kopftieflagerung)
Gute Ventilation

Durchführung der externen Herzmassage
Senkrechte Druckeinwirkung
  Erwachsene: 60–80 Thoraxkompressionen/min
  Kinder: 80–120 Thoraxkompressionen/min
Beatmung zu Herzmassage
  2 Helfer: 1:5
  1 Helfer: 2:15
Möglichst kurze Unterbrechung durch die Beatmung

Diagnose
Ursache des Kreislaufstillstands
Asystolie   Kammerflimmern
Extreme, hämodynamisch insuffiziente   Extreme, hämodynamisch insuffiziente
  Bradykardie   Tachykardie
                Elektromechanische Entkopplung

Soforttherapie
Kardiopulmonale Wiederbelebung
Azidoseausgleich: Natriumhydrogencarbonat 1–2 mmol/kg KG/10 min i. v.

Endgültige Therapie
Extreme Bradykardie/elektromechanische Entkopplung:
   Orciprenalin: 0,5–1 mg als Bolus intrakardial
   Kalziumgluconat 10%: 5–10 ml i. v.
   Schrittmacherstimulation
Asystolie:
   Adrenalin: 0,1–0,2 mg als Bolus intrakardial
Kammerflimmern/extreme Tachykardie:
   Defibrillation (400 W/s)
   Xylocain: 50–100 mg i. v.

Nachbehandlung
Intensivüberwachung
Säure-Basen-Haushalt
Blutgase
Elektrolyte
Röntgenkontrolle
Arrhythmieprophylaxe
Positiv-inotrope Substanzen
Steroide, Mannit

2.2.2 Stimulationsverfahren

1. Transkutane elektrische Nervenstimulation (TNS oder TENS) ist eine sehr häufig verwendete, nichtinvasive Behandlungsart.
2. Perkutane elektrische Nervenstimulation (PNS oder PENS); hierbei finden sich sehr viele Überschneidungen mit Akupunkturbehandlung; außerdem ist hier einzuordnen das Aufsuchen von peripheren Nerven mit Elektrodenkanülen zu Dauerblockaden mit Neurolytika sowie die Behandlung mit implantierten Elektroden.
3. Akupunktur, wegen größerer Einfachheit und Effizienz meistens Elektroakupunktur; sie wird nach anatomischen und neurophysiologischen Grundsätzen durchgeführt.

Akupunkturanalgesie ist eigentlich nichts anderes als eine Anwendungstechnik des bekannten physiologischen Prinzips der Schmerzverdeckung. Schmerzimpulse werden durch Akupunktur einer Reihe von Beeinflussungen ausgesetzt (Filtration, Selektion und Hemmung im ZNS), damit sie abgeschwächt werden oder überhaupt nicht ins Bewußtsein gelangen. Da hierbei keine unerwünschten Nebenwirkungen wie durch Narkotika und Analgetika auftreten, keine größeren Gewebsverletzungen und keine Störungen von Organfunktionen verursacht und auch sensorische Funktionen nicht beeinflußt werden, ist der Einsatz der Akupunktur aus der Schmerzbehandlung nicht mehr wegzudenken (vgl. Kap. „Stimulationsverfahren", S. 106 ff.).

2.2.3 Weitere Therapieverfahren

Oft sind begleitenden Maßnahmen (wie unten aufgeführt) von entscheidender Bedeutung für einen Therapieerfolg:
1. physikalische Therapie,
2. Chirotherapie (oft auch mit kausaler Wirkung!),
3. medikamentöse Therapie
   - mit Neuroleptika,
   - mit Analgetika (z. B. Morphin) bei Malignomschmerzen, Medikamentenreduzierung bzw. -entzug.

Weitergehende, d. h. invasivere Behandlungsmethoden liegen im Bereich der Chirurgie, insbesondere der Neurochirurgie. Auch das Implantieren der Elektroden zur direkten elektrischen Nervenstimulation in der ambulanten Schmerztherapie wird vom Neurochirurgen vorgenommen, nicht vom Anästhesisten.

Eine erfolgreiche Diagnostik und Therapie chronischer Schmerzzustände ist nur durchzuführen, wenn sie in Zusammenarbeit mit den entsprechenden Fachärzten geschieht.

Schmerzchirurgie
Nachdem der Schmerztherapeut in der Praxis in Zusammenarbeit mit anderen Fachgebieten die Möglichkeiten der nichtinvasiven Schmerztherapie voll ausgeschöpft hat, ohne damit eine ausreichende Schmerzlinderung erreicht zu haben, stehen dem Neurochirurgen ebenfalls 2 Gruppen von Verfahren zur Verfügung:
1. destruktive Eingriffe,
2. funktionelle Methoden durch Elektrostimulation mit implantierten Elektroden (s. Übersicht).

Die wichtigsten Schmerzoperationen. (Nach Demirel 1980)

Destruierende Eingriffe
1. Neuromresektion (Exhärese)
2. Sympathektomie
3. Hinterwurzeldurchschneidung (Rhizotomia posterior)
4. selektive posterior Radikulotomie
5. chemische Rhizotomie
6. komissurale Myelotomie
7. Spinothalamische Traktotomie (Chordotomie), offene (zervikale und thorakale) bzw. perkutane (hochzervikale)
8. retroganglionäre Eingriffe am Trigeminusnerv: offene, perkutane kontrollierte Thermokoagulation

9. mesenzephalische Traktotomie
10. Trigeminaltraktotomie
11. stereotaktische Eingriffe: Mesenzephalotomie, Thalamotomie
12. Hypophysektomie
13. psychochirurgische Eingriffe: Zingulotomie, frontale Leukotomie

Nichtdestruierende Eingriffe
(Elektrostimulation des Nervensystems)
1. transkutane Nervenstimulation (TNS)
2. Stimulation der peripheren Nerven
3. Rückenmarkstimulation (SCS)
4. Stimulation der Hirnstrukturen (DBS)

Für beide Behandlungsprinzipien gibt es perkutane Operationsmethoden. Durch die Möglichkeit, offene Eingriffe am ZNS zu umgehen und die Operationen am wachen Patienten unter Lokalanästhesie in Kombination mit Neuroleptanalgesie vornehmen zu können, wird die Operationsindikation ganz erheblich erweitert im Hinblick auf Alter und Allgemeinzustand der Patienten (z. B. bei Malignompatienten). Durch eine exakte Überprüfung der Nadelposition während der Operation durch Teststimulation wird das geringe Operationsrisiko weiter gesenkt.

Neurochirurgische Eingriffe zur Schmerzbehandlung sollen nur durchgeführt werden, wenn das Schmerzgeschehen nicht durch Rechtsstreit oder Rentenproblematik überlagert ist, bzw. erst nach deren Beendigung.

Zu den häufig durchgeführten destruktiven Verfahren gehören:

1. perkutane Chordotomie, eine Koagulation des Vorderseitenstranges zwischen 1. und 2. Halswirbel (Hauptindikation bei Patienten mit Malignomschmerzen),
2. selektive perkutane Thermokoagulation des Gasser-Ganglions bei Trigeminusneuralgien. Über einen Einstich von der Wange aus durch das Foramen ovale erfolgt die Koagulation durch eine Thermosonde bei 70–75 °C, wobei die schmerzleitenden dünnen Fasern ohne Myelinscheiden bereits denaturiert werden. Die Letalität des Eingriffs beträgt praktisch 0%, die Rezidivquote ist bei atypischen Trigeminusneuralgien erheblich höher als bei idiopathischen.

Bei den funktionellen Methoden durch Elektrostimulation wird telemetrisch transkutan über einen Sender ein subkutan implantiertes Empfängersystem stimuliert. Diese Operationsmethode kommt in Betracht bei Stumpf- und Phantomschmerzen und bei Patienten mit therapieresistenten Lumboischialgien und Zustand nach mehrfacher Bandscheibenoperation. Die Elektroden werden unter Röntgenkontrolle ventral und dorsal des Rückenmarks vorgeschoben, und die Lage wird duch eine Teststimulation überprüft. Die Höhe der Elektrodenlage beträgt normalerweise 4–5 Segmente oberhalb der Läsion.

Ein weiteres Beispiel aus der großen Palette der neurochirurgischen Schmerzeingriffe stellt das perkutane Vorschieben von Elektroden durch das Foramen occipitale magnum nach kranial (an den Hirnstamm) dar, um auf diese Weise die Trigeminuskerne und den Trigeminushauptstamm zu stimulieren. Dieses Verfahren bietet sich bei Zosterneuralgien oder für den Fall, daß eine perkutane Thermokoagulation des Ganglions nicht mehr in Frage kommt (Anaesthesia dolorosa).

Literatur

Adler R, Lomazzi F (1973 Perceptual style and pain tolerance. – I. The influence of certain psychological factors. J Psychosom Res 17: 369–379
Adler R, Gervasi A, Holzer B (1973) Perceptual style and pain tolerance. – II. The influence of an anxiolytic agent. J Psychosom Res 17: 381–387
Daunderer M (1981) Klinische Toxikologie. Ecomed, Landsberg
Demirel T (1980) Neurochirurgische Möglichkeiten der Schmerzbehandlung. Med Welt 31: 1018–1020
Elam JO, Brown ES, Elder HD jun (1954) Artificial respiration by mouth-to-mask method: A study of the respiratory gas exchange of paralyzed patients ventilated by operator's expired air. N Engl J Med 250: 749
Engel GL (1959) Psychogenic pain and the pain-prone patient. Am J Med 26: 899–918
Grote B, Richter JA, Meisner H (1978) Therapie des Herzstillstandes. Herz 3: 80–86
Killian H (1973) Lokalanästhesie und Lokalanästhetika, 2. Aufl. Thieme, Stuttgart
Köhler W, Wallach H (1944) Figural after-effects. Proc Am Phil Soc 88: 269–357
Mahler SM (1972) Symbiose und Individuation, Bd 1; Psychosen im frühen Kindesalter. Klett, Stuttgart
Melzack R, Scott TH (1975) The effects of early experience on the response to pain. J Comp Physiol Psychol 50: 155–161
Melzack R (1978) Das Rätsel des Schmerzes. Hippokrates, Stuttgart
Morikawa S, Safar P, De Carlo J (1961) Influence of the head position upon upper airway patency. Anesthesiology 22: 265
Petrie A (1967) Individuality in pain and suffering. University of Chicago Press, Chicago
Redding JS, Pearson JW (1962) Resuscitation from asphyxia. J Am Med Assoc 182: 283
Safar P, Ascarraga LA, Chang F (1959) Upper airway obstruction in the unconscious patient. J Appl Physiol 14: 760
Steude U (1981/1982) Operative Behandlung unbeeinflußbarer Schmerzzustände. Chir Prax 29: 589–597
Witkin HA, Dyk RB, Faterson HF, Goodenough DR, Karps SA (1962) Psychological differentiation. Studies of development. Wiley & Sons, New York London

Über die Notwendigkeit einer Schmerzanalyse

L. Eschrich

1 Bisher übliche Behandlung Schmerzkranker

Chronischer Schmerz gilt heute – und da herrscht Einhelligkeit in der Literatur – als psychophysisches Problem. Es stellt sich nicht die Frage nach entweder – oder, sondern es gilt im Einzelfall herauszufinden, wie Somatisches, Psychisches und Soziales miteinander verflochten sind und wo das Hauptgewicht liegt. Eine Diagnose, die lediglich die somatischen Gegebenheiten und nicht den begleitenden oder sogar zugrundeliegenden psychischen Befund berücksichtigt, kann nur oberflächlich sein und – bei einer anschließenden Monotherapie – zu herben Enttäuschungen führen.

Die emotionale Reaktion bzw. der Weh*charakter* des Schmerzes richtet sich v. a. nach der Persönlichkeit und Reife des Betroffenen, wird mitgeprägt durch kulturelle Einflüsse, Erziehung, religiösen und philosophischen Hintergrund; die Reaktion reicht von lautem Wehklagen bis zu geduldiger Annahme und Integration des „Unabwendbaren".

Es scheint immer noch (und dies nicht nur bei Laien!) die Ansicht zu herrschen, einer besonders heftig geäußerten Klage über Schmerz müsse ein entsprechend gravierendes somatisches Korrelat zugrunde liegen. Jedem ist selbstverständlich, daß eine Verbrühung der Hand mit siedendem Öl eine wesentlich heftigere Reaktion als ein Nadelstich nach sich zieht. Der akute Schmerz wird denn auch in der Regel weitgehend adäquat eingeordnet und behandelt. Daß diese Verhältnisse auf chronischen Schmerz nicht übertragen werden können, will selbst manchem Mediziner nicht einleuchten, auch wenn er genug Menschen kennt, die nach schwersten Traumen oder Operationen nicht über Spätschmerzen klagen, andererseits Patienten mit Konversionsneurosen, die heftige Schmerzen angeben, obwohl keine somatische Veränderung gefunden werden kann.

Ein nächster verhängnisvoller Gedankenschritt ist der, daß besonders heftig geklagte chronische Schmerzen auch einer angemessen eingreifenden Behandlungsmethode bedürfen. Sollten dann alle invasiven Maßnahmen bis hin zu überflüssigen Operationen oder der Dauermedikation mit barbiturathaltigen Analgetika und Tranquilizern (mit anschließender Abhängigkeit des Patienten von diesen Mitteln) nichts helfen, oder verschlechtert sich gar der Zustand des Patienten (was eher zu erwarten ist), schlägt die Aktivität des (bzw. der) Behandelnden ins Gegenteil um, und der Patient wird mit der verurteilenden Bemerkung, seine Beschwerden seien „Einbildung" oder „nur psychisch" meist so vor den Kopf gestoßen, daß er den Arzt wechselt. In der Regel wiederholt sich dann das geschilderte Vorgehen, bis die Betroffenen der Schulmedizin enttäuscht den Rücken kehren und sich alternativen Behandlungsverfahren zuwenden.

Dies wiederum kann dazu führen, daß weitere – nun meist für den Patienten – kostspielige Verfahren einschließlich Frischzellentherapie u. ä. oder auch Akupunkturbehandlungen durch „Heilkundige", die z. T. wenig Vorstellungen von Nervenverläufen und sonstigen anatomischen Gegebenheiten haben, in bunter Reihenfolge angewandt werden, bis sich ein zufälliger Heilerfolg einstellt oder der Patient von selbst aufgibt.

Immerhin ist es möglich, daß der Schmerzpatient bei den „Außenseitern" auch Behandler findet, die mehr Gespür für psychophysische Zusammenhänge, schonende Behandlungsmethoden und entlastende Gespräche haben, als dies in der Schulmedizin vielfach der Fall zu sein scheint.

Um Einseitigkeit zu vermeiden, muß freilich auch gesagt werden, daß die Verhaltensweisen Schmerzkranker dem geschilderten – gerade bei psychogenen Schmerzen häufigen – Verlauf Vorschub leisten. Gerade psychisch tiefer gestörte Patienten mit dem Symptom Schmerz, *brauchen* diesen, um ihr seelisches Gleichgewicht zu erhalten. Ja, der Schmerz hält darüber hinaus oft das ganze Familiengefüge in einer – wenn auch erstarrten – Balance, ist ein wesentlicher Faktor am Arbeitsplatz und ein Alibi für Passivität („Wenn der Schmerz nicht wäre, dann ...").

Mit einem mehr oder weniger unbewußten Gefühl für diese Zusammenhänge widersetzen sich diese Patienten meist sehr hartnäckig einer Änderung ihrer Betrachtungs- und Lebensweise. Doch ersehnen sie eine Wunderheilung durch Tabletten oder Spritzen oder wenigstens eine handfeste somatische Diagnose und lassen deshalb gerne alle möglichen Prozeduren bis hin zu Operationen über sich ergehen, solange ihnen Verantwortung und Aktivität abgenommen werden. Sie haben dann „alles" getan, um ihren Schmerz loszuwerden, aber die Medizin hat eben versagt.

Andererseits stecken oft so viel Not und Angst hinter den Schmerzäußerungen, daß das leichtfertige Versprechen, der Schmerz könne genommen werden, fürs erste entlastend und entspannend und damit schmerzlindernd wirkt. Nach vielen fehlgeschlagenen Versuchen, die Schmerzursache zu ergründen bzw. den Schmerz loszuwerden, geht es dann häufig mehr darum, dem neu aufgesuchten Arzt zu beweisen, daß er bestimmt auch nicht helfen kann. Bereits in der Art des Klagens äußern sich dann so schwere im sonstigen Leben unterdrückte Aggressionen, daß der Arzt diese ihm entgegengebrachten Gefühle geradezu zwangsläufig mit aggressiven Untersuchungs- und Behandlungsmethoden erwidert, wenn er nicht in der Wahrnehmung seiner eigenen Gegenübertragung geschult ist, beispielsweise durch Teilnahme an Balint-Gruppen.

Viele Patienten verschweigen auch alle Bemühungen der Vorgänger, auf mögliche Konflikte einzugehen oder den Patienten mit Gesprächen und nichtinvasiven Methoden zu führen. So haben viele Schmerzkranke ein lückenlos funktionierendes Gedächtnis für die Reihenfolge aller diagnostischen und therapeutischen bisherigen Maßnahmen, einschließlich medizinischer Fachausdrücke, und erzählen beispielsweise minutiös, was alles in der Rheumaambulanz der Universitätsklinik mit ihnen unternommen wurde, verschweigen jedoch, daß sie nach erfolgloser Untersuchung in die psychosomatische Ambulanz überwiesen wurden, und was dort mit ihnen besprochen wurde. Das heißt also: Schon im Bericht der Patienten werden konservative Maßnahmen und ärztliches Gespräch nicht erwähnt und gewürdigt, oder es wird entwertend berichtet, dieser oder jener Arzt habe nichts getan, habe nur geredet oder unwirksame Mittel verschrieben. Dabei tut derjenige schon sehr viel, der dem Patienten, dem schwer zu helfen ist, wenigstens nicht schadet.

Für diese Reaktionen lassen sich mehrere Gründe angeben: Zum einen eine allgemeine Erwartungshaltung, die von der Medizin für jede Störung die sofortige Erleichterung durch ein Heilmittel erwartet, zum andern die Psychopathologie des Patienten bei mangelnder Einsicht in eigene Verantwortlichkeit und die dadurch sehr schwierige Arzt-Patient-Beziehung, dazu die Überbewertung pathophysiologischer Mechanismen durch die noch immer vorwiegend naturwissenschaftlich orientierte Schulmedizin, die ja in der Diagnostik und Therapie akuter Schmerzen Großes geleistet hat und deshalb bei den undankbaren chronischen Leiden auch gerne den invasiven oder medikamentösen Weg beschreitet.

Es ist freilich auch ein Unterschied zwischen der Erleichterung des Patienten, dem man bestätigt, daß sein Leiden körperlich bedingt und operativ zu beseitigen sei, und der Skepsis, der Ablehnung oder Aggression, die einem entgegenschlägt, wenn man bei offenkundig vorwiegend psychogenen Schmerzzuständen vorsichtig die psychische Seite anspricht.

Falldarstellung
Ein Beispiel einer Schmerzodyssee soll hier für viele andere stehen. Frau H., 45 Jahre alt, kommt mit Klagen über Schmerzen in der rechten Körperhälfte, die als diffus beschrieben werden, vom Scheitel bis zur Sohle reichen und von einem Organ zum anderen wandern. Die Schmerzen bestehen seit der Geburt des ersten von drei unerwünschten Kindern eines von Beginn der Ehe an ungeliebten und gefürchteten Ehemannes, und haben sich nach einem einige Wochen zurückliegenden entdeckten Ladendiebstahl einer Toch-

ter verstärkt. Bei der Erhebung einer neurosenspezifischen Anamnese entsteht der Eindruck einer frühkindlichen Störung im Sinne einer Borderlinestruktur.

Die Patientin, die etwa 50 Röntgenuntersuchungen, mehrere stationäre Krankenhausaufenthalte und häufigen Arztwechsel hinter sich hat, berichtet, daß ein Gynäkologe ihr gesagt habe, die Schmerzen kämen von ihrer Gebärmuttersenkung und seien durch Hysterektomie zu heilen. Aus Angst vor der Operation sei sie nicht mehr hingegangen, sei nun in ihrem Entschluß aber wieder schwankend geworden. Ihren Angaben zufolge scheint sie ohnehin von einer aufwendigen Diagnostik und Therapie zur anderen gereicht worden zu sein.

Dieser Eindruck wird durch ausführliche Gespräche mit dem Hausarzt, einem Internisten, und dem behandelnden Nervenarzt bestätigt, doch zeigt sich auch, daß gerade der Hausarzt sich seit Jahren bemüht hat, den häufigen Arztwechsel und die damit verbundene immer neue Diagnostik zu verhindern, daß er die Patientin von einer Tabletteneinnahme abgehalten und ein offenes Ohr für die Schilderung der mißlichen Familienverhältnisse gehabt hat. Auch gibt die Patientin auf genaues Befragen hin an, nach dem Gynäkologen, der so große Hoffnungen bei ihr erweckt hat, noch vier andere Kollegen und Kolleginnen dieser Fachrichtung aufgesucht zu haben, die ihr übereinstimmend dringend von einer Operation abrieten.

Es besteht also die Tendenz, nur die Beschäftigung mit dem Symptom „Schmerz" zu erwähnen, alle anderen Bemühungen unter den Tisch fallen zu lassen und nur das zu erwähnen, was auf eine somatische Ursache hinweisen könnte. Dies alles kommt auch im weiteren Verlauf dieser Krankengeschichte auf geradezu groteske Weise zum Ausdruck.

Nach einem halben Jahr wöchentlicher Behandlung mit nichtinvasiven Methoden, die v. a. dazu dienen, mit der Patientin ausführliche konfliktkonzentrierte Gespräche zu führen (sie nimmt dafür einen Hin- und Rückweg von 5 h in Kauf), ist sie bereit, auch die psychosoziale Seite gelten zu lassen. Sie beginnt nun auch nicht mehr mit den anfangs üblichen Klagen über ihre Schmerzen, sondern mit der Schilderung ihrer häuslichen Konflikte und schwachen Versuchen, etwas mehr Eigenständigkeit zu entwickeln. Nun wird ihr der Vorschlag gemacht, eine Verhaltenstherapie zu beginnen; ein passender Verhaltenstherapeut wird gefunden, was nicht leicht ist, da die Entfernung von ihrem Wohnsitz (ein abgelegenes Dorf) berücksichtigt werden, Kassenzulassung gegeben sein und – last not least – eine Vertrauensbasis vorhanden sein muß. Dies alles gelingt, doch weigert sich nun die Krankenkasse, die Verhaltenstherapie zu bezahlen. Nach einigem Hin und Her (der Ehemann der Frau, der im Prinzip genügend verdient, um eine Therapie bezahlen zu können, weigert sich strikt, dies zu tun), ist die Kasse schließlich (nach mehreren Telefongesprächen mit Sachbearbeitern) bereit, die Kosten zu übernehmen, wenn die Patientin, ein psychiatrisches Gutachten vorlegt. Ein Psychiater und Psychoanalytiker wird der Patientin genannt, sie erhält die Überweisung, inzwischen ist sie jedoch, auch durch Anfeindungen des Ehemannes, zermürbt und bleibt der Behandlung fern, da sie angeblich oder auch tatsächlich den Gang zum Psychiater scheut.

Die Patientin berichtet dies bei einer telefonischen Anfrage unsererseits einige Monate später, einer Anfrage aus Anteilnahme und Neugier, nachdem so viel Mühe und Zeit (größtenteils unbezahlt, denn wie und was soll man da abrechnen?) aufgewendet worden waren.

Sie berichtet, daß sie vor kurzem den Hausarzt gewechselt habe und nun einen jungen Kollegen aufgesucht hat, der sich soeben niedergelassen habe. Dieser habe sich sehr um sie bemüht und herausgefunden, daß ihr Rücken die Ursache allen Übels sei. Nachdem

jedoch eine Quaddelbehandlung nicht den erhofften Erfolg gebracht habe, wolle er sie nun zu einem guten Gynäkologen schicken.
Ein Anruf bei dem sehr engagierten Kollegen bestätigt diese Aussagen, er klingt interessiert und hoffnungsfroh. Nur weiß er weder etwas über die häusliche Situation der Patientin noch über die differierenden Aussagen der fünf Gynäkologen noch über die begonnene Verhaltenstherapie. Die Patientin hat von sich aus nichts davon erzählt, der Arzt hat lediglich eine somatisch orientierte Schmerzanamnese erhoben. Es spricht für den Kollegen, daß er nicht beleidigt ist, sondern dankbar für die Aufklärung.

Im weiteren ist dieser Fall nicht mehr verfolgt worden, man kann sich ohnehin vorstellen, wie der fernere Weg verlaufen sein mag. Wie gesagt, der Fall steht für viele ähnliche, nur ist es häufig aus zeitlichen und finanziellen Gründen nicht möglich diesen aufwendigen „kriminalistischen" Weg zu gehen. Fazit: Wenn das Wissen über die psychosozialen Zusammenhänge größer und der Glaube an die eigene Omnipotenz geringer wären, könnten doch vielleicht einige der diagnostischen und therapeutischen (kostspieligen) Irrwege vermieden werden.

2 Vorschläge zur Anamneseerhebung und Diagnostik

2.1 Erstgespräch

Wir verwenden in unserer Praxis einen in Zusammenarbeit mit dem Münchner Max-Planck-Institut für Psychiatrie entwickelten Schmerzfragebogen (s. Anhang, S. 32). Dabei ist Teil A vom Patienten, B und C vom Arzt auszufüllen. Selbstverständlich dienen diese Bögen hauptsächlich als Gedächtnisstützen bzw. als Dokumentation und zur Auswertung, sie ersetzen keineswegs ein den jeweiligen Patienten in seiner Gesamtpersönlichkeit berücksichtigendes Gespräch.
Neben der körperlichen Untersuchung und der Schmerzanamnese sollten folgende Gesichtspunkte berücksichtigt werden.

2.2 Psychische Verdachtsdiagnose

Um den Patienten im Bedarfsfall zum Psychiater oder Psychotherapeuten überweisen zu können (was nur selten der Fall sein wird) muß der im Umgang mit Schmerzpatienten Geübte schon im ersten Gespräch eine ungefähre Diagnose der psychischen Störung stellen und deren Gewichtung beurteilen.
Grob vereinfachend kann gesagt werden: Je aufgeschlossener der Patient körperlich-seelischen Zusammenhängen gegenübersteht bzw. auf

entsprechende vorsichtige Deutungen reagiert, desto besser wird seine Mitarbeit und damit die Prognose sein. Desto eher ist auch Vorsicht geboten und auf exakte somatische Abklärung zu achten, um beispielsweise nicht etwa einen Tumor zu übersehen. Je fester indessen der Patient oder die Patientin überzeugt ist, daß der Schmerz ein ausschließlich organischer sein müsse, dessen Ursache, auch nach jahrzehntelanger aufwendiger Diagnostik, nur noch nicht gefunden sei und daß psychisch alles in Ordnung sei, desto wahrscheinlicher und um so schwerer anzugehen sind verdrängte eigene oder Partnerkonflikte (wobei sich zur Erhellung der Diagnose auch eine Einbestellung der anderen Familienmitglieder lohnt). Ein Schmerzpatient kann jede erdenkliche psychische Störung von einer leichten psychoreaktiven bis hin zu endogenen Psychosen aufweisen. Es sollte – was allerdings oft nicht gelingt – abgegrenzt werden, ob die psychische Veränderung eine Folgeerscheinung des Schmerzes ist oder aber primär vorhanden und zuvor besser kompensiert war.

In die Schmerzpraxis gelangen beispielsweise Patienten mit einem „algogenen Psychosyndrom", der psychischen Folgeerscheinung auf unerträgliche somatische Schmerzen in Form mißmutig depressiver Verstimmung, erhöhter Reizbarkeit, Einengung von Erlebnisfähigkeit und Interessen.

Oft schwierig davon abzugrenzen ist die endogene Depression; ihre Diagnose ist ebenso wichtig wie die therapeutischen Konsequenzen, zumal hier die Frage der Suizidalität, die bei diesen Patienten besonders hoch ist, eine große Rolle spielt. Selbstverständlich sollte man, geht der Verdacht in Richtung dieser Diagnose, sofort zum Psychiater überweisen. Eine ungezielte Therapie mit Antidepressiva kann dem Patienten, bevor die therapeutische Wirkung eintritt, gerade soviel Aktivität geben, um einen Suizidversuch zu machen. Doch ist nur bei einer kleinen Minderheit der Schmerzpatienten eine endogene Psychose zu erwarten. Zusammen mit zönästhetischen Schizophrenien (etwa 1% der Fälle) kommt die endogene Depression nach Angaben der Mainzer Schmerzambulanz bei etwa 5% der Aufnahmen vor. Davon wiederum abzugrenzen – oft ein schwieriges Unterfangen – sind die Depression beim Borderlinesyndrom und die bei Schmerzzuständen häufig anzutreffende neurotische Depression. Auch narzißtische Neurosen, Angst- und Zwangsneurosen können zu Schmerzzuständen (z. B. Spannungsschmerzen) führen. Ein Kapitel für sich ist der Schmerz als Ausdruck einer Konversionsneurose (Umwandlung einer infolge psychischer Konflikte nicht zu realisierenden Triebenergie in das Symptom Schmerz), die in Konfliksituationen auftritt, in denen verpönte Wünsche und Affekte (z. B. Aggressionen) vom Bewußtsein ferngehalten werden müssen. Das Symptom Schmerz bedeutet dann gleichzeitig Konfliktlösungsversuch, Triebbefriedigung und Bestrafung hierfür.

Dem gegenüber stehen die Schmerzen bei psychosomatischen Erkrankungen, besser psychophysische Störungen genannt, da sich ja meist keine Gewebsveränderung sondern eine Dysfunktion vorfindet. Hier haben chronisch gewordene Konflikte über das vegetative Nervensystem zu Organläsionen oder anhaltenden Dysfunktionen geführt. Hierunter fallen die rheumatische Arthritis, einige Formen des Wechteilrheumatismus und der „low back pain" bzw. überhaupt die häufigen Rückenschmerzen infolge Verspannung der Rückenmuskulatur, ebenso die Millionen von Kopfschmerz- und Migränepatienten mit Dauerkontraktion der quergestreiften oder/und glatten Muskulatur, ferner kardiospastischer Herzschmerz und spastisches Kolon. Auch hier gibt es alle Schweregrade; je früher die psychische Störung, desto gravierender.

2.3 *Analgetika und Tranquilizer*

Unumgänglich ist eine genaue Medikamentenanamnese. Das Suchtpotential bei Schmerzzuständen ist groß, die Kombinationspräparate, die bei diesen Patienten meist für die Abhängigkeit verantwortlich sind, sind für akute Schmerzzustände gedacht. Bei kontinuierlichem Analgetikakonsum über Monate bis Jahre findet sich (und das nicht nur bei Phenazetin- oder paracetamolhaltigen Präparaten) eine toxische Herabsetzung der Schmerzschwelle; beim Entzug dieser Mittel kann eine wesentliche Besserung der Schmerzen (sowohl hinsichtlich ihrer Dauer als auch der Intensität) in der Regel vorhergesagt werden. Eine Abhängigkeit von Monosubstanzen aus der Reihe der sog. Analgetika wurde bisher nicht festgestellt. Die abhängig machenden psychotropen Substanzen der Kombinationspräparate sind in erster Linie die Barbiturate und auch das Koffein, weniger, weil meist geringer im Anteil, das Kodein. Die Einnahmegewohnheiten lassen auf das Suchtpotential des Patienten schließen.

Als iatrogen abhängig gemacht kann man Patienten (meist Kopfschmerz- und Migränepatienten) bezeichnen, die aus Gedankenlosigkeit täglich Analgetika einnehmen und diese auch leichtfertig, ohne Erläuterung der oben angeführten Zusammenhänge, verschrieben bekommen. Allenfalls wurde ihnen der vage Hinweis gegeben: „Sie sollten weniger Schmerzmittel einnehmen." Diese Patienten sind meist dankbar über die Aufklärung, registrieren erschrocken und beschämt, daß sie ja zu den Süchtigen zu zählen sind, und haben Interesse an einer Änderung. Der Entzug wird bei ihnen denn auch mit Hilfe von Blockaden und Entspannungstraining, ambulant, meist gut möglich sein, zumindest wird man die Medikamenteneinnahme stark reduzieren oder auf Monopräparate umstellen können. Dafür hat man die bei Schmerzpatienten seltenere Freude an einem wirklich dankbaren Patienten.

Zeigt der Patient dagegen Ablehnung und wenig Neigung, den Analgetikakonsum zu drosseln, bringt er Einwände und Entschuldigungen vor, so zeigt sich daran, wie wichtig das passive Suchtverhalten für ihn ist. Ein Entzug ist hier sehr schwierig, die Rezidivgefahr groß.

Ablehnung eines Entzuges findet sich meist auch bei Tranquilizereinnahme, da der Abbau langsamer erfolgt und die „Sonnenbrille für die Seele" dankbar genossen wird. Leider scheint es nicht so zu sein, daß Tranquilizer, wie es vertretbar und hilfreich ist, nur bei akutem Bedarf – also v. a. in der Psychiatrie – verordnet werden. Man findet häufig eine langfristige Verschreibung, sogar gelegentlich von mehreren Fachärzten parallel, ohne Wissen voneinander. Dadurch wird gerade bei jüngeren Patienten großer gesundheitlicher, aber auch volkswirtschaftlicher Schaden angerichtet, da einerseits die Gefahr der Abhängigkeit gegeben ist, andererseits eine Auseinandersetzung mit den psychosozialen Konflikten oft verhindert („Scheinlösung von Konflikten"), die Psychodiagnostik verzögert und der Patient durch emotionale Indifferenz und Antriebsminderung seiner Selbsthilfemöglichkeit beraubt werden kann.

2.4 Sekundärer Krankheitsgewinn

Auch der sekundäre Krankheitsgewinn kann sich auf die Motivation zu einer langfristigen sinnvollen Behandlung nachteilig auswirken. Ein eingespieltes Familiengefüge, in dem der Schmerz die Funktion hat, zwischenmenschliche Beziehungen aufrechtzuerhalten, der Wunsch nach Versicherungsleistung wegen eines Unfalls oder der leider auch oft ärztlicherseits induzierte und geförderte Wunsch nach Berentung stehen in vielen Fällen einer gezielten Therapie als unüberwindliches Hindernis im Wege.

2.5 Schwere der Persönlichkeitsstörung

Eine gute Hilfe bei der Anamneseerhebung ist es, auf die eigenen Gefühle zu achten. Da diese nicht nur die psychische Situation des Patienten reflektieren, sondern auch Ausdruck eigener Problematik sein können, ist hier eine längere Schulung – beispielsweise durch Teilnahme an einer Balint-Gruppe – notwendig.

Ein Hinweis auf die Schwere der Persönlichkeitsstörung des Patienten ist es etwa, ob man sich gut einfühlen und den Verlauf der Schmerzentstehung geistig nachvollziehen kann, wie beispielsweise bei erlebnisreaktiven oder weniger ausgeprägten psychosomatischen oder neurotischen Störungen. Indifferenz des Behandelnden kann eine Reaktion auf fehlende Emotionalität des Patienten sein, Aggression eine Antwort auf die Aggressivität des Patienten, die bei allen psychogenen Störungen direkt oder (häufiger) versteckt geäußert wird. Vor allem schwere Konversionsneurosen und in weitaus größerem Ausmaß Borderlinepersönlichkeiten können einen Wechsel von überdurchschnittlichem Engagement und dem Bedürfnis, den Kranken abzuschieben (unbewußter Schutz vor dessen maßlosen Ansprüchen) hervorrufen.

Literatur

Adler R (1979) Schmerz. In: Uexküll T von (Hrsg) Lehrbuch der Psychosomatischen Medizin. Urban & Schwarzenberg, München Wien Baltimore, S 498–508
Cheek DB, LeCron LM (1968) Clinical hypnotherapy. Grune & Stratton, New York London Toronto
Keeser W, Pöppel E, Mitterhusen P (Hrsg) (1982) Schmerz. Urban & Schwarzenberg, München Wien Baltimore
Kosterlitz HW, Terenius LY (1980) Pain and society. Verlag Chemie, Weinheim Deerfield Beach/Florida Basel
Larbig W (1982) Schmerz. Kohlhammer, Stuttgart Berlin Köln Mainz
Melzack R (1978) Das Rätsel des Schmerzes. Hippokrates, Stuttgart
Schultz JH (1974) Das autogene Training. Konzentrative Selbstentspannung. Thieme, Stuttgart
Wörz R, Lendle R (1980) Schmerz – psychiatrische Aspekte und psychotherapeutische Behandlung. Fischer, Stuttgart New York

Anhang

Fragebogen

Aufnahmedatum: ....

K										

S Gesellschaft zur Erforschung akuter und chronischer Schmerzzustände mbH

Code

Name: .... Vorname: .... Geschlecht: ....

geb. am: .... in: .... Geburtsname: ....

Familienstand: .... Konfession: .... Kinder:
                                                                                                                                    m: (Anzahl) männlich
Staatsangehörigkeit: .... w: (Anzahl) weiblich

PLZ .... Wohnort: .... Arbeitgeber: ....
Straße: .... Firmenanschrift: ....
Telefon: .... Telefon: ....
                                                             beschäftigt als: ....
                                                             erlernter Beruf: ....

Kostenträger (KK): ....

Hauptversicherter: .... Geb.-Datum: ....

Arbeitgeber: ....

Überwiesen von: .... Arzt für: ....
Adresse: .... Telefon: ....

An wen soll der Arztbrief geschickt werden? (Hausarzt) – Arzt für: ....

Adresse: .... Telefon: ....

Teil A (vom Patienten auszufüllen)

Bitte Zutreffendes ankreuzen! ⊗

Name des Patienten

1. Welcher *Art* waren Ihre Schmerzen *früher?*

Meine Schmerzen sind:	sehr	ziem-lich	mittel	wenig	entfällt
01 stark	○	○	○	○	○
02 pochend	○	○	○	○	○
03 stechend	○	○	○	○	○
04 spitz	○	○	○	○	○
05 hartnäckig	○	○	○	○	○
06 bohrend	○	○	○	○	○
07 ziehend	○	○	○	○	○
08 fast angenehm	○	○	○	○	○
09 überall vorhanden	○	○	○	○	○
10 pulsierend	○	○	○	○	○
11 prickelnd	○	○	○	○	○
12 schwer	○	○	○	○	○
13 stumpf	○	○	○	○	○
14 kneifend	○	○	○	○	○
15 häufig	○	○	○	○	○
16 hämmernd	○	○	○	○	○
17 lästig	○	○	○	○	○
18 stoßend	○	○	○	○	○
19 allgemein	○	○	○	○	○
20 überraschend	○	○	○	○	○
21 reißend	○	○	○	○	○
22 schnell vorübergehend	○	○	○	○	○
23 nadelstichartig	○	○	○	○	○
24 spannend	○	○	○	○	○
25 blitzartig durchzuckend	○	○	○	○	○

2. Welcher *Art* sind Ihre Schmerzen *heute?*

Meine Schmerzen sind:	sehr	ziem-lich	mittel	wenig	entfällt
01 stark	○	○	○	○	○
02 pochend	○	○	○	○	○
03 stechend	○	○	○	○	○
04 spitz	○	○	○	○	○
05 hartnäckig	○	○	○	○	○
06 bohrend	○	○	○	○	○
07 ziehend	○	○	○	○	○
08 fast angenehm	○	○	○	○	○
09 überall vorhanden	○	○	○	○	○
10 pulsierend	○	○	○	○	○
11 prickelnd	○	○	○	○	○
12 schwer	○	○	○	○	○
13 stumpf	○	○	○	○	○

14 kneifend	○	○	○	○	○
15 häufig	○	○	○	○	○
16 hämmernd	○	○	○	○	○
17 lästig	○	○	○	○	○
18 stoßend	○	○	○	○	○
19 allgemein	○	○	○	○	○
20 überraschend	○	○	○	○	○
21 reißend	○	○	○	○	○
22 schnell vorübergehend	○	○	○	○	○
23 nadelstichartig	○	○	○	○	○
24 spannend	○	○	○	○	○
25 blitzartig durchzuckend	○	○	○	○	○

3. *Verschlechtern* sich die Schmerzen in *Abhängigkeit* von:

- ○ Alkohol
- ○ Nikotin
- ○ anregende Getränke (z. B. Kaffee)
- ○ Essen
- ○ Wärme
- ○ Kälte
- ○ Feuchtigkeit
- ○ Wetterumschlag
- ○ Massage
- ○ Druck
- ○ Stillhalten
- ○ Bewegung
- ○ Aufregung
- ○ Entspannung
- ○ Feierabend
- ○ Ärger
- ○ Freude
- ○ körperliche Belastung
- ○ Medikamente
- ○ Hunger
- ○ Kauen
- ○ Menstruation
- ○ Schlafen, Ruhen
- ○ Hinlegen
- ○ Ablenkung (z. B. TV)
- ○ Wasserlassen, Stuhlgang
- ○ Konzentration
- ○ helles Licht
- ○ laute Geräusche
- ○ Zur-Arbeit-Gehen
- ○ sexueller Verkehr
- ○ leichte Gymnastik
- ○ Erschöpfung

4. Können Sie die Schmerzen *günstig beeinflussen?*

- ○ nein
- ○ ja, durch Wärme
- ○ durch Kühlen
- ○ durch Drücken
- ○ durch Massage
- ○ durch Ruhighalten
- ○ durch Ablenkung
- ○ ja, durch Medikamente
- ○ durch Bewegung
- ○ durch besondere Körperhaltung (welche?)
- ○ durch Ausruhen
- ○ durch Alkohol
- ○ durch Nikotin

5. *Häufigkeit* der Schmerzen?

- ○ dauernd
- ○ einmal täglich
- ○ häufiger als einmal am Tag
- ○ einmal in der Woche
- ○ häufiger als einmal in der Woche
- ○ einmal im Monat
- ○ häufiger als einmal im Monat
- ○ einmal im Jahr
- ○ häufiger als einmal im Jahr

6. *Wie lange dauern* Ihre Schmerzen?

　○ ständig　　○ Minuten　　○ Tage　　○ länger
　○ Sekunden　○ Stunden　　○ Wochen

7. *Seit wann* bestehen die Schmerzen?

　○ seit 1 Woche　　　　　　○ seit ½ bis 1 Jahr
　○ seit mehr als 1 Woche　　○ seit 1 bis 2 Jahren
　○ seit 1 Monat　　　　　　○ seit 2 bis 5 Jahren
　○ seit mehr als 1 Monat　　○ seit 5 bis 10 Jahren
　○ seit ½ Jahr　　　　　　　○ seit mehr als 10 Jahren

8. Haben Ihre Schmerzen *im Laufe der Zeit zugenommen?*

　○ nein　　　　○ ja, im letzten Jahr　　　○ ja, im letzten Monat
　○ ja, ständig　○ ja, im letzten ½ Jahr　　○ ja, in den letzten Tagen

9. Kreuzen Sie die Stelle(n) an, wo die Schmerzen auftreten.

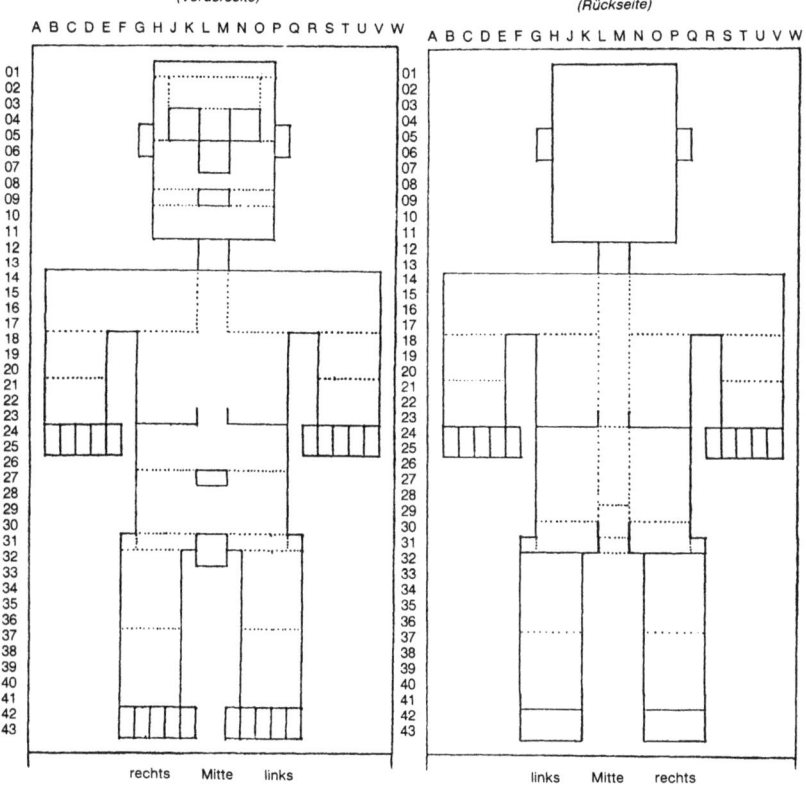

35

10. Wie lange waren Sie wegen Ihrer Schmerzen bisher insgesamt arbeitsunfähig oder wie lange konnten Sie Ihrer Hausarbeit insgesamt nicht nachgehen?
    - ○ bin bisher noch nicht arbeitsunfähig gewesen
    - ○ arbeitsunfähig bis zu 1 Woche   ○ bis zu 6 Monaten
    - ○ arbeitsunfähig bis zu 1 Monat   ○ bis zu 1 Jahr
    - ○ arbeitsunfähig bis zu 3 Monaten   ○ mehr als 1 Jahr

11. Beziehen Sie wegen der Krankheit, die Ihren Schmerzen zugrundeliegt, eine Rente?
    - ○ nein
    - ○ ja   Wieviel %: ....
    - ○ bin wegen meiner Schmerzen invalidisiert

12. Läuft zur Zeit ein Rentenantrag bzw. beabsichtigen Sie eine Rente zu beantragen?
    - ○ ja
    - ○ nein

13. Schmerzskala

    Auf der Meßstrecke bedeuten: *0* kein Schmerz
                                   5 unerträglicher Schmerz

    a) Deuten Sie mit einem kleinen Kreis auf dieser Strecke an, welches Ausmaß der jetzige Schmerz hat:

    | 0 | 1 | 2 | 3 | 4 | 5 |

    b) Deuten Sie mit einem kleinen Kreis auf dieser Strecke an, welches Ausmaß der Schmerz hat, wenn es Ihnen ganz schlecht geht.

    | 0 | 1 | 2 | 3 | 4 | 5 |

    c) Deuten Sie mit einem kleinen Kreis auf dieser Strecke an, welches Ausmaß der Schmerz hat, wenn es Ihnen recht gut geht.

    | 0 | 1 | 2 | 3 | 4 | 5 |

Teil B *(Interviewprotokoll des Untersuchers)*

1. Haben Sie irgendwelche Vorbefunde mitgebracht?   O nein   O ja:

   Fachbezeichnung: Name des Arztes: Diagnose:
   Anschrift:
   Telefon:

   ....
   ....
   ....
   ....
   ....
   ....

2. Haben Sie chronische oder sonstige schwere Erkrankungen (langdauernde Krankheitsepisoden, z. B. Krebs, Frauenoperationen, Herzschrittmacher?)
   a) ....
   b) ....
   c) ....

3. Sind Sie momentan krankgeschrieben wegen der Schmerzen?   O nein   O ja

4. Haben Sie momentan Schmerzen?   O nein   O ja

5. *Was* sind genau Ihre Beschwerden? (in eigenen Worten; evtl. 3 Eigenschaftswörter)
   ....
   ....
   ....
   ....
   ....

6. Zeigen Sie bitte einmal genau mit dem Finger die Stellen, *wo* die Schmerzen auftreten (Lokalisation anhand des Schemas; Teil A, 9).

7. Kreuzen Sie bitte die Schmerzstärke auf diesem Blatt an (Teil A, 13.).
   Ist Ihnen die Darstellung klar? (Gegebenenfalls erklären).

8. Schwankt der Schmerz im Laufe des Tages?   nein ○   ja ○:

| | vormittags | ✕ | nachmittags | ✕ | abends | ✕ | nachts |

Schmerzintensität: 3, 2, 1

6.00   9.00   12.00   15.00   18.00   21.00   24.00   03.00   06.00

△ = Aufstehen   ▽ = ins Bett gehen (Schlafen)
1 keine Schmerzen   *2* Schmerzen (schwach)   *3* sehr starke Schmerzen

Schlaf: im wesentlichen ungestört ○   Einschlafstörung ○   Durchschlafstörung ○   Frühes Erwachen ○   Schlafmittel ○

9. Was glauben Sie, unter welchen Einflüssen verändert sich der Schmerz? (Anhand von Teil A, 3.)

10. Wann ist der Schmerz zum ersten Mal aufgetreten?
    nicht erinnerlich – plötzlich ○
    nicht erinnerlich – langsam ○
    schleichend, vor .... (Monaten/Jahren)
    plötzlich, vor .... (Monaten/Jahren)

11. Können Sie sich an irgendein Ereignis erinnern, das um diesen Zeitpunkt herum passierte?
    ....
    ....

12. Was glauben Sie, war der Grund für das Auftreten des Schmerzes?
    ....
    ....

13. Hat sich im Laufe der Entwicklung der Schmerz irgendwann drastisch verändert, wann, und was war der Grund dafür?
    ○ ja: ....
    ....
    ....
    ○ nein: der Schmerz hat sich nie verändert

14. Welche Behandlungsmaßnahmen haben Sie bislang durchgeführt?

Fachbereich: (FA, Krankengymnastik, u. ä.)	Durchgeführte Behandlung	Effekt			
		ohne	Verbesserung		Verschlechterung
			kurzfristig	langfristig	

15. Wie häufig waren Sie bereits in stationärer Behandlung wegen Ihrer Schmerzen (in den letzten 10 Jahren)?

   .... mal / geschätzte Dauer: ....

16. Welche Medikamente nehmen Sie wegen Ihrer Schmerzen ständig?
    (Auch Schlaf- und Beruhigungsmittel angeben.)

   (1) .... (2) ....

   (3) .... (4) ....

   (5) .... (6) ....

17. Wieviel nehmen Sie pro Tag ein (Tabletten, Dragees, Zäpfchen, Spritzen, Tropfen)?
   (1) .... (2) ....
   (3) .... (4) ....
   (5) .... (6) ....

18. Welches Medikament hilft Ihnen am besten?
    O keines
    (1) .... (2) ....

19. Sind Sie überempfindlich gegen Medikamente?
    O nein
    O ja, gegen (1) ....
    (2) ....

20. Haben Sie schon einmal eine Schmerzmittelentziehungskur mitgemacht?
    - ○ nein
    - ○ ja

21. Was erwarten Sie sich von einer Behandlung?
    - ○ Verschwinden der Schmerzen
    - ○ Besserung
    - ○ ....

22. Auf welche Lebensbereiche hat der Schmerz besonders starke negative Auswirkungen?
    - ○ Ehe/Familie: ....
    - ○ Beruf: ....
    - ○ Freundschaft: ....
    - ○ (andere; welche?): ....

23. Wie reagiert die Familie (soz. Umfeld) auf Ihre Schmerzen?

	○ akzeptierend/umsorgend	○ ablehnend	○ (wie sonst?)
Partner/Ehemann:	○ akzeptierend/umsorgend	○ ablehnend	○ ....
....	○ akzeptierend/umsorgend	○ ablehnend	○ ....
....	○ akzeptierend/umsorgend	○ ablehnend	○ ....

Teil C *(Schlußfolgerungen des Untersuchers)*

1. **Vorgabe von Tests**
   a) ....
   b) ....
   c) ....
   d) ....

geplant	durchgeführt	ausgewertet
Termin:	am:	am: ....

2. **Verdachtsdiagnosen**
   medizinisch:
   a) ....
   b) ....
   c) ....
   psychologisch:
   a) ....
   b) ....
   c) ....

3. **Möglicher Therapievorschlag**
   a) ....
   b) ....
   c) ....

4. **Einschätzung der Dringlichkeit:**

   ○ extrem dringlich   ○ weniger dringlich
   ○ dringlich   ○ weiterschicken

5. **Eindruck**
   Motivation: ....
   Kooperation: ....

6. **Sonstiges**
   ....
   ....
   ....

Psychologische Verfahren bei der Behandlung von Schmerzen

W. Keeser und M. Bullinger

1 Schmerz als psychologisches Problem

In der Bundesrepublik Deutschland leiden mehrere Millionen Menschen an chronischen Schmerzen. Solche Schmerzen, die länger als 6 Monate bestehen, bereiten dem Staat durch Arbeitsausfälle, Sozialleistungen und Krankenversorgung Kosten in Höhe von schätzungsweise mehreren Milliarden DM jährlich. Wenn auch bisher noch genauere Angaben fehlen, kann, wie auch in den USA, davon ausgegangen werden, daß chronischer Schmerz eines der dringlichsten Gesundheitsprobleme darstellt (Bonica 1974; Bonica et al. 1979).

Für die Betroffenen ist chronischer Schmerz ein zentrales Lebensproblem. Neben persistierenden Schmerzen haben sie mit einer Reihe psychischer Probleme zu kämpfen: sie fühlen sich machtlos dem Schmerz ausgeliefert, einsam, zu nichts nutze und sind nicht selten depressiv. Die Einschränkungen der sozialen und ökonomischen Funktionsfähigkeit und die persönlichen Veränderungen, die Schmerz im Selbstkonzept und im Lebenszusammenhang der Patienten bewirkt hat, können wiederum zu einer Intensivierung der Schmerzerfahrung beitragen. Sternbach (1974) hat in seiner Beschreibung dieser psychischen Komponente chronischen Leidens v. a. darauf hingewiesen, daß chronischer Schmerz bis hin zu Verzweiflung, Depression und Suizid führen kann.

Wenn auch in der Medizin traditionell und in jüngerer Zeit eine beeindruckende Vielfalt von Verfahren zur Behandlung chronischer Schmerzsyndrome vorhanden sind, lassen sich die Schmerzen damit nur in den wenigsten Fällen ganz beseitigen. Oft sind medikamentöse Therapien, Nervenblockaden, chirurgische Eingriffe oder auch neuere Elektrostimulationsverfahren nicht oder nur kurzfristig erfolgreich, d.h. mit hohen Rückfallquoten oder der Gefahr weiterer Schädigungen durch therapieimmanente „Nebenwirkungen" verbunden. Solche Fehlschläge in der medizinischen Behandlung bewirken beim Patienten oft eine noch intensivere Zentrierung auf sein Schmerzproblem und führen zu einer psychischen Situation, die durch einen kontinuierlichen Wechsel zwischen

Hoffnungslosigkeit und der verzweifelten Suche nach neuen Therapieformen gekennzeichnet ist. Dadurch wird der Patient immer mehr vom Gesundheitsversorgungssystem abhängig und seine „Karriere" als passiver Rezipient dieses Versorgungssystems nimmt seinen Lauf (Fagerhaugh u. Strauss 1977; Neil 1978).

Die Patienten, bei denen eine organische Ursache ihres Leidens nicht oder nicht eindeutig nachweisbar ist, sind von diesem Teufelskreis besonders betroffen. Zusätzlich zu den subjektiv empfundenen Schmerzen stehen sie unter einem permanenten Druck, die Realität ihrer Beschwerden rechtfertigen zu müssen. Patienten, bei denen eine medizinische Therapie nicht indiziert oder nicht möglich ist, werden oft mit dem gut gemeinten Vorschlag entlassen, sie müßten „mit dem Schmerz zu leben lernen". Solch eine – an sich richtige – Aufforderung ohne Hinweis auf Möglichkeiten des Lernens kann auf den nach wie vor hilflosen Patienten bestenfalls zynisch wirken.

Diese vom Patienten wie von Ärzten als problematisch empfundene Situation in der Versorgung chronischer Schmerzpatienten ist nach Melzack (1973) auf die Dominanz eines traditionellen Konzepts der Schmerzgenese und -übertragung zurückzuführen, wonach angenommen wird, daß das Schmerzempfinden eine rein sensorische Erfahrung darstellt, die direkt proportional zum Ausmaß einer organischen Läsion ist. Dementsprechend wird versucht, die Schmerzempfindung durch Elimination oder Therapie der Läsion kausal zu unterbinden bzw. durch die Blockade der sensorischen Schmerzleitungsbahnen zu unterbrechen. Die klinische Erfahrung aber zeigt, in wie wenigen Fällen eine Kausaltherapie möglich ist; und die angestrebte sensorische Blockade berücksichtigt nicht, daß die Schmerzerfahrung auch psychologisch vermittelt ist. Nachgewiesen wurde dies u. a. in Beechers (1956) Untersuchungen an Soldaten und Zivilpersonen, die bei entsprechendem Ausmaß der Läsion beträchtliche Unterschiede in der Schmerzreaktion aufwiesen. Ebenso ist in einer Reihe experimentalpsychologischer Arbeiten nachgewiesen worden, daß die Schmerzerfahrung

1. ohne Schmerzreiz zustande kommen kann,
2. daß die Schmerzerfahrung von personalen Charakteristika des Reagierenden abhängt und durch psychologische Vorgänge wie Suggestion etc. modifizierbar ist und daß
3. Schmerzreaktionen gelernt werden können (vgl. Weisenberg 1982).

Jüngere neurophysiologische und endokrinologische Forschungsergebnisse haben die Rolle psychologischer Faktoren im Schmerzerleben nachweisen, d.h. physiologisch und anatomisch begründen können, (vgl. Abschn. 2). Nach diesen Arbeiten besteht Grund zu der Annahme, daß die menschliche Schmerzerfahrung ein komplexes System von in Wechselwirkung miteinander befindlichen psychologischen und physiologischen Prozessen ist und daß Schmerz als ein Produkt aller zur Schmerzempfindung beitragenden Faktoren zu verstehen ist. Von der psychologischen Perspektive her ergibt sich daraus:

1. Da die Schmerzerfahrung auch durch psychologische Faktoren mitbestimmt ist, kann eine Veränderung dieser Faktoren zur Modifikation der Schmerzerfahrung führen (Schmerzreduktion).
2. Da Schmerz auch abhängig von den subjektiv wahrgenommenen und objektiven Umweltbedingungen ist, kann er durch Veränderung der schmerzverursachenden Bedingungen angegangen werden (Schmerzprävention).
3. Da Schmerz mit massiven persönlichen und Lebensproblemen des Patienten verbunden ist, kann keine Schmerztherapie ohne die therapeutische Beeinflussung dieser Bereiche auskommen (Schmerzrehabilitation).

Unabhängig von der organischen Begründbarkeit der Schmerzen können psychologische Behandlungsformen dem Patienten dazu verhelfen, selbst besser mit Schmerz umzugehen, ihn dadurch evtl. sogar zu reduzieren und seine Auswirkungen auf den Lebenszusammenhang günstig zu beeinflussen.

2 Neuropsychologische und neuroendokrinologische Grundlagen

Eine beispielhafte interdisziplinäre Zusammenarbeit von Neurophysiologen, Neuroanatomen, Neuroendokrinologen, Psychologen und Klinikern hat unser Wissen und Verständnis vom Schmerz im letzten Jahrzehnt grundlegend verändert. Im folgenden Abschnitt soll ein kurzer, notgedrungen unvollständiger Überblick über wichtige neuropsychologische und neuroendokrinologische Ergebnisse und Theorien gegeben werden, die für psychologische Behandlungsansätze von Bedeutung sind.

Von vielen Forschern wird die Veröffentlichung der Gate-control-Theorie durch Melzack u. Wall im Jahre 1965 als der Beginn einer neuen Ära der Schmerzforschung und -therapie angesehen (Liebeskind u. Paul 1977). Es sind v.a. 3 Aspekte, die die Gate-control-Theorie sowohl für die Forschung als auch für die Therapie so überaus fruchtbar machten:

1. Die Integration zweier bisher als inkompatibel geltender Theorien: der „Spezifitätstheorie" und der „Patterntheorie".
Erstere behauptete, daß Schmerz eine Sinneswahrnehmung wie jede

andere sei, mit spezifischen Rezeptoren – den sog. Nozizeptoren –, einer spezifischen Leitungsbahn und einem entsprechenden „Schmerzzentrum" im Gehirn. Die „Patterntheorie" nahm an, daß Schmerz das Ergebnis komplexer räumlicher und zeitlicher Summation und der sich daraus ergebenden neuronalen Erregungsmuster (daher der Name „Pattern") ansonsten nicht schmerzhafter Sinneswahrnehmungen ist. Nach Ansicht der Gate-control-Theorie gilt die Spezifitätstheorie in der Peripherie, da die Tatsache spezieller Rezeptoren für Schmerz empirisch gesichert ist. So wurden bisher drei Klassen von Nozizeptoren identifiziert: (I) rein mechanische Nozizeptoren, die nur durch starke mechanische Stimulation aktiviert werden, (II) Hitzenozizeptoren, die auf Temperaturen über 45 °C reagieren, (III) polymodale Nozizeptoren, die auf einen breiten Bereich noxischer Stimulation, besonders empfindlich jedoch auf sog. schmerzerzeugende chemische Substanzen reagieren, die bei Verletzungen und/oder Entzündungen vom Gewebe freigesetzt werden (z. B. pH-Änderungen, Histamin, Bradykinin, Prostaglandine). Von den Nozizeptoren ziehen 2 periphere Nervenfasersysteme ins Rückenmark: die dünnen myelinisierten A_δ-Fasern, mit einer Leitungsgeschwindigkeit von 5–30 m/s und die dünnen unmyelinisierten C-Fasern mit einer Leitungsgeschwindigkeit von 0,5–2 m/s. Von den A_δ-Fasern ist bekannt, daß sie den sog. „ersten" Schmerz übertragen, der als scharf, stechend und gut lokalisierbar charakterisiert und in der Regel von kurzer Dauer ist. Die C-Fasern sind für den viel unangenehmeren sog. „zweiten Schmerz" verantwortlich, der eine brennendbohrende, persistierende Qualität hat und schlechter lokalisierbar ist. Andererseits steht aber auch fest, daß es kein spezifisches Schmerzzentrum im Gehirn gibt. Dies konnte u. a. durch die Untersuchungen von Lassen et al. (1980) nachgewiesen werden. Bei diesen Untersuchungen wurden den Probanden radioaktiv markiertes Xenon in die A. carotis injiziert. Dadurch kann mittels eines speziellen Scanners die regionale Hirndurchblutung, als Indikator für zerebrale Aktivität, genau gemessen werden. Anders als bei optischer, akustischer oder taktiler Reizung, bei denen sich eine ganz spezifische zerebrale Aktivierung des visuellen, akustischen bzw. sensomotorischen Kortex nachweisen ließ, gab es bei Schmerzreizen keine spezifische und regional begrenzte, sondern eine generelle Erhöhung der gesamten zerebralen Durchblutung, d. h. bei Schmerz ist der ganze Kortex aktiv!

2. Die Behauptung eines „Gating"mechanismus schon an der ersten neuronalen Schaltstelle der Schmerzübertragung, nämlich den Hinterhörnern des Rückenmarks. Nach der Gate-control-Theorie existiert dort ein neuronales System, das wie eine dynamische Schleuse arbeitet und zum frühestmöglichen Zeitpunkt nozizeptive Information blockieren,

dämpfen, aber unter bestimmten Bedingungen auch verstärken kann. Als anatomischen Ort für dieses „gating system" postulierten die Autoren die Substantia gelatinosa (Laminae II und III des Rückenmarks). Dieses anatomische Gebiet zeichnet sich durch eine Reihe von Besonderheiten aus: a) enden hier alle C-Fasern, b) erhält diese Region massiven Input von dickeren peripheren Nervenfasern, den sog. A_β-Fasern, c) enden hier vom Gehirn absteigende Fasern (der dorsolaterale Funiculus), d) enthalten die Neurone dieser Schicht eine Vielzahl verschiedenster biochemischer Substanzen (z. B. Enkepahlin, Substanz P, Serotonin, Noradrenalin, GABA, Neurotensin, Somatostatin), die als Neurotransmitter und/oder Neuromodulatoren wirken. Hokfelt (1982) hat darauf hingewiesen, daß in den Substantia-gelatinosa-Neuronen nicht nur ein, sondern mehrere Neurotransmitter vorkommen können und daß diese nicht nur postsynaptisch, sondern auch präsynaptisch wirken können. Nach Hokfelt ist damit schon auf synaptischer Ebene eine hochkomplizierte Programmierung nervöser Aktivität möglich. Die genauen Mechanismen dieser komplizierten Modulation nozizeptiver Information beginnen wir erst zu verstehen.
3. Die Postulierung einer absteigenden zentralen Kontrolle, nach der psychologische Prozesse wie Aufmerksamkeit, Emotion und Erinnerung an frühere Erlebnisse einen direkten Einfluß auf den sensorischen Input schon an der ersten synaptische Schaltstelle ausüben können, eröffnete erstmals die Möglichkeit, verhaltenswissenschaftliche Behandlungsverfahren systematisch anzuwenden.

Die Gate-control-Theorie war v. a. für die Entwicklung neuer therapeutischer Ansätze von eminenter Bedeutung. So führte die Behauptung, daß eine Stimulation der A_β-Fasern (diese übertragen überwiegend taktile Information) schon auf Rückenmarkebene eine Hemmung noxischer Information bewirkt, zur Anwendung der sog. transkutanen Nervenstimulation (TNS) bei akuten und chronischen Schmerzen.

Die Möglichkeiten neurobiologischer Schmerzmodulation erfuhren durch die Entdeckung körpereigener opiatartig wirkender Substanzen Mitte der 70er Jahre (s. Herz 1982) völlig neue und unerwartete Perspektiven und waren ein weiterer starker Hinweis auf die Existenz eines spezifischen endogenen „Antischmerzsystems" (oder auch mehrerer, möglicherweise unabhängig voneinander arbeitender Systeme). Unter welchen Bedingungen nun aktivierte der Organismus sein „Antischmerzsystem"? Es gibt Hinweise darauf, daß dies unter extremen Streßbedingungen, wie sie z. B. für Krieg, aber auch für bestimmte Sportarten zutreffen, der Fall ist. Bei dieser „Streßanalgesie" sind aller Wahrscheinlichkeit nach neben dem endogenen Opiatsystem noch andere schmerzhemmende Systeme beteiligt, da der Opiatantagonist Naloxon nur einen Teil der analgetischen Wirkung aufheben kann. In tier- und humanexperimentellen Untersuchungen konnte gezeigt werden, daß auch bei sehr starken Furchtreaktionen eine Analgesie auftritt (vgl. Bolles u. Fanselow 1982). Dieser Befund ist Zahnärzten schon lange bekannt; nicht selten erleben sie, daß Patienten – sobald sie im Behandlungszimmer sind – berichten, der Zahnschmerz sei plötzlich weg. Erkenntnisse über Möglichkeiten, die Aktivierung des „Antischmerzsystem" unter bewußte Kontrolle zu bringen, wären therapeutisch von großem Gewinn. Neben einer phasischen Aktivierung des „Antischmerzsystems" gibt es auch Hinweise für die Existenz langfristiger, differentieller Veränderungen innerhalb des „Schmerz-Antischmerz-Systems". So zeigte Pawlow (1927), daß bei gleichzeitiger Darbietung von Schmerzreizen und Futter der Futterreiz eine Dominanz über den Schmerzreiz gewinnt, indem der Schmerzreiz nun nicht mehr als aversiv, sondern als positiver Hinweisreiz für Futter erlebt wird. Dies gelingt jedoch nur, wenn der Schmerzreiz immer an derselben, lokal eng begrenzten Stelle gesetzt wird. Wurde ein wesentlich schwächerer Schmerzreiz an einer anderen Körperstelle gegeben, reagierten die Versuchstiere mit starken autonomen und motorischen Schmerzreaktionen. Klassisch (respondent) konditioniert werden kann aber nicht nur Schmerzlosigkeit, sondern ebenso Schmerz. Vertes u. Miller (1976) konnten dies zeigen, indem sie neutrale Reize (Töne, Licht etc.) gleichzeitig mit Schmerzreizen verknüpften. Wenn die ursprünglich neutralen Reize oft genug zusammen mit den Schmerzreizen präsentiert wurden, reagierten die Tiere auf die konditionierten Reize allein genauso mit Schmerzverhalten. Aufregend an diesem Experiment war, daß die Autoren die elektrophysiologischen Meßwerte von den Neuronen an einer für die Schmerzübertragung wichtigen neuronalen Struktur (dem sog. „nucleus reticularis gigantocellularis", NRGC) ableiteten. Vertes u. Miller fanden dabei heraus, daß diese Neurone auf die konditionierten Reize genauso reagierten wie auf die echten Schmerzreize! Das heißt, und das ist von großer theoretischer und praktischer Bedeutung, daß höhere zentralnervöse Strukturen auch dann Schmerz melden können, wenn die Schmerzinformation nicht von einem Nozizeptor ausgeht, sondern z. B. durch Konditionierungsvorgänge und die daraus resultierenden physiologischen Veränderungen entstanden ist (wobei der Unterschied zwischen respondenter und operanter Konditionierung zunächst nicht relevant ist).

Das größte Hindernis einer erfolgreichen Therapie chronischer Schmerzzustände lag nach Meinung vieler Autoren (s. Bonica 1980) in der Annahme, daß keine wesentlichen Unterschiede in der Physiologie und der Neuroendokrinologie zwischen chronischem und akutem Schmerz bestehen. Neuere Arbeiten auf diesem Gebiet (Zimmermann 1982) zeigten jedoch, daß chronische Schmerzzustände sich hinsichtlich beteiligter neurophysiologischer und neuroendokrinologischer Prozesse wesentlich von akuten Zuständen unterscheiden. Im akuten Zustand ist Schmerz in der Regel ein Symptom für eine Gewebsschädigung oder Krankheit, im chronischen Fall ist er jedoch die Krankheit selbst!

3 Psychologische Behandlungsformen bei chronischem Schmerz

Ausgehend von der Gate-control-Theorie postulierten Melzack u. Casey (1968) den Beitrag kognitiv-evaluativer und motivational-affektiver zu somato-sensorischen Faktoren an der Schmerzerfahrung. Diese Vorstellungen haben zusammen mit dem Nachweis, daß es ein körpereigenes Schmerzabwehrsystem gibt, das wie andere Systeme (Streßreaktion) auch unter bestimmten psychischen Bedingungen aktiviert werden kann, weitreichende Implikationen für die psychologische Behandlung von Schmerzsyndromen, einschließlich einer psychologischen Diagnose des Schmerzproblems und der Bewertung psychologischer Therapien.

Für eine psychologische Diagnose des Schmerzproblems und die Therapieevaluation ergibt sich,

1. daß die Schmerzerfahrung in verschiedene Komponenten differenziert und entsprechend erfaßt werden muß;
2. daß die schmerzintensivierenden und schmerzerzeugenden Bedingungen identifiziert und deren therapeutische Veränderung nachgewiesen werden müssen und
3. daß die psychische, soziale und ökonomische Situation der Person mit einbezogen werden muß.

Für die psychologischen Behandlungsverfahren selbst erbrachte die Ausweitung der Gate-control-Theorie durch Melzack u. Casey, wie oben bereits erwähnt, die Erkenntnis, daß „Schmerz nicht nur durch die Blockade sensorischen Inputs, sondern ebenso durch die Beeinflussung motivational-affektiver und kognitiv-evaluativer Faktoren geschehen kann" (S. 435).

In diagnostischer, therapeutischer und evaluativer Hinsicht ist es demnach unbedingt notwendig, chronischen Schmerz als Produkt des Zusammenwirkens physiologischer und psychologischer Prozesse (biographisch und aktuell) zu verstehen und zu verändern.

3.1 Psychologische Schmerzdiagnostik

Eine psychologische Schmerzdiagnostik kann sich auf die Klärung folgender Bereiche beziehen:

1. Indikation psychologischer Therapien für Patienten mit chronischen Schmerzen,
2. Identifizierung der personalen Charakteristika, Einstellungen und Konzepte über Schmerz sowie der typischen schmerzspezifischen und schmerzbegleitenden Probleme,
3. Informationen über Art und Ausmaß des Schmerzerlebens in den 3 Komponenten der Schmerzerfahrung (somato-sensorisch, kognitiv-evaluativ und motivational-affektiv).

Ad 1.: Die Frage nach der Indikation psychologischer Verfahren bei Schmerzpatienten hängt vom theoretischen zugrundegelegten Schmerzmodell, den Therapiezielen und den Veränderungsmodellen der einzelnen Behandlungsformen ab. Eine wesentliche, therapieübergreifende Frage berührt die Trennung in organisch begründbaren vs. organisch nicht begründbaren, „psychogenen" Schmerz. Traditionell wurde davon ausgegangen, daß bei Patienten, deren Leiden nicht zureichend oder nur spekulativ auf ein organisches Problem zurückgeführt werden kann, eine psychologische Behandlungsform erwogen werden sollte, wohingegen bei organisch fundierten Schmerzsyndromen eine medizinische Therapie angezeigt sei. Während diese Frage für die Wahl einer medizinischen Therapie von einiger Bedeutung ist, erscheint sie für die Indikation psychologischer Verfahren weniger relevant: In beiden Fällen nämlich leiden die Patienten massiv unter ihren Schmerzen, und schmerzerzeugende physiologische Veränderungen können sich sekundär (nach minimalen Läsionen oder allein durch eine rein subjektive Wahrnehmung) ergeben. Darüber hinaus ist noch umstritten, ob sich Patienten mit „psychogenen" bzw. „organischen" Schmerzen in ihren personalen Charakteristika unterscheiden, und wenn ja, ob diese Unterschiede eine prämorbid gestörte (schmerzanfällige) Persönlichkeit reflektieren oder als Folge der besonderen Situation dieser Patienten (Rechtfertigungsdruck) entstanden sind. Deswegen können bei organisch begründbaren und bei organisch nichtbegründbaren Syndromen psychologische Verfahren zur Unterstützung oder als Alternative zu medizinischen Behandlungen bzw. als Rehabilitationsmaßnahmen eingesetzt werden und dazu beitragen, Auftreten, Quantität und Qualität der Schmerzen und die mit Schmerz verbundenen Lebensprobleme günstig zu beeinflussen.

Ziel jeglicher psychologischen Behandlungsform ist letztlich, die subjektive Beeinträchtigung durch den Schmerz zu minimieren und den Patienten in die Lage zu versetzen, effizient mit dem Schmerzproblem umzugehen. Wie dies geschehen soll, ist für die verschiedenen Ansätze ebenso unterschiedlich wie die Kriterien der Indikation. Als generelle Voraussetzung muß jedoch die Motivation der Patienten gelten, sich einer psychologischen Therapie zu unterziehen, was sowohl von der subjektiv vom Patienten wahrgenommenen Plausibilität des Verfahrens als auch vom impliziten „Schmerzmodell" des Patienten und seiner Motivation, dieses zu verändern, abhängt. Eine gründliche Anamnese des Schmerzproblems, strukturierte Interviewfragen oder spezielle Fragebögen können dazu beitragen, die Therapiemotivation des Patienten einzuschätzen und zu fördern.

Ad 2.: Zur Identifizierung von personalen Charakteristika von Schmerzpatienten bieten sich eine Reihe von psychometrischen Tests an, die in der klinischen Psychologie bereits traditionell Anwendung finden (MMPI, FPI etc.; vgl. Brickenkamp 1975). Mit diesen Verfahren lassen sich Persönlichkeitsdimensionen wie Depression, Hypochondriasis, Nervosität etc. erfassen, die für die psychologische Diagnostik und Therapieevaluation von Bedeutung sind. Darüber hinaus stehen eine Reihe von Fragebögen zur Verfügung, mit denen sich die allgemeinen körperlichen und psychischen Beschwerden der Patienten auflisten lassen (vgl. z. B. CIPS Handbuch, 1981).

Inventare zur Analyse der auf Schmerz bezogenen Einstellungen, Konzepte, Gefühle und Verhaltensweisen eines Patienten sind allerdings zur Zeit noch rar, d. h. entweder nur im englischsprachigen Raum zu finden (Pilowsky u. Spence 1976) oder im deutschsprachigen Raum noch in Entwicklung befindlich (Cziske et al. 1980).

In den verhaltenstherapeutisch orientierten Verfahren nimmt die sog. Verhaltensanalyse (vgl. Hautzinger 1981) eine zentrale Stellung ein, wo es neben der Protokollierung der Schmerzintensität und -unannehmlichkeit in der Baseline im wesentlichen um Analyse von schmerzantezedenten Bedingungen und Konsequenzen des Schmerzes geht.

Ad 3.: Zur Identifizierung von Komponenten der Schmerzerfahrung liegt im klinischen Bereich der McGill-Fragebogen (Melzack 1975) in deutscher Version vor, und in der experimentellen Schmerzforschung werden verschiedene, psychophysikalische Methoden zur Bestimmung der Schmerzreaktion angewandt (klassische Methoden wie die Schwellenbestimmungen oder Erhebung der Schmerztoleranz und modernere Methoden wie Größenschätzung und Signalerkennungstheorien; vgl. Wolff 1982; Chapman 1982). Diese psychophysikalischen Methoden, die alle die Präsenz eines experimentellen Schmerzstimulus voraussetzen, sind prinzipiell auch in der klinischen Schmerzforschung anwendbar, wobei der Patient den experimentellen mit dem klinischen Schmerz vergleichen soll (vgl. Gracely 1979).

3.2 Therapieevaluation

Prinzipiell bestehen 2 Möglichkeiten der Therapieevaluation: Erfolgsmessung – durch sog. Prä-post-Vergleiche – vor und nach der Therapie sowie Prozeßindikatoren, die die Veränderungen der Kriteriumsvariablen im Therapieverlauf dokumentieren.

Selbstverständlich bietet eine systematische Dokumentation des Therapieverlaufs in Abhängigkeit von den vorgenommenen Interventionen bessere Anhaltspunkte für die Abschätzung des Therapieerfolgs als einfache Prä-post-Vergleiche oder gar das Vertrauen auf die vom Patienten berichteten Veränderungen nach der Therapie. Bei den Erfolgskriterien lassen sich harte Daten wie z.B. Rückgang des Medikamentenverbrauchs, Zunahme körperlicher Aktivität oder Veränderung experimenteller Schmerzwahrnehmungsvariablen von sog. weichen Daten wie z.B. Veränderung der selbstberichteten Schmerzempfindung unterscheiden, wobei beide Datenarten als Indikatoren des Therapieeffekts gelten können. Wünschenswert sind weiter eine A-priori-Definition des Prozentsatzes der Veränderung in den Kriteriumsvariablen, der als Therapieerfolg gelten soll, und eine Festlegung der Komponenten der Schmerzerfahrung, des Erlebens und Verhaltens, in denen Therapieerfolge erwartet werden. In seinem Modell zur Analyse und Modifikation der Schmerzerfahrung hat Sanders (1979) vorgeschlagen, overte (beobachtbares Verhalten), coverte (gedankliche und emotionale Repräsentation des Schmerzes) sowie physiologische Parameter (psychophysiologische Variablen) in die Therapieevaluation miteinzubeziehen. In diesem Zusammenhang bieten sich auch biochemische Variablen an, z.B. die Untersuchung der Aktivität des körpereigenen Opiatsystems vor, während und nach der Therapie.

Generell sind ausreichende Baselinemessungen Voraussetzung für eine akzeptable Therapieevaluation, die idealerweise sowohl Prä-post-Vergleiche als auch harte und weiche Verlaufsdaten, Kontrollgruppen und eine ausführliche Definition der Therapieerfolgskriterien beinhalten sollte. Nur eine solche adäquate Erfolgsmessung erlaubt es, die Effektivität psychologischer Behandlungen zu beurteilen bzw. Anhaltspunkte für eine Entscheidung darüber zu liefern, welche Patienten von welcher Form psychologischer Therapie profitieren. Wie im folgenden gezeigt wird, ist die Entwicklung adäquater Kriterien der Therapieevaluation v.a. für die neueren schmerzspezifischen Verfahren ein zentrales Anliegen.

3.3 Behandlungsverfahren

Chronischer Schmerz, weil traditionell zur medizinischen Domäne gehörig, ist erst in jüngerer Zeit in den Blickpunkt psychologischen Interesses gerückt. Vor allem in den USA sind in den letzten 10 Jahren parallel zu den neurophysiologischen Erkenntnissen und der Entwicklung der Verhaltensmedizin verschiedene Ansätze zur Therapie chronischer Schmerzen entwickelt worden. Zudem gibt es eine Reihe klassischer psychologischer Verfahren (z. B. Psychoanalyse und Hypnose) und neuerer Techniken (z. B. Entspannung und Biofeedback), die ursprünglich zwar nicht speziell auf Schmerz zielen, aber bei chronischen Schmerzsyndromen angewandt werden können. Im folgenden sollen die derzeit vorhandenen psychologischen Ansätze zur Therapie chronischer Schmerzen vorgestellt werden. Die thematische Gliederung berücksichtigt zunächst die klassischen, schmerzunspezifischen Behandlungsformen, um dann auf neuere schmerzspezifische Therapiekonzepte einzugehen.

Um eine Einschätzung des theoretischen Hintergrunds, der Durchführung und Effektivität dieser Verfahren zu ermöglichen, wurde jedes Unterkapitel inhaltlich strukturiert nach „Allgemeiner Beschreibung", „Indikation", „Kontraindikation", „Erfolgskriterien" und „Empirischer Absicherung". Die kurze Charakterisierung dieser Verfahren soll über Alternativen und unterstützende Behandlungskonzepte zur rein medizinischen Betreuung chronischer Schmerzpatienten informieren, auf die Anwendungsmöglichkeiten der Verfahren und auf die Voraussetzungen für ihren Einsatz hinweisen. Diese Therapieformen können teils ambulant, teils stationär eingesetzt werden, erfordern aber in jedem Fall die Kooperation mit Personen, die in der Ausübung der Verfahren ausgebildet sind (z. B. Diplompsychologen). Die Schmerzproblematik der Patienten und die Komplexität der Verfahren erlaubt keine „kochbuchartige" Anwendung.

4 Psychotherapie

4.1 Allgemeine Beschreibung

Unter Psychotherapie fallen alle psychologischen, einsichtsorientierten Verfahren (Psychoanalyse und verwandte psychodynamische Verfahren, Transaktionsanalyse, Gestalttherapie, Gesprächspsychotherapie etc.). Als klassische Verfahrensweise soll hier nur auf die Psychoanalyse im Sinne Freuds eingegangen werden, da sie im Rahmen ihrer traditionellen Verankerung in der Psychosomatik einen Anspruch auch auf die Behandlung chronischer Schmerzpatienten erhebt. Nach Freud kann Schmerz als Ausdruck eines Konflikts oder eines nicht abreagierten Traumas aufgefaßt werden. Seiner Ansicht nach besteht zwischen dem Symptom des Schmerzes und seiner Ursache eine symbolhafte Beziehung dergestalt, daß ein solches Trauma in eine Körperregion projeziert wird, in der es dann als Schmerz funktionelle Bedeutung gewinnt (ein Beispiel dafür ist der Fall einer Patientin mit einem bohrenden Schmerz zwischen den Augenbrauen, die berichtet, als Kind von ihrer Großmutter prüfend, „durchbohrend" angesehen worden zu sein). Schmerz kann somit Ausdruck eines Regressionsvorgangs sein, indem eine mißglückte Konfliktverdrängung aufgedeckt wird (Freud 1920). Diese Überlegungen bilden die Grundlage der Genese des psychogenen Schmerzes, wie sie v. a. im Konversionskonzept deutlich werden. Schmerz kann aber auch durch Erregungen von außen (sog. Traumata) entstehen, bei denen der Reizschutz durchbrochen wird. In diesem Fall kann es zu einer Fokussierung psychischer Energie auf diesen Einbruch kommen (Gegenbesetzung), wobei die psychische Energie einseitig gebunden wird und andere psychische Bereiche verarmen: es entsteht eine hohe, narzißtisch zu nennende Besetzung der schmerzenden Körperstelle, die immer mehr zunimmt und entleerend auf das Ich wirkt (Freud 1926). Nach Ferenczi (1916) wird die Libido also von der Außenwelt abgezogen und dem erkrankten oder beschädigten Organ zugewandt, wobei die gesteigerte Libidobesetzung auch dann persistieren kann, wenn das erkrankte Organ wieder ausgeheilt ist. Diese Überlegungen liegen dem Hypochondriekonzept zugrunde, mit dem die psychische Komponente somatogenen Schmerzes erklärt wird. In beiden Konzepten kommen psychischen Mechanismen wesentliche Bedeutung zu; beim Konversionskonzept im Sinne einer Substitution psychischer Konflikte durch Schmerz, im Hypochondriekonzept im Sinne einer Zentralisierung psychischer Energie auf ein körperliches Symptom. Die psychische Dynamik der Genese psychogenen und somatogenen Schmerzes wird von Freud auf die Nichterfüllung frühkindlicher Bedürfnisse nach der Nähe der Mutter zurückgeführt. Dieses Versagen mütterlicher Nähe, nachdem sie bereits als Quelle der Befriedigung erfahren wurde, wird vom Säugling als Objektverlust erlebt: „Schmerz ist damit die eigentliche Reaktion auf Objektverlust".

Wesentliche klinisch-psychoanalytische Theorien über Schmerz sind die Signaltheorie (Schmerz wird in seiner Funktion mit Angst oder Furcht gleichgesetzt) und die Abwehrtheorie (Schmerz wird als Abwehr von Angst angesehen; vgl. Wörz u. Lendle 1980; Adler 1979).

Nach der Signaltheorie kann es im Rahmen der versagten Bedürfnisbefriedigung zu Affekten wie traumatischer Hilflosigkeit oder Angst kommen. Im späteren Leben können Erinnerungsspuren dieser ursprünglichen Affekte als Warnsignal fungieren und so unbewußt die Wiederholung der traumatischen Situation vermeiden helfen. Auch Schmerz kann als körperliches Begleitzeichen dieser Affekte oder als eigenständiges Erinnerungssymbol diese Warnsignalfunktion erfüllen; die aktuelle Symptomatik enthält dann Empfindungsmodalitäten, die den in der Kindheit tatsächlich empfundenen Schmerzen entsprechen. Nach der Abwehrtheorie kann Schmerz als Schutzmechanismus gegen unangenehmere Affekte (z. B. Scham, Schuld, Kränkung) fungieren; die beiden häufigsten psychischen Mechanismen sind hierbei Konversion und Identifikation. Bei der Konversion, die v. a. bei hysterischen Persönlichkeitsstrukturen auftreten kann, ist der Patient außerstande, seinen Konflikt bewußt und sprachlich mitzuteilen und wählt eine symbolische Organsprache. Das Symptom erscheint dabei als Repräsentant der ins Unbewußte verdrängten Erlebnisse bzw. drückt unbewußte Wünsche und deren Abwehr aus. Besonders deutlich wird dies in der Masochismusthese, wonach der Patient unbewußte Triebderivate (Es) moralisch verurteilt (Über-Ich) und aus dem Konflikt (Ich) heraus eine Symptombildung, eben den Schmerz produziert, der als Kompromißbildung den Trieb teilweise befriedigt und andererseits eine Selbstbestrafung wegen Schuldgefühlen darstellt. Konflikte können auch im Sinne einer Identifikation mit den von Autoritätspersonen dargestellten Normen abgearbeitet werden, indem mit Hilfe des Symptoms Schuldgefühle neutralisiert werden. Engel (1959) hat die Palette der Symptome, die im Zusammenhang mit Schuldverarbeitung auftreten unter dem Begriff der Neigung, Schmerz erleiden zu müssen („pain proneness"), zusammengefaßt. Neuere psychoanalytische Konzepte berühren die als Beeinträchtigung erlebte Divergenz zwischen einem erstrebten Körperideal und einer realen Körperproblematik und betonen die narzißtische Regulation des Selbstgefühls, bei der durch Schmerz die Realität der eigenen Existenz bewiesen werden kann. Wesentlich für die psychoanalytisch orientierte Schmerztherapie ist die Überzeugung, daß ohne die Bearbeitung der dem Schmerz zugrundeliegenden Konflikte und der Verarbeitungsweisen keine Schmerzreduktion erzielt werden kann: Wird diese Bearbeitung ausgelassen, erhöhe sich nur die Wahrscheinlichkeit der Symptomverschiebung.

4.2 Indikation

Aus psychoanalytischer Sicht liegen keine speziellen Indikationsstellungen für chronische Schmerzzustände vor, doch dürfte auch hier ihre generelle Indikationsregel gelten, daß Psychoanalyse dann angezeigt ist, wenn nur durch eine grundlegende Änderung frühkindlich fixierter Persönlichkeitsstrukturanteile eine dauerhafte Auflösung der Symptomatologie zu erwarten ist. Wegen des großen zeitlichen und finanziellen Aufwands einer psychoanalytischen Behandlung sollten vor einer Indikation aber sorgfältig andere ökonomischere Behandlungsansätze (z. B. verhaltenstherapeutische Programme, Hypnose etc.) in Betracht gezogen werden.

4.3 Kontraindikation

Aus theoretischen Gründen ist die Anwendung von Psychoanalyse bei ichschwachen Persönlichkeiten mit niedriger Frustrationstoleranz sowie bei Personen deren Abwehrvermögen beeinträchtigt ist, wie z. B. Psychosen oder Drogenabhängigkeit und bei sog. Borderline-Fällen, kontraindiziert.

4.4 Technische Durchführung

Die Durchführung einer Psychoanalyse setzt voraus, daß der Therapeut sich selbst einer langjährigen Lehranalyse unterzogen hat, die ihn einerseits auf die emotionalen Gefahren seiner Arbeit vorbereiten soll und ihn andererseits mit der Qualität und der Funktionsweise des Unbewußten vertraut machen soll. Entscheidend ist es, daß der Therapeut die vollmotivierte Mitarbeit des Patienten gewinnt und in eine aufrichtige Beziehung zu ihm tritt. Der Patient anderseits verpflichtet sich zur Einhaltung der therapeutischen Grundregel, nach der er alles, was ihm während einer therapeutischen Sitzung durch den Kopf geht, unabhängig davon wie absurd, beschämend oder schmerzhaft es ist, mitteilt. Die 3 wesentlichen psychoanalytischen Techniken sind die Traumanalyse (s. Kutter 1981a), die Widerstandsanalyse (Kutter 1971b) und die Übertragungsanalyse (Rüger 1981). Die Rolle des Therapeuten ist während der Behandlung über weite Strecken die eines aufmerksamen Zuhörers, der sämtliches Material, das vom Patienten in Form von freien Assoziationen, Widerständen, wie Schweigen, Nicht- oder zu spätes Erscheinen zu einem verabredeten Termin, sorgfältig aufnimmt, um daraus ein Netz von Hypothesen über signifikante frühkindliche emotional traumatische Ereignisse zu knüpfen. Sobald der Therapeut glaubt, seiner Hypothesen genügend sicher zu sein, beginnt er behutsam mittels sog. Deutungen, dem Patienten die latente und unbewußte Bedeutung bestimmter Trauminhalte oder Abwehrmechanismen bewußt zu machen, um damit dessen Ich-Strukturen in die Lage zu setzen, diese zu integrieren. Im Laufe dieses Prozesses entwickelt sich dann die sog. Übertragungsneurose, die dadurch gekennzeichnet ist, daß Patienten z. B. erotische und/oder sexuelle Empfindungen und Wünsche, aber auch Gefühle von Haß, Neid oder Verlustangst, die aus ihrer frühen Kindheit stammen und damals meist einem Elternteil galten, aufs neue erleben und auf den Therapeuten projizieren. Die Durcharbeitung und Lösung dieser Übertragungsneurose, die sog. Übertragungsanalyse, stellt nach Ansicht der Psychoanalyse den entscheidenden Schritt zur Heilung dar.

4.5 Empirische Absicherung und Bewertung

Außer einigen wenigen Fallstudien liegen keine empirischen Untersuchungen über die Wirksamkeit von Psychoanalyse bei chronischem Schmerz vor. In 2 Einzelfallstudien kombinierten Lambley (1976) und Legalos (1977) verhaltenstherapeutische Techniken mit psychanalytischer Vorgehensweise. Pinsky (1978) behandelte schwere chronische Schmerzpatienten mit einer psychoanalytisch orientierten Gruppentherapie. In all diesen Studien kann aber nicht ausgeschlossen werden, daß die Therapieerfolge auf andere als die mit der Psychoanalyse zusammenhängenden Faktoren zurückzuführen sind, da keine entsprechenden unbehandelten Kontrollpersonen bzw. -gruppen verwendet wurden.

5 Entspannungsverfahren

5.1 Allgemeine Beschreibung

Entspannungsverfahren als übergeordneter Begriff für verschiedene Techniken wie z. B. die progressive Relaxation (PR) nach Jacobson, autogenes Training nach Schultz, Yoga, Meditation etc. zählen zu den sog. unspezifischen psychotherapeutischen Methoden (Überblick über Entspannungsverfahren in Stokvis u. Wiesenhütter 1979). Verallgemeinernd kann man sagen, daß bei allen Entspannungsverfahren ein vegetativer Umschaltungsprozeß von einer ergotropen (vom sympathischen Nervensystem dominierten) auf eine trophotrope (vom parasympathischen Nervensystem dominierte) Reaktionslage erfolgt. Die wichtigsten physiologischen Folgen dieses Umschaltungsprozesses sind eine Reduktion des Muskeltonus, eine langsame, gleichmäßige Atmung, eine Verlangsamung der Herzfrequenz, sowie eine vermehrte Durchblutung der Hautgefäße in den Extremitäten. Als entsprechende psychische Veränderung ist v. a. ein deutliches Gefühl der Ruhe und der Entspannung zu nennen.

Da die mit Schmerzen einhergehenden neurophysiologischen Prozesse immer mit einer starken Erhöhung sympathischer Aktivität verbunden sind, ist oft eine psychovegetative Funktionsstörung die Folge langanhaltender Schmerzzustände. Diese drückt sich in einer tonischen, vegetativ-motorischen Überaktivierung, einer gestörten Readaptionsfähigkeit und damit einer schwerwiegenden Labilisierung bzw. Dysfunktion organismischer Regulationsprozesse aus. Dieser Teufelskreis einer positiven Feedbackschleife kann besonders gut bei chronischen Kopfschmerzen (Migräne, Spannungskopfschmerz) und bei chronischen Rückenschmerzen beobachtet werden, bei denen oft keine adäquaten auslösenden medizinischen Ursachen festgestellt werden können. Möglicherweise tritt als Folge ursprünglich akuter Schmerzen, die oben geschilderte sympathische Übererregung ein, die selbst nach Abklingen des ursprünglichen, den Schmerz verursachenden Grundes, z. B. durch extreme Muskelverspannungen, die Schmerzen weiter aufrechterhält. Dagegen bewirken die verschiedenen Entspannungsverfahren eine unmittelbare Reduktion der sympathischen Übererregung, die bei regelmäßiger Übung zu einer Normalisierung und Stabilisierung vegetativ-motorischer Funktionen, z. B. der gestörten Vasomotorik im Kopfbereich bei der häufigen Migräne führen kann. Beim therapeutischen Vorgehen ist es dabei von entscheidender Bedeutung, Entspannungsverfahren nicht nur als ein rein körperliches Übungsverfahren zu sehen, sondern den Patienten die damit verbundenen weiterreichenden Möglichkeiten aufzuzeigen. So kann der Patient durch ein sich entwickelndes Körperbewußtsein lernen, welche Situationen Anspannung und Schmerz auslösen können, welche körperlichen Veränderungen in solchen Situationen stattfinden und wie er schmerzauslösenden Belastungssituationen durch Entspannung entgegenwirken kann. Neben diesem präventiven Einsatz der Entspannungsverfahren kann deren kontinuierliche Anwendung dazu beitragen, den Tagesablauf der Patienten zu strukturieren und langfristig eine psychovegetative Ruhelage herzustellen, die sowohl Streß als auch Schmerz zu minimieren bzw. zu verhindern gestattet. Durch einen gezielten Einsatz von Entspannungstechniken gewinnt der Patient mehr und mehr ein Gefühl der Selbstkontrolle und „sieht sich nicht nur als passiv Leidender ..., der Belastungen hilflos gegenübersteht, sondern als ein Handelnder, der sein eigenes Verhalten (physiologisch, emotional, kognitiv und motorisch) bis zu einem gewissen Grad selbst bestimmen kann" (Sachse u. Kröner 1979).

5.2 Indikation

Entspannungsverfahren sind bei allen chronischen Schmerzzuständen indiziert, um zu einer vegetativ-motorischen Stabilisierung beizutragen. Weiter sind sie als flankierende Maßnahme bei einem Medikamentenentzug, wie er bei Patienten mit chronischen Schmerzen aufgrund eines Schmerzmittelmißbrauchs nötig ist, angebracht. Prophylaktisch können Entspannungsverfahren auch bei zu erwartenden schmerzhaften Ereignissen eingesetzt werden (Geburt, Zahnarzt).

5.3 Kontraindikation

Kontraindiziert sind Entspannungsverfahren bei psychiatrischen Patienten, bei denen eine extreme ängstlich-hypochondrische Selbstbeobachtung vorliegt, bei schweren Zwangsneurosen und endogenen Psychosen. Bei der progressiven Relaxation nach Jacobson ist es anfangs auf jeden Fall kontraindiziert, stark schmerzende Körperteile in die Anspannungsübungen mit einzubeziehen. Bei Patienten mit Stoffwechselstörungen (v. a. bei Diabetikern) ist sorgsam darauf zu achten, inwieweit durch die Entspannungsprozesse eine Veränderung der Stoffwechselprozesse erfolgt, um dann die Medikation entsprechend umzustellen. Eine eventuelle relative Kontraindikation besteht bei organischen Leiden, wie Herzfunktionsstörungen und Atemwegserkrankungen. So kann unter ungünstigen Umständen durch die beim Enspannungstraining eintretende Verlangsamung der Atmung eine bestehende Ateminsuffizienz verstärkt werden.

Bei allen Entspannungsverfahren können folgende negativen Nebeneffekte auftreten: a) das Gefühl, die Kontrolle zu verlieren, b) Desorientierung, c) Auftauchen von ängstigenden Bildern oder Gedanken. Es ist daher wichtig, daß sich der Therapeut dieser Möglichkeiten bewußt ist und ggf. die entsprechenden therapeutischen Maßnahmen (z.B. fokale therapeutische Aufarbeitung; Desensibilisierung) trifft.

5.4 Technische Durchführung

5.4.1 Progressive Relaxation (PR)

Der Patient sitzt entweder in einem bequemen Stuhl oder liegt auf einer nicht zu weichen Unterlage. Bei sitzender Haltung ist es wichtig, daß sich Kopf und Arme aufstützen können. Am besten eignen sich hierfür spezielle Entspannungsstühle, die sich individuell verstellen lassen. Wichtig ist, daß der Raum ruhig und angenehm temperiert ist. Da sich in vielen Praxen der Verkehrslärm nicht ausreichend dämpfen läßt, empfehlen verschiedene Autoren (z.B. Goldfried u. Davison 1979, S.60) „weißes Rauschen" zu verwenden. Der Raum sollte etwas abgedunkelt sein, aber nicht zu sehr, damit der Patient nicht in die Gefahr kommt einzuschlafen. Vor

Beginn des Entspannungstrainings erklärt der Therapeut ausführlich das Warum und das Wie des Verfahrens und beantwortet eventuelle Fragen. Dieser eher edukative Prozeß ist für die Motivation des Patienten von entscheidender Bedeutung und beugt vielen sonst bisweilen auftretenden Schwierigkeiten beim Üben vor.

Die Kleidung des Patienten sollte bequem sein. Haftschalen oder Brillen müssen auf jeden Fall abgenommen werden und Gürtel oder Krawatte sollen gelockert werden.

Im Einzelnen werden dann der Reihe nach folgende 16 Muskelgruppen durchgegangen (Bernstein u. Borkovec 1975): 1. dominante Hand und Unterarm, 2. dominanter Oberarm, 3. nichtdominante Hand und Unterarm, 4. nichtdominanter Oberarm, 5. Stirn, 6. obere Wangenpartie und Nase, 7. untere Wangenpartie und Nase, 8. Nacken und Hals, 9. Brust, Schultern und obere Rückenpartie, 10. Bauchmuskulatur, 11. dominanter Oberschenkel, 12. dominanter Unterschenkel, 13. dominanter Fuß, 14. nichtdominanter Oberschenkel, 15. nichtdominanter Unterschenkel, 16. nichtdominanter Fuß.

Dabei kann der Therapeut selbst oder mit Hilfe eines Videofilms dem Klienten demonstrieren, wie diese 16 Muskelgruppen anzuspannen sind. Danach wird der Patient aufgefordert, sich jeweils auf die vom Therapeuten genannte Muskelgruppe zu konzentrieren und diese auf Anweisung des Therapeuten anzuspannen. Die Spannung soll zwischen 5–7 s angehalten werden und erst auf Anweisung des Therapeuten wieder gelockert werden.

Der Patient wird aufgefordert sich während der Muskelentspannung auf die entsprechende Muskelgruppe voll zu konzentrieren und den Unterschied zwischen Anspannung und Entspannung deutlich wahrzunehmen. Für die Wahrnehmung der Entspannung sollten etwa 45–60 s aufgewandt werden. Diese Zeit kann der Therapeut nutzen, um durch leicht suggestive Bemerkungen die Entspannung zu vertiefen, z. B. „Diese Muskeln entspannen sich jetzt immer mehr"; „Arme und Hände sind jetzt völlig entspannt"; „Beachten Sie, wie langsam und gleichmäßig Sie atmen".

Wenn alle Muskelgruppen entspannt sind, sollte der Patient noch 1–2 min in dem Zustand tiefer Entspannung belassen werden. Zur Beendigung der Sitzung zählt der Therapeut von „4" abwärts. Bei „4" soll der Patient Füße und Beine, bei „3" Arme und Hände, bei „2" Kopf und Hals bewegen und bei „1" schließlich soll er seine Augen öffnen. Nach der Entspannungssitzung sollte der Therapeut mit dem Patienten ausführlich die während der Entspannungssitzung gemachten Erfahrungen und evtl. aufgetretene Schwierigkeiten besprechen sowie den Patienten auf die Wichtigkeit der regelmäßigen täglichen Übung hinweisen (möglichst 2mal pro Tag mit einem Abstand von mindestens 3 h). Es empfiehlt sich dabei, dem

Klienten anfangs eine vom Therapeuten besprochene Kassette bzw. eine im Buchhandel erhältliche Kassette (z. B. Echelmayer u. Zimmer 1981) zum Üben nach Hause mitzugeben. Mit der Zeit sollte der Patient immer weniger auf das Hilfsmittel Kassette zurückgreifen und die PR selbständig zu Hause durchführen. Ferner sollte der Patient nach jeder Entspannungssitzung protokollieren, wie entspannt er sich nach der Entspannung fühlte oder ob Schwierigkeiten auftraten.

Tritt selbst nach mehreren Sitzungen noch keine Entspannung ein, können zur Einleitung der Entspannung unterstützende Maßnahmen, wie etwa Biofeedback (s. Abschn. 7) oder eine Hypnosesitzung (s. Abschn. 6) versucht werden.

5.4.2 Autogenes Training (AT)

Die äußeren Bedingungen des AT entsprechen denen der PR. Auch hier ist es entscheidend, daß der Patient anfangs ausführlich über Zweck, Wesen und Ziel des AT informiert wird. Wichtig ist, den Übenden darauf hinzuweisen, daß Erlebnisse wie Schwere, Wärme etc. nicht willentlich herbeigezwungen werden können, sondern daß sich diese Köperempfindungen von ganz alleine einstellen, wenn der Patient seine Aufmerksamkeit geduldig, passiv und ohne jeden Leistungsdruck auf den Inhalt der jeweiligen Formel richtet. Diese Haltung ist oft nicht ohne weiteres zu erreichen und bisweilen „gehört großes Geschick, Talent und Geduld des Übungsleiters dazu, dem Übenden immer wieder einzuprägen, daß man Autogenes Training nicht mit willentlichem Einsatz erreicht, sondern nur durch die Vorstellung des Geschehenlassens, des Kommenlassens, des Abwartenkönnens" (Binder 1979). Bei Schwierigkeiten hier ist manchmal der Pendelversuch von Chevreul hilfreich (s. Schultz 1980, S. 10; Langen 1981, S. 18). Geübt wird entweder im Liegen, in angelehnter Sitzhaltung oder in der sog. „Droschkenkutscherhaltung".

In mindestens 6 Sitzungen wird dann pro Sitzung eine Übung der Grundstufe des AT behandelt. In jeder Sitzung sagt der Therapeut zunächst die jeweilige(n) Formel(n) langsam vor. Daraufhin stellt sich der Patient auf diese Formel ein und wiederholt sie innerlich („autogen") mehrmals unter Zuhilfenahme z. B. bildlicher Vorstellungen. Der Vorteil, bildliche Vorstellungen mit den verbalen Formeln zu kombinieren, liegt darin, daß dadurch eine schnellere und raschere Synchronisierung der Hirnaktivität der beiden Hemisphären erreicht wird. Danach stellt der Übende sich innerlich auf die Vorstellung „Ich bin ganz ruhig" ein, wobei hier wiederum die Koppelung an ein visuelles „Ruhebild" vorteilhaft ist. Am Ende jedes Übungsdurchganges erfolgt das Zurücknehmen. Dabei

soll sich der Übende innerlich folgende 3 Kommandos geben: „Arme fest!" (dabei werden beide Arme mehrmals energisch gestreckt und gebeugt); „Tief atmen!"; „Augen auf!".
Der Wortlaut der einzelnen Formeln nach Schultz ist dabei:
1. *Schwere*übung: „Der rechte (linke) Arm ist ganz schwer" (ist nach mehreren Übungstagen das Schweregefühl in beiden Armen deutlich, soll die Formel in „Arme schwer" bzw. „beide Arme schwer" abgeändert werden; sobald die Schwere auch auf die Beine generalisiert ist, lautet der Wortlaut: „Arme und Beine sind ganz schwer" bzw. nach ausreichender Beherrschung der ersten Übung genügt allein das Wort „Schwere").
2. *Wärme*erlebnis: „Der rechte (linke) Arm ist ganz warm" (mit zunehmender Beherrschung wird der Wortlaut analog zur Schwereübung modifiziert).
3. *Herz*regulierung: „Herz schlägt ruhig und kräftig"; alternativ: „Herz schlägt ruhig und regelmäßig".
4. *Atem*einstellung: „Atmung ruhig – es atmet mich" (bzw. „es atmet in mir").
5. Regulierung der *Bauch*organe („Sonnengeflecht"): „Sonnengeflecht strömend warm"; alternativ (nach einem Vorschlag von Krapf): „Leib warm" bzw. „Leib strömend warm".
6. Einstellung des *Kopf*gebietes: „Stirn angenehm kühl"; bei Kopfschmerzpatienten empfiehlt Schultz „Stirn angenehm und ein wenig kühl".

In jeder Therapiesitzung wird jede Übung 2mal geübt, wobei bei den fortgeschrittenen Übungen alle vorausgegangenen Übungen eingeschlossen werden. Nach dem ersten Durchgang wird ausführlich das in der Übung Erlebte besprochen und auf eventuelle Schwierigkeiten eingegangen. Die Dauer der Übungen beträgt zwischen 1–2 min für die Schwereübung, bis ca. 4–5 min für alle 6 Übungen zusammen. In jeder Sitzung wird der Patient ausführlich darauf hingewiesen, daß für den Erfolg des AT ein tägliches Üben (minimal einmal, besser 2- bis 3mal) absolut erforderlich ist. Um den Therapieverlauf besser kontrollieren zu können, empfiehlt es sich, daß der Patient über seine täglichen Übungen Protokoll führt.

Erfahrungsgemäß beherrschen die meisten Patienten – regelmäßiges Training vorausgesetzt – eine Übung in 6–10 Tagen. Ist das AT Bestandteil eines Breitbandtherapieverfahrens (wie z.B. Schmerzimmunisierungstraining, s. Abschn. 11), kann das Vorgehen individueller auf das Tempo des einzelnen Patienten abgestimmt werden.

Wenn die 6 Grundübungen des AT beherrscht werden, empfiehlt es sich in den meisten Fällen, Elemente der sog. Oberstufe des AT einzubauen.

Hierbei bieten sich v.a. die sog. „wandspruchartigen Leitsätze" (Langen 1981) an. Die Formulierung dieser autosuggestiv wirkenden Formeln sollte möglichst spezifisch auf den einzelnen Patienten zugeschnitten sein. Dabei ist aber immer zu beachten, daß a) nur positive Begriffe verwendet werden und b) der Wortlaut knapp, einfach, rhythmisch und monoton ist. Lerntheoretisch lassen sich die formelhaften Vorsätze als eine spezielle Form einer (verbalen) Gegenkonditionierung verstehen. Beispiele solcher Leitsätze sind z.B. bei rechtseitigem Migränekopfschmerz „Die rechte Stirn bleibt angenehm kühl"; „Stirn und Kopf gelöst und frei"; bei Phantom- und Stumpfschmerzen z.B. „Stumpf und Bein sind angenehm kühl". Haring (1979) setzte bei einem Patienten, der regelmäßig morgens mit starken Kopfschmerzen erwachte folgende Formulierung erfolgreich ein: „Ich erwache frisch und klar". Es entspricht ganz dem Prinzip möglichst nur positive Begriffe zu verwenden, daß in all diesen Beispielen das Wort „Schmerz" nie vorkommt.

Das AT kann auch in Gruppenform durchgeführt werden (s. hierzu Krapf 1980).

5.5 Erfolgskriterien

Die physiologische Wirkung von Entspannungsverfahren kann mit einer Reihe objektiver psychophysiologischer Parameter, wie EMG-, GSR-, EKG- und EEG-Veränderungen überprüft werden. Für die Praxis sind diese Verfahren jedoch in der Regel zu aufwendig. Beim AT kann besonders der Erfolg der Wärmeübung mit einem speziellen Thermoelement-Thermometer überprüft werden. Die analgetische Wirkung des AT kann nach Schultz durch Suggestion einer leichten Kühle und der Formel „Haut schmerzt nicht" mit daran anschließendem „Stecknadeltest" überprüft werden. Für die Routine ist es ausreichend, anhand täglicher oder stündlicher Schmerzbeurteilungsskalen und/oder des Medikamentenverbrauchs den Erfolg eines Entspannungsverfahrens auf die Schmerzproblematik abzuschätzen.

5.6 Grad der empirischen Absicherung und Bewertung

Luthe (1969/70) liefert eine beeindruckende Fülle von Berichten, meist Einzelfallstudien, über positive Wirkungen des AT bei verschiedensten Schmerzzuständen. Sasaki (1967) und Suzuki (1967) konnten Schmerzerlebnisse infolge von Immobilisation, Spasmen und Krämpfen erfolgreich durch AT reduzieren. Bergouignan u. Demangeat (1960) erreichten durch AT eine Verringerung von Schmerzen, die durch lokale Blutstauungen oder zirkulatorische Dysfunktionen in den Extremitäten bedingt waren. Bei chronischen Schmerzen berichtete Lassner (1968) von Erfolgen durch das AT. Thomas (1969) berichtet von positiven Ergebnissen bei Kopf-, Stumpf- und Phantomschmerzen. Der Wirkmechanismus dürfte dabei v. a. in einer Stabilisierung des sympathisch-parasympathischen Gleichgewichts sowie in der Reduktion der motivational-affektiven Komponente des Schmerzes beruhen. Die Wirkung der PR wurde in einer Reihe gut kontrollierter Studien zusammengefaßt. In einer Zusammenfassung kommen Turk et al. (1982) zu dem Schluß, daß Entspannungsverfahren anderen Behandlungsformen (z. B. auch Biofeedback) bei chronischem Schmerz überlegen sind bzw. eine wichtige Komponente bei jeder Schmerztherapie darstellen. Kröner u. Heiss (1982) konnten in einer neueren Untersuchung signifikante Verbesserungen sowohl durch AT, als auch durch PR bei chronischen Kopfschmerzpatienten (Migräne und Spannungskopfschmerz) nachweisen. Zwischen beiden Verfahren zeigte sich kein signifikanter Unterschied, was auch den Ergebnissen einer neueren Studie von Shapiro u. Lehrer (1980) entspricht. Da viele Patienten bei starken Schmerzzuständen jedoch große Schwierigkeiten haben, sich passiv den Formeln des AT zu überlassen, sollten diese Patienten zuerst in die PR eingearbeitet werden und erst nach Beherrschen dieser Technik ggf. zum AT übergehen.

6 Hypnose

6.1 Allgemeine Beschreibung

Hypnose gehört zu den ältesten psychotherapeutischen Behandlungsverfahren bei akuten und chronischen Schmerzen. Daß Hypnose heute dennoch vergleichsweise selten bei der Behandlung von akuten oder chronischen Schmerzen angewandt wird, dürfte hauptsächlich an folgenden Umständen liegen:

1. Zeitgleich mit dem Beginn einer wissenschaftlichen, medizinischen Hypnose gelang die Entdeckung verschiedener chemischer Narkosemittel, wie Chloroform und Äther, die die Hypnose als anästhetisches Verfahren in den Hintergrund drängten.
2. Freud, der nach seinem Studium der Hypnose bei Charcot und Bernheim in Frankreich die Hypnose lange Zeit intensiv einsetzte, lehnte diese später als „zudeckendes Verfahren" ab. Diese ablehnende Haltung verhinderte eine vermehrte Anwendung der Hypnose innerhalb der Psychiatrie und Psychotherapie, da diese bis in die 60er Jahre stark unter dem Einfluß der Psychoanalyse standen.

3. Die Vorführung von Hypnose auf Jahrmärkten, Varietés und im Fernsehen machte dieses Verfahren vielen Personen, v.a. Medizinern, äußerst suspekt.

Zahlreiche experimentalpsychologische (Hilgard 1978; Barber, 1969) und klinische Studien (Hilgard u. Hilgard 1975; Erickson u. Rossi 1981; Orne 1980; Schultz 1965; Langen 1972, 1978; Finer 1980) haben die Hypnose wieder rehabilitiert und wissenschaftlich nachgewiesen, daß sie gerade im Kontext Schmerz unter bestimmten Umständen zu den wirksamsten Methoden zählt. Trotz der Vielzahl der vorliegenden experimentellen Arbeiten wissen wir aber „immer noch nicht, was Hypnose eigentlich genau ist" (Langen 1978, S. 2144). Insbesondere um die Frage, ob die unter Hypnose beobachtbaren Phänomene die Folge eines speziellen, andersartigen Zustand des ZNS sind (sog. „Statetheorie"; Hauptvertreter Hilgard) oder nur Reaktionen eines normal funktionierenden Organismus auf ungewöhnliche Bedingungen von Motivation, Aufmerksamkeit, Erwartungen und Einstellungen, zu deren Erreichen nicht unbedingt eine hypnotische Induktion erforderlich ist (Barber), entzündete sich eine heftige Diskussion. Unter einer neuropsychologischen Betrachtungsweise ist dieser Streit allerdings ein rein semantisches Problem und inhaltlich ohne Sinn, da ungewöhnliche Bedingungen z.B. von Motivation und Aufmerksamkeit ja letztendlich nichts anderes widerspiegeln als eine ungewöhnliche Aktivierung innerhalb des ZNS. Nach der Definition der Britischen Medizinischen Gesellschaft ist „Hypnose ein temporärer Zustand veränderter Aufmerksamkeit, der durch eine andere Person hervorgerufen wird. In diesem Zustand treten spontan oder aufgrund verbaler oder anderer Reize verschiedene Phänomene auf wie Veränderung des Bewußtseins, Gedächtnisses, erhöhte Empfänglichkeit gegenüber Suggestionen, die ungewohnt sind und normalerweise nicht auftreten. Weitere Phänomene, wie Anästhesie, Bewegungseinschränkung, muskuläre Anspannung und vasomotorische Veränderungen, können während des hypnotischen Zustands auftreten und wieder verschwinden" (Collison 1979, S.79). Langen (1978) betont v.a. den Aspekt der durch die Hypnose erzielten trophotropen vegetativen Umschaltung. Im folgenden Abschnitt beschränkt sich die Verwendung des Begriffs Hypnose auf die sog. „Heterohypnose", die durch einen Therapeuten durchgeführt wird. Der Übergang zwischen fremdinduzierter „Heterohypnose" und selbstinduzierter „Autohypnose" ist fließend und nicht streng zu trennen, d.h. daß zwischen Hypnose und z.B. dem autogenen Training – v.a. der Oberstufe – große Gemeinsamkeiten bestehen.

6.2 Indikation

Eine Indikation zur Hypnose hängt in erster Linie davon ab, ob und in welchem Ausmaß ein Patient auf hypnotische Suggestionen anspricht. Eine Hypnose ist generell um so angezeigter, je akuter die Störung ist und je schneller eine Hilfestellung nötig ist. Bei der Indikation sollte aber grundsätzlich überlegt werden, ob zur Erreichung nicht auch ein aktiv-autohypnoides Verfahren (z. B. autogenes Training, progressive Muskelentspannung) genauso gut geeignet ist. Nach Leuner u. Schroeter (1975) ist Hypnose immer dann angezeigt, wenn Leistungen gefordert werden, die durch das autogene Training nicht zu erreichen sind, wie z. B. Analgesie bei schwersten Schmerzzuständen. Als spezielle Indikation bei chronischen Schmerzzuständen gelten die Trigeminusneuralgie, die Kausalgie (Langen 1972) und Phantom- und Stumpfschmerzen. Daneben ist Hypnose indiziert, wenn eine Analgetikaabhängigkeit vorliegt oder droht, bei Nichtverfügbarkeit von Schmerzmitteln (Unfall, Krisenzeiten) sowie bei Unverträglichkeitserscheinungen gegenüber schmerzstillenden Mitteln.

6.3 Kontraindikation

Nach Langen (1978, S. 2155) ist die Hypnose bei allen endogenen und den meisten exogenen Psychosen kontraindiziert. Dies gilt v. a. für den schizophrenen Formenkreis, für den negative Berichte bei der Anwendung von Hypnose vorliegen (Wellisch 1981). Eine relative Kontraindikation liegt bei einer ausgeprägten Tendenz zu Abhängigkeit und Passivität vor. Doch kann hierbei durch Betonung der Eigenverantwortlichkeit und der Selbstkontrolle dem oft entgegengetreten werden. Ebenfalls eine bedingte Kontraindikation besteht bei starken Vorbehalten oder Ängsten gegenüber der Hypnose, insbesondere wenn ein Patient glaubt, daß ihm durch die Hypnose ein fremder Wille aufgezwungen wird oder er Gefahr läuft, Dinge zu sagen, die er im Wachzustand nicht mitteilen würde. Meistens kann eine solche negative Einstellung durch ein verständnisvolles, aufklärendes Vorgehen und/oder gezielte kognitiv-verhaltenstherapeutische Interventionen modifiziert werden.

6.4 Technische Durchführung

Die einzelnen Schritte der Durchführung einer Hypnose hängen z. T. von situativen Momenten ab. So unterscheidet sich eine Notfallhypnose in mancher Hinsicht von einer zeitlich vorgeplanten Hypnose. Im folgenden wird nur auf letztere Bezug genommen. Selbst wenn eine Hypnose nur diagnostisch verwendet wird, um den Grad der hypnotischen Suggestibilität in Erfahrung zu bringen, sollte vor Beginn der hypnotischen Arbeit eine ausführliche Aufklärung stehen, um eventuelle Fehlvorstellungen und Befürchtungen zu beseitigen. Der Grad der Suggestibilität kann entweder durch einen psychometrischen (Aas 1962) oder einen psychomotorischen Test bestimmt werden, z. B. dem Chevreul-Pendelversuch bzw. den sog. Fallversuch, bei der man den Patienten auffordert, sich bei geschlossenen Augen nach hinten fallen zu lassen. Da eine Tendenz, sich nach hinten fallen zu lassen, durch eine entsprechende Bewegung nach vorne, kompensiert wird, ist das Ausmaß der Körperschwankungen ein guter Indikator für die Suggestibilität. Die objektivsten Angaben über den Grad der hypnotischen Suggestibilität erhält man mit den standardisierten Stanford-Skalen zur Erfassung der hypnotischen Suggestibilität (Weitzenhoffer u. Hilgard 1959, 1962), die auch in deutscher Fassung vorliegen (Halder et al. 1972; Halder 1976). Hierbei werden in einer Probehypnose verschiedene Aufgaben, wie Armlevitation, Induktion eines Traums, Altersregression, posthypnotische Suggestion, Amnesie etx. suggeriert und das Ausmaß der Befolgung dieser Suggestionen nach vorgegebenen Kriterien bewertet. Nach diesen standardisierten Skalen besitzen ca. 30% der Bevölkerung eine geringe Empfänglichkeit für hypnotische Suggestionen, ca 40% eine mittlere und 30% eine hohe (Hilgard 1980).

Für die räumlichen Voraussetzungen gilt dasselbe wie unter 5.4.1. Langen (1972) empfiehlt als Termin für die erste Hypnosesitzung den späten Nachmittag zu wählen, da eine leichte Müdigkeit die Hypnoseinduktion am Anfang erleichtere. In der ersten Sitzung sollte dabei nur eine sog. „Leerhypnose" – darunter versteht man eine Hypnose ohne spezifische Suggestionen – durchgeführt werden. Zur Induktion einer Hypnose gibt es eine Vielzahl von Techniken (s. Langen 1972, 1978; Kline 1982), die aber alle auf einer Kombination von Verbalsuggestionen und einer gezielten Aufmerksamkeitslenkung auf sensorische Reize beruhen. Zu den häufigsten Verfahren zählen die Fixationsmethode und die Farbkontrastmethode. Bei der Fixationsmethode fixiert der Patient bei konvergenter Augenhaltung z. B. die Fingerspitze des Therapeuten oder eine bestimmte Stelle seines Handrückens. Das Objekt, das fixiert wird, soll sich entweder etwas ober- oder unterhalb der Augenachse befinden. Die Verwendung von glänzenden Gegenständen (Metallkugel, Bleistiftspitze) sollte vermieden werden, da dies die Gefahr von ungewollten Spontanhypnosen (z. B. beim Autofahren) birgt. Als Richtschnur für den Wortlaut der Verbalsuggestionen zur Induktion einer Hypnose kann folgendes Vorgehen nach Langen (1972) dienen: „Nachdem wir uns über das Wesen einer derartigen Ruhebehandlung unterhalten haben, Ihre Vorstellungen darüber kennen, und Sie wissen, daß es für Sie nur darauf ankommt, sich führen zu lassen, können wir mit der Behandlung beginnen. Bitte legen Sie sich bequem auf das Sofa, dann decke ich Sie etwas zu und nun sehen Sie fest und starr auf meine Fingerspitze, ganz fest und starr, und hören mir zu, was ich zu Ihnen spreche. So ist es gut. Sie sehen ganz fest und starr auf die Fingerspitze, ganz fest und starr. Sie sehen die Fingerspitze scharf an. Sie hören mir ruhig zu und sehen unverwandt und starr auf die Fingerspitze, ganz fest und starr..." Diese Sätze werden solange wiederholt, bis sich die Pupillen des Patienten etwas erweitern. Der Therapeut fährt dann fort: „Die Fingerspitze wird immer unschärfer und unschärfer, es gelingt Ihnen immer schlechter, die Fingerspitze scharf zu sehen, sie verschwimmt Ihnen immer mehr und mehr vor den Augen, Sie können die Fingerspitze nicht mehr scharf ansehen, Sie sehen die Fingerspitze doppelt, unscharf, doppelt...". Sobald der Therapeut sieht, wie die Bulbi der Augen zu glänzen beginnen nützt er diese physiologische Veränderung aus: „Und während Sie so daliegen, angenehm dösig und entspannt bemerken Sie, wie die Augen anfangen zu brennen. Sie spüren deutlich das Brennen der Augen. Sie sehen die unscharf gewordene Fingerspitze unverwandt an, sind angenehm dösig und müde..." Diese Sätze werden solange wiederholt, bis der Therapeut ein Vibrieren der Augenlider beobachtet. Darauf fährt der Therapeut folgendermaßen fort: „Während Sie unverwandt auf die verschwommene Fingerspitze sehen und das Brennen der Augenlider spüren, werden die Augenlider immer schwerer. Sie spüren ein zunehmendes Gefühl der Dösigkeit und Müdigkeit. Der Schwere der Augenlider folgen Sie und lassen die Lider wie von alleine der Schwere nach zufallen, Sie lassen sie einfach zufallen. Sie folgen der Schwere der Augen und lassen Sie einfach zufallen, fallen und schließen die Augen. (Falls der Augenschluß noch nicht erfolgte, kann man die Anweisung dazu geben: ‚Schließen Sie jetzt die Augen')... Sie hören mich weiter zu Ihnen sprechen, Sie sind dösig und müde und schläfrig. Mit jedem Atemzug werden Sie müder, ganz angenehm müde und schläfrig, und schläfrig, angenehm gelöst und entspannt. Die Glieder werden immer gelöster, entspannter und schwerer. Beide Arme und Beine werden ganz schwer, ganz schwer und warm. Wenn ich den rechten Arm hebe, fällt er wie leblos auf die Decke herunter, so schwer ist er geworden..." An dieser Stelle hebt der Therapeut den Arm hoch und läßt ihn plötzlich fallen. Mit diesem Test kann er sich ein Bild über das Ausmaß der Realisation der Suggestion machen. Zur Vertiefung der Leerhypnose wird dann mit Suggestionen der Immobilisation, Levitation und Katalepsie fortgefahren (Einzelheiten s. Langen 1972). Wie beim autogenen Training ist es bei der Hypnose sehr wichtig, diese wieder zurückzunehmen. Hier kann, wieder in Anlehnung an Langen (1972), folgendermaßen vorgegangen werden: „Wir werden jetzt den angenehmen

Ruhezustand beenden, nach welchem Sie sich erfrischt fühlen wie nach einem tiefen, erholsamen Schlaf. Wenn ich bis sechs zähle, sind Sie frisch und wach und öffnen die Augen. Bei eins kommt die Kraft in beide Beine. Bei zwei kommt die Kraft in beide Arme, beide Arme und Beine gehorchen nun wieder ganz Ihrem Willen. Bei drei geht der Atem tiefer ein und aus, ein – und aus. Bei vier Arme fest, kräftig bewegen wie ein Mensch, der aus einem tiefen Schlaf erwacht. Bei fünf sind Sie angenehm erfrischt, erholt und wach, angenehm erfrischt, erholt und wach wie nach einem tiefen erholsamen Schlaf. Bei sechs sind sie frisch und wach und öffnen die Augen."

Bei lange bestehenden chronischen Schmerzen empfiehlt Langen eine Kombination aus Neuroleptikabehandlung und Hypnose. Dabei soll auf dem Höhepunkt der Medikationswirkung (nach 3–4 Tagen) mit einer kurzen Leerhypnose begonnen werden, deren Dauer langsam bis auf eine Stunde gesteigert wird. Wenn sich die Hypnose eingespielt hat, soll die Medikation wieder reduziert werden und therapeutische Suggestionen in die Hypnose eingebaut werden. Für die Formulierung der therapeutischen Suggestionen gelten im wesentlichen dieselben Gesichtspunkte wie die beim autogenen Training unter 5.4.2 genannten. Da Suggestionen sofortiger völliger Schmerzfreiheit nur bei einigen wenigen Patienten wirksam sind, sollten in der Regel Suggestionen zu einer allmählichen Schmerzminderung verwendet werden. Bei Trigeminusneuralgie z. B. schlägt Stokvis folgende Suggestion vor: „In diesem Zustand der Ruhe werden Sie gegen Schmerzen unempfindlicher: Sie werden geradezu dagegen gefeit werden und die Schmerzen immer weniger bewußt empfinden. Als Folge dieser Behandlung werden Sie feststellen, wie Sie immer weniger Beschwerden bekommen und wie Sie gesund werden" (Stokvis 1965, S. 59). Oft ist es ratsam eine Anästhesiesuggestion an einer Körperstelle zu geben, die nicht schmerzt, um nach gutem Gelingen dieser Suggestion diese Betäubung auf die schmerzende Körperregion zu übertragen. Kroger (1963) schildert ein solches Vorgehen: „Indem ich diese Hand streiche, beginnt sie starr, taub, schwer und holzähnlich zu werden. Wenn Sie sicher sind, daß diese Hand taub geworden ist, so, wie es das Zahnfleisch wäre, nachdem Ihr Zahnarzt Ihnen Procain injiziert hat, werden Sie diese Taubheit auf Ihr Gesicht übertragen. Mit jeder Bewegung Ihrer Hand auf Ihr Gesicht zu wird dieses tauber und holzähnlicher sein ... Wenn sie das Gesicht berührt, pressen Sie Ihre Handfläche dicht auf Ihr Gesicht ..., und wenn Sie gewiß sind, daß diese Taubheit von Ihrer Hand auf Ihr Gesicht übergegangen ist, lassen Sie Ihre Hand und Ihren Arm fallen. Sie können genau fühlen, wie die Taubheit von Ihrer Hand auf Ihr Gesicht übergeht. Nun nachdem Sie sicher sind, daß der Bezirk auf Ihrem Gesicht taub ist,

können Sie Ihre Hand fortnehmen. Sie wird sich normal anfühlen, aber Ihr Gesicht wird betäubt sein!" (Kroger, 1963, S. 197).
Alternativ können Ersatz durch andere Sensationen (z. B. Kälte, Wärme) oder zeitliche und/oder körperliche Dissoziationen oder emotionale Distanzierung suggeriert werden. Für letzteres hat Schultz (1957) den Begriff „hypnotische Leukotomie" geprägt und folgenden Wortlaut vorgeschlagen: „Keinerlei Reiz, so intensiv er auch ist, kann Sie irgendwie stören. Sie werden den Schmerz als Empfindung wahrnehmen, aber diese Empfindung wird Sie weder stören noch aufregen noch verletzen noch seelisch quälen" (Schultz 1957, S. 380). An jede Hypnose sollte sich ein ausführliches Gespräch mit dem Patienten anschließen.

6.5 Erfolgskriterien

Neben den unter 5.5 aufgeführten Kriterien kann bei der Hypnose noch spezifisch die Tiefe der Hypnose durch Überprüfung von Immobilisation, Katalepsie etc. festgestellt werden.

6.6 Empirische Absicherung und Bewertung

6.6.1 Akuter Schmerz

Neben zahlreichen Berichten aus dem letzten Jahrhundert über schmerzlose Operationen nur unter Hypnose (Braid 1947; Esdaile, 1850) existieren auch neuere, wissenschaftlich abgesicherte Berichte über Operationen (z. B. Blinddarm, Kaiserschnitt, Herzoperation) mit Hypnose als einzigem „Anästhetikum" (vgl. Orne, 1980; Finer et al. 1973). Bei Schmerzen im Zusammenhang mit schweren Verbrennungen liegen verschiedene positive Studien über den Erfolg von Hypnose vor (Crasilneck et al. 1955; Crasilneck u. Hall 1975). Ewin (1979) berichtete, daß er bei der Anwendung hypnotischer Techniken innerhalb der ersten 2 h nicht nur eine deutliche Schmerzerleichterung erzielte, sondern die bei schweren Verbrennungen üblichen Folgen, wie Enzündungsreaktion, Absterben des Gewebes mit der daraus resultierenden Notwendigkeit von Hauttransplantationen, verhindern konnte. Die abgesichertsten Ergebnisse über die analgetische Wirkungen von Hypnose bei akuten Schmerzen stammen aus der Zahnheilkunde und der Geburtshilfe. In zahlreichen kontrollierten Studien mit verschiedenen Vergleichsgruppen und einer teilweise beeindruckenden Stichprobengröße (z. B. 1000 Frauen in der Studie von August 1961) konnten starke analgetische Effekte nachgewiesen werden (für weitere Einzelheiten s. Hilgard u. Hilgard 1975).

6.6.2 Chronischer Schmerz

Harding (1967) erzielte bei 90 Patienten (26 Männern, 64 Frauen) mit chronischen, unerträglichen Migräneschmerzen mit sehr wenigen Sitzungen (zwischen 4 und 7 Sitzungen von jeweils 30 min Dauer) Erfolge, die insbesondere hinsichtlich des Langzeiterfolgs bemerkenswert sind: Nach Nachuntersuchungen zwischen 6 und 8 Jahren, waren 34 Personen (38%) völlig schmerzfrei; 29 Personen (32%) berichteten von beträchtlicher Reduktion der Schmerzen; die restlichen 27 Personen (30%) waren zum Zeitpunkt der Nachuntersuchung entweder nicht mehr auffindbar oder berichteten von keiner Besserung. Der Autor hat inzwischen weitere ca. 200 Personen behandelt, ohne daß sich die Erfolgsrate wesentlich änderte. Für die Zuverlässigkeit dieser Zahlen spricht auch eine neuere Untersuchung von Damsbo (1979), der bei 41 (31%) von 132 Kopfschmerzpatienten einen völligen Rückgang der Symptome erreichte und bei 48 (36%) eine deutliche Verbesserung.

Ebenfalls überzeugende empirische Befunde liegen bei der Behandlung von Phantomschmerzen mit Hypnose vor. Cedercreutz u. Uusitalo (1967) behandelten über 100 Fälle von Phantomschmerzen erfolgreich mit Hypnose. Die Autoren schlußfolgern aus diesen Ergebnissen, „daß Hypnose am Beginn jeder Therapie von Phantomschmerz versucht werden sollte." Elton et al. (1979) verglichen in einer der gut kontrollierten Studie die Effekte von Hypnose, EMG-Biofeedback, Placebo und des interaktionalen Ansatzes in der Art von Sternbach (s. Abschn. 9). An dieser Studie nahmen 50 Patienten mit chronischen Schmerzen (u.a. Spannungskopfschmerz, Migräne, Arthritis, Bauchschmerz, Kausalgie, Phantomschmerz) teil, die die jeweiligen Behandlungsgruppen per Zufall zugewiesen wurden. Der Schweregrad der Störung kann daran ermessen werden, daß die wöchentliche Schmerzdauer vor der Therapie im Durchschnitt zwischen 90 und 120 h lag; der Medikamentenverbrauch betrug zwischen 60 und 90 Tabletten pro Woche und die subjektive Schmerzeinschätzung auf einer Visuell-Analogskala (0–10) um 9 herum lag. Unter Berücksichtigung aller 3 Erfolgskriterien (subjektive Schmerzeinschätzung, Schmerzdauer und Medikamentenverbrauch) schnitt die Hypnosegruppe am besten ab, und zwar reduzierte sich bei ihr die subjektive Schmerzeinschätzung um 89%, die Schmerzdauer um 72% und die Medikamenteneinnahme um 81%. Bemerkenswert an den Ergebnissen von Elton et al. ist vor allem, daß die Hypnosegruppe im Kriterium „Schmerzdauer" allen anderen Verfahren weit überlegen war (72% Reduktion im Vergleich zu 37% beim Biofeedback, 22% bei der Interaktionsgruppe und 9% bei der Placebogruppe). Das Ergebnis einer Nachuntersuchung nach 3 Jahren zeigte, daß die Therapieerfolge in den meisten Fällen stabil blieben. Melzack u. Perry (1975) verglichen in einer ähnlichen Studie die Wirksamkeit von Hypnose allein (n = 6), α-Feedback (n = 6) und einer Kombination aus beiden Verfahren (n = 12). Die Gruppen, die das kombinierte Biofeedback- und Hypnosetraining oder das Hypnosetraining allein erhielten, zeigten bei Therapieende eine beträchtliche Abnahme ihrer Schmerzen im Vergleich zur Baselinebedingung. Patienten, die das α-Training allein erhielten, zeigten praktisch keine Veränderung ihrer Schmerzen.

Von 73 Krebspatienten, denen Cangello (1962) unter Hypnose Schmerzanalgesie suggerierte, erzielten 30 (41%) einen sehr guten Erfolg, 20 (27%) einen guten, 14 (19%) einen befriedigenden Erfolg und nur bei 9 (13%) war der Erfolg gering. Zwar korrelierte der Therapieerfolg mit dem Ausmaß der Suggestibilität, aber selbst die Patienten, die weniger suggestibel waren, erzielten in 50% der Fälle eine wesentliche Erleichterung durch die Hypnosebehandlung. Von den 73 Patienten dieser Studie, hatten 22 so starke Schmerzen, daß sie 4stündlich ein starkes Narkotikum erhielten. Bei 14 (66%) dieser Fälle reduzierte sich der Narkotikaverbrauch nach der Hypnotherapie um 50% oder mehr.

7 Biofeedback

7.1 Allgemeine Beschreibung

Neben den verschiedenen Geräten zur transkutanen Nervenstimulation und zur Elektro- bzw. Laserakupunktur werben neuerdings immer mehr Firmen auch für den Einsatz verschiedener Biofeedbackgeräte bei der Behandlung von Schmerzzuständen. Dabei wurden und werden, unterstützt von übertriebenen Erfolgsberichten in den Medien sowie einer Reihe wissenschaftlich problematischer Publikationen, bei Therapeuten und Patienten Erwartungen geweckt, die dem Stand der Forschung nicht entsprechen.

Biofeedback entstand Mitte der 60er Jahre, als eine Reihe von Laborexperimenten den Nachweis erbrachten, daß sowohl autonome Reaktionen (z. B. Herzfrequenz, Blutdruck, vasomotorische Reaktionen in der Peripherie und im Körperinnern, Menge der Urinausscheidung durch die Niere, Ausmaß der Speichelsekretion und Darmkontraktion) als auch EEG-Muster durch operante Konditionierung (d. h. durch kontingente Belohnung bzw. Bestrafung einer physiologischen Reaktion) verändert werden können (Miller et al. 1975). Bis dahin war die Lehrmeinung, daß diese nur der klassischen (respondenten bzw. Pawlowschen) Konditionierung zugänglich seien und nur willkürliche Reaktionen, die über die quergestreifte Muskulatur laufen, durch operante Konditionierung verändert werden könnten, vorherrschend. Für viele klinische Forscher war es daher naheliegend, daß „die operante Kontrolle ausgewählter autonomer Reaktionen ein wirksames Werkzeug sein sollte bei der Untersuchung der Beziehungen von Physiologie und Verhalten" und „daß die operante Konditionierung autonomer Prozesse hilfreich bei der Therapie solcher Zustände sein könnte, bei denen physiologische Prozesse von hervorstechender Bedeutung für die Symptomatik sind" (Lang et al. 1972). Damit ergaben sich neue und ungeahnte Anwendungsmöglichkeiten verhaltenspsychologischer Prinzipien auf alle Gebiete der Medizin und nicht nur, wie bisher, auf die Psychiatrie. Vor allem 2 Aspekte sind hierbei von entscheidender Wichtigkeit:

1. Die Entstehung und Aufrechterhaltung bestimmter somatischer Störungen unterliegt denselben Gesetzmäßigkeiten wie das Erlernen anderer fehlangepaßter Verhaltensweisen und kann daher auch wieder verlernt werden.
2. Es ist möglich, die undifferenzierte Totalreaktion des sympathischen Nervensystems systematisch in die gewünschte Richtung zu ändern, d.h. nicht nur das zentrale Nervensystem besitzt einen hohen Grad an Plastizität, sondern auch das autonome Nervensystem!

7.2 Indikation

Biofeedback ist v.a. bei Spannungskopfschmerz indiziert, sowie bei jenen Schmerzzuständen, die funktionell mit einer übermäßigen Verspannung der Muskulatur („Hartspann") zusammenhängen (z.B. Bruxismus); ferner bei Schmerzen im Zusammenhang mit der Raynaud-Krankheit. Bei anderen Schmerzen ist eine Indikation für Biofeedback noch nicht hinreichend gesichert oder fraglich. Hierunter fallen Migräne, chronische Rückenschmerzen, rheumatische Arthritis und temperomandibuläre Gelenkschmerzen.

Biofeedback kann darüber hinaus als unterstützende Maßnahme zum Erlernen von Entspannungstechniken eingesetzt werden, sowie bei der Desensibilisierung, um die Visualisierung einer Spannung und/oder angstauslösenden Vorstellung rechtzeitig beenden und zwischen 2 Vorstellungen rascher wieder eine genügend tiefe Entspannung erzielen zu können.

Es liegen einige, wenn auch schwache Hinweise vor, daß der Erfolg einer Biofeedbackbehandlung größer ist bei Personen mit hoher Leistungsmotivation, niedrigem Angstniveau, eher hohen Werten auf der Ich-Stärke-Skala des MMPI (Minnesota Multiphasic Personality Inventory) sowie eher „innerer Kontrolle", gemessen mit der Rotter-Skala (dieser Fragebogen mißt die Tendenz, ob eine Person Belohnung als abhängig vom eigenen Verhalten ansieht – innere Kontrolle – oder abhängig von externen Faktoren).

7.3 Kontraindikation

Empirische Befunde für eine Kontraindikation von EMG-Biofeedback bei Schmerz liegen nicht vor. Wegen der klinisch bekannten Gefahr der Verschlechterung der Symptome bei paranoiden Patienten, wenn diese über Elektroden an ein Gerät angeschlossen werden, sollte hier von einer Biofeedbackbehandlung abgesehen werden. Kontraindiziert ist das EEG-Biofeedback des Rhythmus bei Borderlinepatienten, da es eine Psychose auslösen kann (Miller 1978, S. 389). Relativ kontraindiziert ist Biofeedback bei gleichzeitiger neuroleptischer und/oder hochdosierter Behandlung mit Opiaten oder Tranquilizern, da diese eine allgemeine Beeinträchtigung der Lernfähigkeit nach sich ziehen. Da viele Biofeedbackverfahren mit einer allgemeinen Entspannungsreaktion einhergehen, können u. U. auch die bei den Entspannungsverfahren aufgeführten negativen Effekte eintreten.

7.4 Technische Durchführung

Die technische Durchführung hängt im einzelnen davon ab, welche(r) physiologische Parameter rückgemeldet werden soll(en). Als gemeinsamer Nenner können jedoch folgende Schritte gelten:

- Genaue Erklärung des Verfahrens und Beschreibung der Funktionsweise des Biofeedbackgerätes, um eventuelle Unsicherheiten und Ängste des Patienten abzubauen.
- Säubern der Hautstellen, an denen die Elektroden angelegt werden, und Befestigung der Elektroden. Anschließend wird die Impedanz gemessen. Bei ungünstigen Ergebnissen ist dieser Vorgang zu wiederholen.
- Abhängig vom Therapieplan und vom Gerätetyp werden die Art der Rückmeldung (optisch, akustisch) und spezielle technische Parameter (z. B. elektronischer Verstärkungsfaktor, Dauer eines Integrationsintervall etc.) eingestellt und protokolliert.

In der ersten Sitzung ist es hilfreich, den Patienten aufzufordern, verschiedene Strategien zur Erhöhung und Senkung der rückgemeldeten physiologischen Größe auszuprobieren, z. B. beim EMG-Feedback Anspannung und Entspannung der entsprechenden Muskeln oder abwechselnd Vorstellungen, die beruhigenden Charakter haben (Landschaft), und solchen, die unangenehm sind (z. B. Erinnerung an die letzte starke Schmerzattakke). Wichtig ist es, daß der Patient über das Biofeedbacktraining zu einer Verbesserung der eigenen differentiellen Körperwahrnehmung gelangt. Die Dauer einer Biofeedbacksitzung liegt zwischen 30 und 60 min. Der Erfolg von Biofeedback hängt entscheidend davon ab, daß der Patient täglich übt. Dazu ist es in der Regel notwendig, ihm ein tragbares Gerät nach Hause mitzugeben. Parallel dazu soll er ein alternatives Entspannungstraining (PR, AT) durchführen und dieses zunehmend anstelle der häuslichen Biofeedbackübung anwenden.

7.5 Erfolgskriterien

Erfolgskriterien beim Biofeedback sind neben der Reduktion der Schmerzen eine Veränderung der physiologischen Größe, also beim EMG-Feedback eine Reduktion des EMG, beim Temperaturfeedback eine Erhöhung der Temperaturdifferenz zwischen Handtemperatur (Erhöhung) und Kopftemperatur (Senkung).

7.6 Empirische Absicherung und Bewertung

Bei Spannungskopfschmerzen erzielten Budzynski et al. (1970, 1973) eine signifikante Reduktion der Häufigkeit, Dauer und Intensität der Schmerzen. Dieser Erfolg blieb auch nach Abschluß der Therapie stabil, wenn der Patient im Anschluß an die Therapie regelmäßig Entspannungsübungen ausführte. Tat er dies nicht, so kam es bei einem Großteil der Fälle zu Rückfallerscheinungen. Ähnliche Ergebnisse, ebenfalls bei Spannungskopfschmerzen, erzielten Wickramesekera (1972), Phillips (1977), Hutchings u. Reinking (1976). In den meisten Studien konnte auch eine direkte Korrelation zwischen Reduktion der EMG-Spannung des Frontalismuskels und Nachlassen des Kopfschmerzes nachgewiesen werden.

Bei Migräne berichteten Sargent et al. (1972, 1973) Besserungsraten zwischen 60% und 80%. Allerdings wandten die Patienten neben dem Temperaturfeedback auch das autogene Training an, so daß nicht entschieden werden kann, worauf die Therapieerfolge zurückzuführen sind. Eine Studie von Kewman (1977) machte es zumindest fraglich, daß Temperaturbiofeedback einen spezifischen Effekt ausübt. In dieser Untersuchung sollten 11 Migränepatienten die übliche Erhöhung der Handtemperatur lernen, 12 Patienten sollten die Handtemperatur senken und 11 Patienten stellten eine unbehandelte Kontrollgruppe dar. Nach Abschluß der Therapie, zeigten alle 3 Gruppen eine Abnahme der Migränehäufigkeit, ohne daß signifikante Unterschiede zwischen den Gruppen nachgewiesen werden konnten.

Von positiven Ergebnissen bei Rheumaschmerzen mit Biofeedback berichtet Wickramesekera et al. (1976). Bei anderen chronischen Schmerzzuständen war Biofeedback in der Studie von Elton et al. (1979) zwar weniger effektiv als Hypnose, aber den anderen Vergleichsgruppen (Interaktionsansatz, Placebogruppe, Kontrollgruppe) überlegen.

Zusammenfassend gibt es Hinweise für die Wirksamkeit von Biofeedbacktherapie in den Fällen, wo das rückgemeldete Biosignal in einem engen physiologischen Zusammenhang mit der Störung steht, wie es z. B. beim EMG-Biofeedback von Spannungskopfschmerzen der Fall ist. Bei der Rückmeldung der Handtemperatur bei Migräne oder beim α-Feedback zur Behandlung von Schmerzzuständen besteht kein oder bestenfalls ein äußerst spekulativer physiologischer Zusammenhang zwischen Biosignal und Störung. Dies gilt insbesondere für das Biofeedback des α-EEG, da es inzwischen Hinweise dafür gibt, daß dieser EEG-Zustand nicht unbedingt, wie ursprünglich behauptet, immer mit Entspannung und Ruhe gekoppelt ist, sondern genauso als unangenehm empfunden werden kann und daß akute oder chronische Angst nicht inkompatibel mit der verstärkten Produktion von α-Wellen sein muß (Miller 1978, S. 386). Zwei Übersichtsartikel über die Effizienz von Biofeedback bei Schmerzzuständen (Jessup et al. 1979; Turk et al. 1982) kommen übereinstimmend zu dem Ergebnis, daß Biofeedback billigeren, weniger geräteorientierten Verfahren, wie z. B. Entspannungsverfahren, autogenes Training oder kognitive Strategien, nicht überlegen ist.

8 Operanter Ansatz (Fordyce)

8.1 Allgemeine Beschreibung

Dem von Fordyce (1974, 1976) entwickelten operanten Ansatz zur Behandlung chronischer Schmerzzustände liegt die Feststellung zugrunde, daß Schmerz von einem Außenstehenden nicht unmittelbar „nachgefühlt" werden kann, sondern vom Betroffenen in spezifischer Weise „mitgeteilt" werden muß. Diese Kommunikation schließt verbale Verhaltensweisen (Klagen, Stöhnen, Forderungen an die soziale Umwelt) und nonverbale Verhaltensweisen ein (Vermeidung von Aktivität, Medikamentenkonsum, Schonhaltungen).

Basierend auf der Lerntheorie wird postuliert, daß solche Verhaltensweisen nicht nur Folge von sensorischen Schmerzempfindungen sein müssen (respondentes Schmerzverhalten), sondern ebenso durch die mit diesem Verhalten verbundenen Konsequenzen zustande kommen können (operantes Schmerzverhalten). Der operante Ansatz besagt, daß unabhängig vom Vorhandensein oder Nichtvorhandensein einer Läsion Schmerzverhalten dann gehäuft auftreten kann, wenn ihm systematisch Verstärkungen folgen (positive Konsequenzen können z. B. Anteilnahme, Erledigung von Arbeiten durch die Angehörigen des Patienten oder Vermeidung unangenehmer Aufgaben und Situationen sein). In der operanten Schmerzkonzeption steht also nicht die Therapie von Schmerz per se, sondern die Veränderung schmerzbezogenen Verhaltens im Vordergrund. Dies soll erreicht werden durch Veränderung der Schmerz aufrechterhaltenden Umweltkontingenzen (u. a. in der Familie) durch Einüben von nicht schmerzbezogenen Verhaltensweisen (gesundes Verhalten), durch eine Reduktion des Medikamentenkonsums und durch die Erhöhung des allgemeinen Aktivitätsniveaus der Patienten. Das therapeutische Fernziel ist letztlich soziale und ökonomische Reintegration der Patienten. In der Therapie wird mit standardisierten Verfahren zur Reduktion der Medikamenteneinnahme, zur graduellen Anhebung der körperlichen Aktivität, mit sozialer Verstärkung für diese Aktivität und nicht-schmerzbezogenes Verhalten (Belohnung) und mit Ignorieren der schmerzbezogenen Verhaltensweisen (d. h. Extinktion gelernten Verhaltens) gearbeitet, um den Patienten an eine Normalisierung seines Lebens heranzuführen.

8.2 Indikation

Nach Fordyce ist der operante Ansatz bei all den Patienten indiziert, deren Schmerz aufgrund fehlender oder nicht eindeutig organisch bedingter Läsionen „besser in psychologischen, d. h. operantem Lernen entsprechenden, als in medizinischen Begriffen verstanden werden kann" (Fordyce 1982).

Diese Einteilung entspricht – oberflächlich gesehen – zwar der klassischen Trennung in „psychogenen" und „somatogenen" Schmerz; allerdings werden im operanten Ansatz keinerlei Annahmen über die Ätiologie der Schmerzen gemacht, sondern nur über den Grad, in dem die Schmerzklagen des Patienten als respondent vs. operant gelten können. Daraus ergibt sich, daß zur Indikation des operanten Verfahrens 1) der Schmerzpatient Schmerzverhalten in deutlichem Ausmaß aufweisen muß und 2) Verstärker für die intendierten Verhaltensänderungen identifizierbar sein müssen. Zusätzlich zu diesen therapiespezifischen Indikationskriterien sollte gewährleistet sein, daß der Patient mit Angehörigen zusammenlebt, die eine Weiterführung der Extinktion unerwünschten bzw. der Verstärkung erwünschten Verhaltens zu Hause gewährleisten, um Behandlungseffekte über die Behandlungsphase hinaus aufrechtzuerhalten und zu vertiefen. Eine wesentliche Voraussetzung ist die Motivation des Patienten und seiner Familie zur Therapie; speziell der Patient sollte an der Lösung seines Schmerzproblems interessiert und zur Aufnahme einer Arbeit oder altersgemäßen Beschäftigung bereit sein. Im Zusammenhang mit positiven Konsequenzen des Schmerzes steht auch die Forderung, daß der Patient kein juristisches Verfahren zur Entschädigung seines Schmerzproblems anstrengen will oder eingeleitet hat. Andere Autoren, die mit Fordyces Ansatz arbeiten, sind der Meinung, daß alle medizinischen Behandlungsmodalitäten ausgeschöpft sein sollten, bevor ein Patient in die operante Therapie einbezogen wird (Anderson et al. 1977; Roberts u. Reinhardt 1980). Im Hinblick auf einen präventiven Einsatz der operanten Therapie erscheint diese Forderung aber als problematisch.

8.3 Kontraindikationen

Eine Behandlung nach dem operanten Ansatz ist dann kontraindiziert, wenn der Patient seinen Medikamentenkonsum nicht reduzieren will oder aus der Präsenz des Schmerzproblems finanziellen Nutzen zieht. Ebenfalls kontraindiziert ist die Behandlung, wenn die Medikamentenabhängigkeit primärer Natur, d.h. nicht Konsequenz des Schmerzproblems ist, wenn medizinische Probleme oder psychiatrische Störungen mit dem Behandlungskonzept interferieren und wenn der Patient eine Erhöhung der Aktivität aus medizinischen Erwägungen heraus nicht verkraften kann. Über diese therapieimmanenten Beschränkungen hinaus gibt es keine allgemeinmedizinischen Kontraindikationen für das Programm (vgl. Fordyce 1974, 1976, 1982; Roberts u. Reinhardt 1980; Anderson et al. 1977).

8.4 Technische Durchführung

Der Prototyp der rein operanten Schmerzbehandlung besteht aus einer 4- bis 8-wöchigen stationären Behandlung in einer Schmerzklinik oder einem Krankenhaus. In der Anamnese des Schmerzproblems wird eine detaillierte Verhaltensanalyse durchgeführt, in der das zeitliche Muster des Auftretens der Schmerzen (kontinuierlich vs. phasisch), die schmerzverstärkenden bzw. schmerzreduzierenden Bedingungen und die Konsequenzen des Schmerzverhaltens identifiziert werden. In dieser Analyse, die die respondente vs. operante Natur des Schmerzproblems abklären soll, werden auch positive Verstärker erkundet und die durch den Schmerz beeinträchtigten Lebensbereiche erfragt. Nicht zuletzt wird durch psychometrische Tests (z. B. MMPI) die Persönlichkeitsstruktur der Schmerzpatienten eruiert.

Nach der Entscheidung über Indikation und individuelle Ansatzpunkte für die Therapie werden der Patient und seine Familie über die Behandlungsmodalitäten informiert und auf die Notwendigkeit einer aktiven Mitarbeit hingewiesen.

Das Programm selbst bezieht sich auf 3 Bereiche der Therapie: Um den Medikamentenkonsum zu reduzieren, werden die Medikamente auf zeitkontingenter, d. h. nicht auf schmerzkontingenter Basis gegeben; der Patient bekommt seine Medikamente zu festgesetzten Zeitpunkten während des Tages und nicht der Intensität seiner Schmerzen entsprechend. Zur Reduktion der Medikation wird die sog. Cocktailmethode verwendet. Hier wird nach festgelegtem Schema der aktive Wirkstoff mit einer neutralen Substanz vermischt gegeben (Kirschsirup), wobei der Anteil der aktiven Wirkstoffe systematisch reduziert wird (Fordyce 1982).

Ein weiteres Programmziel besteht in der Steigerung körperlicher Aktivität bzw. der Reduktion der Zeit, die der Patient im Bett verbringt. Diese Behandlungskomponente ist von Bedeutung, weil die Verbesserung des physiologischen Zustands und der körperlichen Fähigkeiten mit Schmerzverhalten inkompatibel ist und als Vorbereitung auf die Reintegrationsphase gelten kann. Art und Ausmaß der täglichen Übungen werden den Fähigkeiten des Patienten entsprechend geplant, so daß jeder Patient bei den Übungen (z. B. Ergometer, Laufen, Treppensteigen) gerade an seine individuelle Belastbarkeitsgrenze stößt, ohne sie zunächst zu überschreiten. Mit zunehmendem Training werden die Anforderungen heraufgesetzt, und nach jeder Übung wird eine Ruhephase eingelegt, um Erholung und Belohnung des Patienten zu gewährleisten. Als zusätzliche Verstärker gelten die Anerkennung des Pflegepersonals und die graphische Dokumentation der zunehmenden Leistung. Entsprechend wird bei der Erhöhung der „up-time" (Zeit außerhalb des Bettes) verfahren.

Ein weiteres Therapieziel betrifft die Verminderung von schmerzbezogenem Verhalten und den Aufbau schmerzinkompatibler Verhaltensweisen. Davon ausgehend, daß soziale Verstärkung von Schmerzverhalten dessen Auftretenswahrscheinlichkeit erhöht, wird das Pflegepersonal dazu angehalten, Schmerzverhalten zu ignorieren und nicht-schmerzbezogenes Verhalten zu verstärken. Äußert ein Patient z. B., daß er Schmerzen hat, soll das Pflegepersonal keine Reaktionen zeigen, der Wunsch aber, spazierengehen zu wollen, soll mit positiver Zuwendung und Verstärkung verbunden werden.

Zusätzlich zu diesen Behandlungskomponenten wird dem Patienten die klinikeigene Beschäftigungs- und physikalische Therapie angeboten; es steht auch Beratung durch Sozialarbeiter zur Verfügung. Ein wichtiger Aspekt der Therapie besteht in der Einbeziehung der Familienangehörigen in einigen Therapiestunden, um zu gewährleisten, daß die soziale Verstärkung bzw. Extinktion zu Hause weiter aufrechterhalten wird. Nur so ist eine Generalisierbarkeit des Trainingseffekts zu erwarten. Andere Autoren, die mit dem Fordyce-Ansatz arbeiten, haben wöchentliche Gruppensitzungen in das Beschäftigungsprogramm mit einbezogen, um den Bahandlungseffekt durch soziales Lernen zu verstärken (Cairns 1976).

Nicht zuletzt können verschiedene andere Techniken wie z.B. Biofeedback und Entspannung zusätzlich in das Programm eingebaut werden.

8.5 Erfolgskriterien

Prinzipiell lassen sich in der Therapieevaluation 2 Bereiche von Erfolgskriterien unterscheiden: kurzfristige, auf die Realisierung des Therapieprogramms bezogene, und langfristige, auf die psychische, soziale und ökonomische Reintegration bezogene Kriterien. Innerhalb des ersten Bereichs ermöglichen die während der Therapie erhobenen Verlaufsparameter eine Dokumentation des Therapieerfolgs (graphische Aufzeichnung der Up-time-Kurven, Erhöhung der körperlichen Aktivität vom Baselineniveau, Reduktion der Schmerzempfindung, gemessen mit dem McGill-Schmerzfragebogen, oder graphischen Ratings der Schmerzintensität). Die Veränderung im Schmerzverhalten und die Zunahme von Gesundheitsverhalten sind aus Fremdratings des Pflegepersonals zu ersehen. Zusätzlich können die in den Fragebögen zur Persönlichkeitsstruktur und zum Schmerzproblem erhobenen Informationen vor und nach der Behandlung miteinander verglichen werden.

Im Bereich der langfristigen Ziele geht Fordyce (1974) davon aus, daß auch minimale Veränderungen in Richtung Normalisierung der Lebenssituation als Therapieerfolg gelten sollen.

Strengere Kriterien haben Robert u. Reinhardt (1980) angelegt, indem sie als langfristigen Behandlungserfolg (mindestens 1 Jahr nach der Therapie) definierten, daß der Patient seinem Alter entsprechend entweder wieder arbeitstätig ist oder im Rentenfall eine entsprechende Tätigkeit im Haus oder sozialen Vereinen aufgenommen hat. Zudem sollen die Patienten keine finanzielle Entschädigung für ihr Schmerzproblem erhalten haben, wegen der Schmerzen in kein Krankenhaus eingeliefert worden sein und keine weitere medizinische Therapie wegen ihres Schmerzproblems erhalten haben sowie keine Analgetika, Narkotika, Muskelrelaxanzien oder Antidepressiva mehr einnehmen.

8.6 Empirische Absicherung und Bewertung

Der operante Ansatz in der Schmerzbehandlung hat zwar in der Fachwelt ein großes Echo gefunden und viele Schmerzkliniken in den USA stützen sich auf dieses Programm oder seine Teilkomponenten, die empirische Absicherung des Verfahrens steht aber noch am Anfang. In einer frühen Publikation konnten Fordyce et al. (1968) anhand von verschiedenen Fallstudien Behandlungserfolge demonstrieren. In einer größeren Studie von Fordyce et al. (1973) mit 36 Patienten, die im Zeitraum von 1–5 Jahren nach der Behandlung untersucht wurden, berichteten die Patienten nach der Therapie über weniger Schmerzen, erhöhte Aktivität, weniger Interferenz der Schmerzen mit täglichen Beschäftigungen, und sie nahmen weniger Schmerzmittel ein als vor der Behandlung.

Cairns u. Pasino (1977) wandten bei 9 Patienten mit chronischen Rückenschmerzen ein ABA-Design (*A* keine Behandlung, *B* Behandlung mit dem operanten Verfahren) an und verglichen diese Patienten mit einer Kontrollgruppe von Patienten, die reguläre Behandlung mit zusätzlicher Beschäftigungstherapie erhalten hatten.

Die Experimentalgruppe zeigte ein Jahr nach Behandlungsende im Vergleich zur Kontrollgruppe beträchtliche Anstiege im Aktivitätsniveau, nahm weniger Medikamente ein und verbrachte weniger Zeit im Bett.

In einer anderen kontrollierten Studie arbeiteten 77% der behandelten Patienten 1–8 Jahre nach der Behandlung wieder bzw. gingen einer entsprechenden Beschäftigung im Haus nach. Die Patienten hatten auch keine Medikamente eingenommen und wiesen höhere Werte auf einer kombinierten Ich-Stärke-Skala des MMPI auf (Roberts u. Reinhardt 1980).

Bei der Bewertung des operanten Ansatzes sollte berücksichtigt werden, daß nur Patienten einbezogen werden können, die operante Aspekte im Schmerzverhalten zeigen, bei denen adäquate Verstärker identifiziert werden können und die mit Personen zusammenleben, die eine Weiterführung der sozialen Verstärkung für gesundes Verhalten gewährleisten.

Zwar ist die erforderliche stationäre Behandlung kostspielig (sicher aber weniger teuer als vergleichbare medizinische Interventionen), garantiert allerdings ein adäquates therapeutisches Milieu für die Therapie im Sinne einer Kontrolle der Umwelt des Patienten. Von Turk (1978) wurde kritisiert, daß die Außerachtlassung kognitiver Prozesse beim Patienten den langfristigen Behandlungseffekt reduzieren kann, weil eine Aufrechterhaltung der Therapieerfolge an die Familie und nicht an den Patienten selbst gebunden ist. Als Positivum kann aber gelten, daß der operante Ansatz theoretisch fundiert ist, daß Medikamentenentzug und Rehabilitation einbezogen sind, daß er relativ kurzfristig zu realisieren und leicht durchführbar ist, wenn auch die Mitarbeit des Stationspersonals ein eingehendes vorheriges Training erfordert. Derzeit gilt der Fordyce-Ansatz als das bestfundierte, wenn auch empirisch noch nicht vollständig abgesicherte stationäre Behandlungsprogramm für chronischen Schmerz.

9 Transaktionaler Ansatz (Sternbach)

9.1 Allgemeine Beschreibung

Der transaktionale Ansatz von Sternbach (1974) bezieht sich, wie das Fordyce-Verfahren, auf Schmerz als Verhalten, betont dabei aber nicht den Effekt des Lernens durch Konsequenzen, sondern den Aspekt der interpersonellen Schmerzkommunikation.

In Anlehnung an Szasz (1957) hat für Sternbach der Schmerz funktionelle Bedeutung; er garantiert dem Patienten eine oberflächlich besehen zwar aversive, subjektiv aber möglicherweise positiv-valente Lebensweise, die ihm dazu verhilft, individuelle Interessen, Wünsche und Forderungen zu erfüllen. Durch die Präsenz des Schmerzproblems kann der Patient damit sowohl direkt sekundären Krankheitsgewinn erzielen als auch unangenehme Aspekte seiner sozialen Existenz vermeiden oder von sich ein akzeptables Selbstbild aufrechterhalten.

Dementsprechend besteht nach Sternbach Grund zur Hinterfragung zweier, in der Medizin traditionell als selbstverständlich angenommener Prämissen:
- daß der Patient geheilt werden will und
- daß er mit den geeigneten Mitteln auch tatsächlich geheilt werden kann.

Wenn der Patient also Schmerzen „mitteilt", muß dahinter nicht unbedingt der Wunsch nach Schmerzreduktion stehen, sondern der Versuch, seine Umwelt so zu beeinflussen, daß die intraindividuellen, sozialen oder ökonomischen „Gewinne" („pay offs") seines Leidens vermehrt oder zumindest aufrechterhalten werden.

In der klinischen Situation äußern sich diese Tendenzen in typischen Interaktionen zwischen Patient und Therapeut/Arzt, die in Anlehnung an Berne (1964) als Transaktionen bezeichnet werden; damit sind spezifische Kommunikationsformen zwischen 2 Personen gemeint, bei denen vom Patienten aufgrund seiner individuellen Situation bewußt oder unbewußt Ziele verfolgt werden, die den anderen Partner dazu veranlassen sollen, die Wünsche des Patienten zu erfüllen. Ein grundlegendes Muster für solche Transaktionen ist in folgender Sequenz enthalten:
Patient: „Mir geht es schlecht, ich habe Schmerzen. Bitte helfen Sie mir (Sie können das aber nicht, weil ich ein komplizierter Fall bin)."
Arzt: „Selbstverständlich werde ich Ihnen helfen."

Diese Aufforderung des Patienten veranlaßt den Arzt zu versuchen, dem Patienten mit verschiedensten Verfahren zu helfen, die aber, weil vom Patienten abgelehnt oder torpediert, erfolglos bleiben. Diese Mißerfolge lassen den Patienten in den Augen des Arztes als hoffnungslosen Querulanten erscheinen, und der Patient ist davon überzeugt, daß der Arzt ein Quacksalber ist (vgl. auch Bakal 1979).

Sternbach hat solche Transaktionen als Schmerzspiele bezeichnet und u. a. 3 Typen identifiziert:

das *Professionellenspiel,* in dem der Patient zunächst darauf hinwirkt, möglichst schnell wieder arbeiten zu können, indirekt aber oft tatsächlich erreicht, daß er noch länger krankgeschrieben wird:

das *Abhängigkeitsspiel,* in dem der Patient sich darüber beklagt, so viele Medikamente zu nehmen, damit aber erreicht, neue Medikamente verschrieben zu bekommen oder langfristig mit Medikamenten versorgt zu werden;

das *Therapeutenverwirrspiel,* in dem der Patient sich enthusiastisch über die geplante Behandlung äußert, nach anfänglicher Begeisterung über die erfolgte Behandlung dann Mißerfolge meldet und dem Arzt seine Inkompetenz und sich selbst seine Unheilbarkeit beweist.

Wenn diese Schmerzspiele nicht frühzeitig durchschaut werden, sind Behandlungsversuche zum Scheitern verurteilt, weil die therapiebehindernde Motivation des Patienten unberücksichtigt bleibt. Folglich darf der Therapeut zunächst konfrontierendes Verhalten nicht scheuen; die Schmerzspiele werden bereits zu Anfang der Therapie zur Sprache gebracht, die Motivation des Patienten zur Veränderung seines Zustands wird in Frage gestellt, und es werden konkrete, realisierbare Behandlungsziele (mit dem Patienten gemeinsam) festgelegt. Das Behandlungsprogramm besteht ähnlich wie Fordyces Ansatz in der Erhöhung der Aktivität der Patienten sowie Reduktion der Medikation und zusätzlich in der Verbalisierung und Bewußtmachung von Schmerzspielen und schmerzbezogenen Einstellungen, die den Schmerz perpetuieren und die Therapieerfolge vereiteln können.

9.2 Indikation

Obwohl eine strikte Trennung von funktionalen und organischen Schmerzen für irreführend gehalten wird, ist nach Sternbach das Behandlungsprogramm nur für die Patienten geeignet, die zumindest eine minimale physiologische Basis für ihr Schmerzproblem aufweisen. Bezüglich der

Schmerzsyndrome bestehen keinerlei Beschränkungen. Alle Patienten müssen allerdings einverstanden sein, sich parallel zu einer (eventuellen) medizinischen auch einer psychologischen Behandlung zu unterziehen.

9.3 Kontraindikation

Es werden keine spezifischen Kontraindikationen für das Behandlungsprogramm genannt, mit Ausnahme der Patienten, die eine Vielfalt emotionaler Störungen aufweisen bzw. psychiatrisch auffällig sind. Diese Patienten werden an eine psychiatrische Abteilung überwiesen.

9.4 Technische Durchführung

Im Rahmen des stationären psychologisch-neurochirurgischen Behandlungsprogramms wird der Patient je nach Entscheidung der behandelnden Ärzte evtl. chirurgisch, auf jeden Fall aber psychologisch betreut (Greenhoot u. Sternbach 1974). Die Therapie beginnt mit einer gründlichen Anamnese des Schmerzproblems und schließt psychometrische Tests, psychophysikalische Messungen der Schmerzintensität (Muskelischämietest sowie Vergleich der Intensität experimenteller mit klinischen Schmerzen) und Ratings der Schmerzintensität auf einer 0–100 mm langen Skala (Pole: 0 = kein Schmerz; 100 = so schlimm wie nur möglich) ein. Die Ergebnisse dieser Tests werden mit dem Patienten besprochen, und der Patient wird über die Behandlungsform informiert. Ein wichtiger Aspekt dieser ersten Kontakte besteht in der Formulierung von individuellen Therapiezielen, deren Realisierung dazu beitragen soll, den Patienten wieder sozial funktionsfähig zu machen. Dabei wird Wert darauf gelegt, die Motivation des Patienten zur Veränderung seines Lebensstils zu erkunden, die angestrebten Ziele so konkret wie möglich zu formulieren und sie nach ihrer kurzfristigen Realisierbarkeit im Programm bzw. nach ihrer langfristigen Realisierbarkeit im Lebenszusammenhang der Patienten (Beruf, Erholung, Familie) auszuwählen. Die Einigung auf individuelle Therapieziele wird dann in Vertragsform festgehalten.

Neben dieser psychologischen Evaluation wird der Patient auch neurologisch untersucht, woraufhin dann in einer Schmerzkonferenz entschieden wird, ob der Patient operiert werden soll. Auch wenn dies der Fall ist, wird der Patient in das psychologische Behandlungsprogramm einbezogen, das aus 5 Komponenten besteht:

1. Verhaltensmodifikation durch das Pflegepersonal (zur Reduktion des Schmerzverhaltens und zum Aufbau schmerzinkompatibler Verhaltensweisen).

2. Erhöhung des Aktivitätsniveaus durch spezielle Körperübungen (z. B. Laufen, Treppensteigen etc.) mit Dokumentierung des Übungsverlaufs und Begrenzung der Übungen auf individuell bewältigbare Teilaufgaben, die dann bei Übungserfolg erhöht werden.
3. Reduktion der Medikation, falls erforderlich, auf zeitkontingenter, d.h. nicht-schmerzkontingenter Basis oder mit der Cocktailmethode nach Fordyce (1976).
4. Tägliche, einstündige gruppentherapeutische Sitzungen, in denen die Patienten untereinander und mit dem Pflegepersonal ihr Schmerzverhalten unter Berücksichtigung der Schmerzspiele diskutieren, sich gegenseitig kontrollieren und zur Verhaltensänderung motivieren.
5. Individuelle therapeutische oder rehabilitative Maßnahmen (z. B. berufliches Training, Fortbildung, finanzielle Hilfen, Familientherapie etc.).

Dieses Behandlungsprogramm wird in nicht näher spezifizierter Dauer von einigen (ca. 6) Wochen stationär durchgeführt und z.T. mit anderen Methoden kombiniert (z.B. Biofeedback, Hypnose etc.). Ziel des Programms ist, den Patienten durch die Kombination von einsichtsorientierten Verfahren (individuelle Veränderungen des subjektiven Schmerzkonzepts im Klinikkontext und Bewußtmachung von Schmerzverhalten und Schmerzspielen in den Gruppensitzungen) und verhaltensmodifikatorischen Techniken (Ignorieren von Schmerzverhalten und Verstärkung des nicht-schmerzbezogenen Verhaltens bzw. der Realisierung individuell gesetzter Therapieziele, zeitkontingente Medikation und Aktivitätssteigerungsprogramme) dazu zu verhelfen, ihr Schmerzproblem realistisch zu beurteilen, schmerzinkompatibles Verhalten aufzubauen und ihre Lebensweise zu normalisieren. Langfristig soll also der Patient in die Lage versetzt werden, einer adäquaten Beschäftigung nachzugehen und sich seinem veränderten Selbstkonzept entsprechend dabei als funktionsfähige, nichtbehinderte Person zu verstehen.

9.5 Erfolgskriterien

Wie beim Fordyce-Ansatz können kurzfristige von langfristigen Erfolgskriterien unterschieden werden. Die kurzfristig nach der Behandlung zu evaluierenden Veränderungen sind durch das tägliche Ausfüllen der Schmerzratings, den Muskelischämietest, die Zeit des Laufens, Anzahl der Schritte, Anzahl der Übungen und Stunden individueller zielgerichteter Beschäftigung dokumentiert. Zudem werden vor und nach der Behandlung psychometrische Tests, u. a. der MMPI, vorgegeben, wobei durch das Programm eine Erniedrigung der Scores in der psychosomatischen Trias (Hypochondrie, Hysterie, Depression) erwartet wird.

Langfristige Erfolgskriterien sind zwar nicht ausführlich beschrieben, bestehen aber in der Aufrechterhaltung der kurzfristig erzielten Erfolge, in der Reduktion des Medikamentenkonsums und in der Wiederaufnahme einer geregelten Tätigkeit (Beruf, Haushalt, Hobbys).

9.6 Empirische Absicherung und Bewertung

Wie der Fordyce-Ansatz steht die empirische Absicherung des Sternbach-Verfahrens noch am Anfang. Sternbach (1974a) berichtet, daß 67% der Patienten, die das Programm durchlaufen hatten, in einem 6monatigen Follow-up signifikant weniger Schmerzen angaben als bei der Aufnahme, daß das Aktivitätsniveau nach der Behandlung anstieg, der Medikamentenkonsum abnahm und das MMPI-Profil sich normalisierte. Mit Ausnahme des Medikamentenkonsums verschlechterten sich die Werte für Schmerz und Aktivität zu einem späteren Zeitpunkt aber wieder leicht, wenn sie auch nicht das Baselineniveau erreichten (vgl. auch Sternbach 1974).

Nach diesen ersten Daten erscheint das Behandlungsprogramm vielversprechend, u.a. weil auch kognitive Aspekte bezüglich des Selbstkonzepts der Schmerzspiele, der Lebenszusammenhänge und der individuellen Ziele des Patienten berührt werden (Sternbach 1978, 1982). Mit der transaktionalen Analyse von Schmerzproblemen wird auch erstmals versucht, die Motivation des Patienten zur Veränderung seines Lebenszusammenhangs in Frage zu stellen und zu modifizieren (Sternbach u. Rusk 1974; Sternbach et al. 1973). Dieser kognitive Ansatz scheint geeignet, Behandlungsfortschritte durch die angestrebte Selbstkonzeptveränderung auch außerhalb der Klinik weiterbestehen zu lassen, weil der Patient zu einer veränderten Lebensweise motiviert wird. Positiv ist auch zu werten, daß Sternbach und Kollegen sich um eine adäquate Operationalisierung des Konzepts Schmerz bemühen und Schmerz sowohl psychophysikalisch als auch psychometrisch zu erfassen versuchen (vgl. Timmermanns u. Sternbach 1974; Sternbach et al. 1973).

Als problematisch kann allerdings die Form gelten, in der psychologische und medizinische Therapien miteinander verbunden sind: Es werden nur Patienten miteinbezogen, die bereits eine minimale organische Läsion aufweisen. Die Entscheidung für oder gegen eine medizinische Intervention muß bei den Patienten, die als inoperabel gelten, nicht unbedingt eine Motivation zur psychologischen Therapie bedeuten, da dies für sie zunächst impliziert, daß sie im Gegensatz zu den Operierten lernen müssen, mit den Schmerzen zu leben. Zudem ist der transaktionale Ansatz in der Bewußtmachung schmerzbezogener Kognitionen sehr direkt und läßt die feineren, nicht primär manipulativen Aspekte in den psychischen Prozessen der Patienten außer acht. Dennoch kann die Einbeziehung von Kognitionen als eine erfolgversprechende Ausweitung des operanten Ansatzes gelten, weil die Generalisierbarkeit des Gelernten auch außerhalb der Klinik ermöglicht wird.

10 Kognitiv-verhaltenstherapeutische Verfahren zur Schmerzbewältigung

10.1 Allgemeine Beschreibung

Die kognitiv orientierten Schmerzbewältigungsprogramme leiten sich aus der kognitiven Verhaltenstherapie ab, die im Unterschied zur klassischen Verhaltenstherapie davon ausgeht, daß Kognitionen als individualspezifische mentale Wahrnehmungs- und Verarbeitungsprozesse (Gedanken, Selbstgespräche, Gefühle, Einstellungen, Werthaltungen, kognitive Konzepte etc.) das beobachtbare Verhalten steuern bzw. selbst „verdecktes" („covertes") Verhalten darstellen (Meichenbaum 1979; Mahony 1974).

Auf die Rolle von Kognitionen in der Reaktion auf „aversive" (widrige) Ereignisse wurde bereits 1966 von Lazarus in seiner transaktionalen Konzeption der menschlichen Streßreaktion hingewiesen. Die Reaktion auf eine aversive Situation ist nach Lazerus nicht abhängig vom Stressor an sich, sondern wesentlich beeinflußt durch die Art und Weise, wie die betroffene Person den Stressor wahrnimmt und interpretiert. Nur wenn aufgrund dieser kognitiven Einschätzung die Situation als aversiv oder bedrohlich definiert wird und wenn die Person den Stressor nicht bewältigen zu können glaubt, manifestieren sich psychologische und physiologische Streßreaktionen (vgl. auch Sells 1970; McGrath 1970). Da damit Kognitionen sowohl im Sinne einer primären Bewertung der Streßhaftigkeit einer Situation überhaupt und sekundär als Bewertungen der eigenen Bewältigungskompetenz von Bedeutung sind, können maladaptive Streßreaktionen durch unrealistische Wahrnehmungsprozesse und ungünstige Bewältigungsprozesse zustande kommen. Umgekehrt kann die therapeutische Modifikation dieser (intra)psychischen Prozesse zu verbesserter Anpassung an die oder zu Umgang mit der aversiven Situation führen. Die Kognitionen sind in verschiedenen Phasen der Schmerzerfahrung von Bedeutung:

1. vor den Schmerzzuständen als negative Erwartungshaltung und/oder als psychische Belastungsreaktion auf streßhafte Ereignisse, die als Auslöser für Schmerz fungieren können;
2. während des Schmerzes als kognitive Prozesse, die mit der Schmerzerfahrung verbunden sind (negativ getönte Selbstverbalisierungen);

3. nach einer Schmerzepisode, in der retrospektiven Bewertung der Situation.

Dabei ist zwischen phasisch auftretenden und kontinuierlich präsenten Schmerzzuständen zu unterscheiden, wobei besonders bei den ersteren schmerzantezedente Bedingungen von Bedeutung sind.

Weiter wird jede Schmerzerfahrung modifiziert durch die überdauernden Einstellungen zum Schmerz (sog. implizite Schmerzkonzepte), die kognitiven Konzepte über die Kompetenz der eignen Person im Umgang mit aversiven Situationen und durch die Gesamtheit der bisherigen Erfahrungen mit Schmerz.

Im Rahmen der kognitiv-verhaltenstherapeutischen Schmerzprogramme wird dementsprechend versucht, die aktuellen und situationsüberdauernden Kognitionen, die der Patient mit Schmerz verbindet, bewußt zu machen und zu verändern, indem sie durch Kognitionen ersetzt werden, die den Schmerz anders als bisher zu sehen gestatten (Umstrukturierung) oder die mit der Schmerzerfahrung inkompatibel sind (z. B. angenehme Imaginationen). Meichenbaum (1979) hat den Prozeß der kognitiven Therapie als Verhaltensänderung durch Veränderung von Kognitionen beschrieben. Das therapeutische Rationale besteht aus

1. einer Bewußtwerdung durch Verhaltensbeobachtung,
2. therapieinduzierter, letztlich aber selbstinitiierter Veränderung von Kognition und Verhalten durch verändertes Bewußtsein und
3. selbstkontrolliertem Einsatz veränderter Kognitionen in aversiven Situationen.

Ziel der kognitiv-verhaltenstherapeutischen Programme ist es, den Patienten durch Training von Bewältigungsfähigkeiten zur Selbstkontrolle seines Zustands zu befähigen, wobei die therapeutisch erzielten Veränderungen durch die selbstverantwortliche Rolle der Patienten auch jenseits der therapeutischen Situation aufrechterhalten werden sollen.

Im Rahmen der kognitiven Verhaltenstherapie sind eine Vielzahl von Techniken erarbeitet worden, die sich auch für den Einsatz bei der Behandlung chronischer Schmerzprobleme eignen (vgl. Linden u. Hautzinger 1981). Einige dieser Techniken berühren die Umstrukturierung der überdauernden Kognitionen der Patienten, andere direkt die aktuelle kognitive Kontrolle über aversive Ereignisse. Direkte schmerzbezogene Kontrolltechniken sind von Turk (1978) zusammenfassend dargestellt worden und zentrieren sich um die Bereiche Ablenkung von der Schmerzerfahrung und Umdefinition des Schmerzerlebens.

Obwohl in der kognitiv orientierten Schmerztherapie verschiedenste Verfahren zur Anwendung kommen können, werden grundlegend 3 Schritte in jedes Programm eingebaut:

1. Förderung der Motivation zur Selbstkontrolle durch Edukation und Umstrukturierung,
2. Verhaltensanalyse mit Selbstbeobachtung von eigenen Reaktionen auf Schmerz und von schmerzvorausgehenden Bedingungen,
3. Einübung von kognitiven Kontrollstrategien (antizipatorisch, reaktiv) und Veränderung persönlichkeitsspezifischer Schmerzkonzepte.

10.2 Indikation

Indiziert sind kognitiv-verhaltenstherapeutische Verfahren neben der Vorbereitung auf akuten klinischen Schmerz bei den chronischen Patienten, die eine Bereitschaft zur psychologischen Konzeption der Schmerzerfahrung erkennen lassen und deren Introspektionsfähigkeit die Durchführung des Programms erlaubt. Ferner sollen nur solche Patienten miteinbezogen werden, bei denen bereits eine gründliche neurologische Diagnose ihres Schmerzsyndroms durchgeführt wurde. Von einigen Autoren wird als wesentlich angesehen, daß bei den Patienten bereits verschiedene medizinische Behandlungsformen ohne Erfolg versucht worden sind. In der Praxis hat sich gezeigt, daß Patienten mit einem organisch fundierten Schmerzproblem weniger häufig in die Therapie einbezogen werden als Patienten mit psychologisch erklärbarem Schmerz – dies ist allerdings von der Theorie her nicht unbedingt gerechtfertigt. Bezüglich der Schmerzsyndrome gibt es primär keine Einschränkung, wenn auch die kognitiven verhaltensorientierten Verfahren am häufigsten bei Migräne und anderen Kopfschmerzsyndromen angewandt wurden.

10.3 Kontraindikation

Kontraindiziert sind kognitiv-verhaltenstherapeutische Verfahren bei Schmerzpatienten, die psychiatrische Auffälligkeiten aufweisen (besonders Psychosen) und bei Patienten, die keine Introspektionsbereitschaft erkennen lassen. Darüber hinaus ist jede der Einzeltechniken im Rahmen des therapeutischen Prozesses auf ihre Kontraindikation zu überprüfen. Eine solche Entscheidung schließt die Schwierigkeit der jeweiligen Übung, die mit ihr verbundenen emotionalen Belastungen, die Bereitschaft des Patienten, die Übungen durchzuführen, und den Zeitpunkt ihres Einsatzes mit ein.

10.4 Technische Durchführung

Kognitiv-verhaltensorientierte Programme zur Schmerzbewältigung können in 3 Formen durchgeführt werden:
1. Die verschiedenen Verfahren werden als Einzeltechniken im Rahmen eines multidimensionalen Behandlungsprogramms integriert (z. B. Kombination mit Biofeedback);
2. ein Gesamtprogramm wird in Einzeltherapie oder in
3. gruppentherapeutischer Form durchgeführt.

Am häufigsten ist die Verwendung von Schmerzbewältigungsgesamtprogrammen in Gruppenform (3) und die Kombination mit anderen Behandlungsformen (1).

Die Therapie kann ambulant sein, wird aber meist stationär durchgeführt; die Dauer der Behandlung kann von 3 wöchentlichen Kontakten über 8 zweiwöchentliche Kontakte bis zu 48 wöchentlichen Kontakten variieren.

Die Programme beginnen mit einer Einführung in das Therapiekonzept, wobei auf die Möglichkeit zur Selbstkontrolle des Schmerzes, die Bedeutung von Kognitionen und die Notwendigkeit der Mitarbeit des Patienten hingewiesen wird. Ebenso kann eine Erläuterung der physiologischen Basis für psychologische kognitive Komponenten des Schmerzes einbezogen werden (Rybstein-Blinchik 1979). In der sich anschließenden Verhaltensanalyse wird der Patient zur kontinuierlichen Beobachtung seiner Schmerzintensität und der sie beeinflussenden Bedingungen aufgefordert. Weiter wird auch auf die Rolle von Alltagsstressoren für die Schmerzentstehung und besonders auf die Kognitionen, d. h. Selbstverbalisierungen („innere Dialoge") eingegangen, die mit diesen Stressoren verbunden sind. Im Falle von Migräneanfällen wird z. B. analysiert, welche Situationen Angst und Anspannung hervorrufen, wie die Patienten reagieren, wenn sie diese Angst und Anspannung fühlen, welche Gedanken vor und nach solch einer Situation auftauchen und wie diese Kognitionen mit Schmerz zusammenhängen (Holroyd et al. 1977; Mitchell u. White 1977). Techniken, die in der Phase der Verhaltensanalyse und der Baselineperiode angewandt werden können, sind Kognitionsevozierung, Selbstbeobachtung und Selbstverbalisierungstraining.

Nach dieser Anfangsphase wird gemeinsam mit dem Patienten darauf hingearbeitet, mit Angst und Anspannung verbundene Stressorreaktionen am frühestmöglichen Punkt durch Kognitionen zu ersetzen, die mit Angst und Anspannung inkompatibel sind (z. B. „Ich bin ganz ruhig"). Eine andere Möglichkeit besteht in der kognitiven Umstrukturierung der Streßerfahrung mit Hilfe der ABCD-Technik aus der rational-emotiven Therapie nach Ellis (1962).

Im Hinblick auf die Schmerzerfahrung selbst werden ebenfalls Techniken zur kognitiven Kontrolle der Schmerzerfahrung vermittelt (Gedankenstopp, imaginatives Modelling, rationales Denken, Selbstdesensitivierung, mentale Entspannung, Redefinition der Schmerzerfahrung durch Gebrauch von nicht-schmerzbezogenen Worten, Aufmerksamkeitslenkung, Konzentration auf die Empfindung etc.).

Nach diesen Instruktionen werden diese Bewältigungsfertigkeiten einzeln trainiert oder in der Gruppe diskutiert und z. T. mit Rollenspiel eingeübt. Besonderer Wert wird dabei auf den Einsatz von Methoden zur Selbstverstärkung bzw. sozialer Verstärkung durch die Gruppenmitglieder gelegt. Zusammenfassend läßt sich sagen: Die kognitiv-verhaltensorientierten Methoden arbeiten mit der Motivation zur Therapie, mit der Bewußtmachung der psychologischen (kognitiven) Komponente der Schmerzerfahrung und den Bedingungen, die Schmerz erzeugen oder verschlimmern können. Es wird davon ausgegangen, daß maladaptive Denkstile und Mängel an Bewältigungsfertigkeiten, die zur Schmerzerfahrung beitragen, verändert werden können. Durch ein Training von Kontrollstrategien, meist Enstpannung, Stressoridentifikation und positiven Selbstverbalisierungen, soll die Unannehmlichkeit und Intensität von Schmerz reduziert werden. Meist gehen die Verfahren über die aktuelle Schmerzbewältigung hinaus und versuchen auch, die kognitiven Konzepte, die sich die Person über sich selbst und ihren Lebenszusammenhang gebildet hat, im Sinne einer übergreifenden Umstrukturierung zu verändern.

10.5 Erfolgskriterien

Als Erfolgskriterien gelten die Abnahme der Schmerzintensität bzw. die Häufigkeit der Schmerzepisoden, die Ersetzung negativer Selbstverbalisierungen durch positive, die Zunahme von nicht-schmerzbezogenen Verhaltensweisen (z. B. Aktivitätsniveau, Medikamentenkonsum) und die Stärkung des subjektiven Eindrucks, Schmerz kontrollieren zu können. Die positive Veränderung dieser Schmerzkontrollkompetenz kann mit dem Kontrollüberzeugungsfragebogen von Rotter (1966) erfaßt werden. Zusätzlich sollte ein adäquaterer Umgang mit schmerzinduzierenden Stressoren zu beobachten sein, wobei es wünschenswert ist, auch physiologische Indikatoren der verbesserten Bewältigungsfähigkeit (Entspannungsreaktion) zu beobachten.

Bisher liegen hauptsächlich folgende Möglichkeiten zur Erfassung der therapieinduzierten Veränderungen vor: Verwendung von Persönlichkeitstests vor und nach der Therapie (z. B. Kontrollüberzeugung, Angst, Depression, psychosomatische Symptome) und Veränderungen der

Schmerzqualität und -intensität nach dem McGill-Fragebogen. Die Häufigkeit von Schmerzanfällen und die Schmerzintensität kann weiter mit den im Rahmen der Selbstbeobachtung ausgefüllten Tagesprotokollen erfaßt werden. Veränderungen in schmerzbezogenen Kognitionen sind demgegenüber schwerer zu messen; eine Möglichkeit besteht aber in der Aufzeichnung des durch veränderte Schmerzkognitionen veränderten Schmerzverhaltens (d.h. Notizen des Pflegepersonals bei stationärer Therapie), eine andere in videounterstützter bzw. inhaltsanalytischer Auswertung der Selbstverbalisierungen im Therapieverlauf (Turk u. Genest 1979). Die langfristigen Erfolgskriterien entsprechen den in den vorherigen Abschnitten bereits beschriebenen.

10.6 Empirische Absicherung und Bewertung

Zur Effektivität kognitiv-verhaltenstherapeutischer Techniken liegen in der einschlägigen Literatur eine Reihe von ersten, vielversprechenden Ergebnissen vor. Es gibt mehrere experimentelle Schmerzstudien, die die Wirksamkeit kognitiver Kontrollstrategien im Labor nachgewiesen haben (vgl. die Zusammenfassung von Turk 1978; Thompson 1981; Bullinger u. Turk 1982). Die klinische Anwendung der kognitiven Techniken zur Schmerzkontrolle ist bisher hauptsächlich bei Kopfschmerz dokumentiert worden, wobei sich zeigte, daß die kognitiven Verfahren nach der Therapie und in einem mehrmonatigen Follow-up zur Reduktion der Schmerzintensität, Dauer und Auftretenshäufigkeit der Schmerzen führten und daß diese Verfahren sowohl einer Kontrollgruppe als auch anderen Techniken wie z.B. Biofeedback überlegen waren (Mitchell u. White 1977; Holroyd et al. 1977). Speziell die kognitive Uminterpretation hat sich in einigen Studien als wirksame Methode der Schmerzreduktion erwiesen (Rybstein-Blinchik 1979; Rybstein-Blinchik u. Grzesiak 1979). In multidimensionalen Behandlungsprogrammen, in denen u.a. Narkotikaentzug (Cautela 1977), Entspannung (Levendusky u. Pankratz 1975) oder eine Vielzahl anderer Strategien verwendet wurden (Kathami u. Rush 1978; Gottlieb et al. 1977; Follick 1979), erwiesen sich die kognitiv-verhaltenstherapeutischen Techniken bei verschiedensten Schmerzsyndromen als wichtiger Bestandteil einer psychologischen Behandlung. Ihre Wirksamkeit scheint in präventiver Hinsicht darauf zu beruhen, daß es durch kognitive Kontrollstrategien und durch Entspannung zu einem physiologischen Zustand kommt, der das Wiederauftreten von Schmerzzuständen verhindert bzw. die Schmerzintensität minimiert (Larbig 1980).

Durch den Einsatz kognitiver Kontrollstrategien während der Schmerzzustände kann zudem die Implikation der Schmerzerfahrung für den Betreffenden unmittelbar vermindert werden, wobei jede Schmerzreduktion als Verstärkung in Hinblick auf die Erhöhung der Selbstkontrollkompetenz wirkt.

Wenn auch bisher umfassendere klinische Untersuchungen, insbesondere sog. „Dismantelingstudien" (differentielle Evaluation verschiedener Trainingskomponenten) noch rar sind, stellen kognitiv verhaltenstherapeutische Schmerzbewältigungsprogramme eine wichtige Behandlungsstrategie bei chronischem Schmerz dar (Genest u. Turk 1979).

11 Schmerzimmunisierungstraining (SIT)

11.1 Allgemeine Beschreibung

Das Schmerzimmunisierungstraining ist ein aus der sog. Streßimpfung (Novaco 1980) abgeleitetes kognitiv-verhaltenstherapeutisches Verfahren zum Training von Bewältigungsfertigkeiten bei Schmerz (Meichenbaum u. Turk 1976). Ähnlich wie bei den unter 3.3.7 dargestellten Verfahren geht es bei dem Training um Beachtung der situations- und kontextgebundenen Determinanten des Schmerzproblems, darüber hinaus aber auch – und das ist mit der Analogie zum medizinischen Begriff „Impfung" gemeint – um dosierte Konfrontation mit dem aversiven Ereignis Schmerz mit dem Ziel, die Bewältigungskompetenz des Patienten zu erhöhen. Im Prinzip besteht das Training aus 3 Phasen: einer edukativen Phase, in der die kognitive Vorbereitung auf das Programm geleistet werden soll, einer Übungsphase, in der verschiedenste Bewältigungsfertigkeiten erlernt und angeeignet werden sollen und einer Praxisphase, in der das Gelernte erprobt und benutzt werden soll.

Immunisierungstrainings sind in den unterschiedlichsten therapeutischen Situationen zur Kontrolle von Ärger und Wutreaktionen, Angst, Phobien und auch bei chronischen Schmerzen angewandt worden; die Entwicklung des Schmerzimmunisierungstrainings (SIT) wurde von Turk (1978) propagiert.

Die Übungskomponenten entsprechen z.T. den klassischen, kognitiv-verhaltenstherapeutischen Techniken (kognitive Umstrukturierung, Selbstinstruktionen, Modelling, kognitive Probe, Kognitionsevozierung, Entspannung), bestehen darüber hinaus aber wesentlich aus schmerzspezifischen Bewältigungstechniken zur kognitiven Kontrolle des Schmerzzustands.

11.2 Indikation

SIT kann angewandt werden, wenn der Patient identifizierbaren Stressoren ausgesetzt ist (Alltagsstressoren oder Schmerz selbst) und wenn ihm Strategien für eine erfolgreiche Bewältigung des Problems fehlen.

Im Bereich chronischer Schmerzen kann SIT angewandt werden, wenn der Patient Bereitschaft zur aktiven Mitarbeit und generelle Motivation für die Therapie erkennen läßt. Die Therapie sollte nur dann eingeleitet werden, wenn eine ausführliche neurologische und psychiatrische Evaluation stattgefunden hat. Bei organisch begründbaren Schmerzsyndromen kann die Therapie als flankierende Maßnahme zur Betreuung des Patienten, bei Syndromen ohne oder mit nicht eindeutiger organischer Basis als alleinige Maßnahme eingesetzt werden. Wenn medizinische Maßnahmen als problematisch oder als nicht indiziert erscheinen (z.B. wenn keine Kausaltherapie möglich ist), sollte bei der Betreuung des Patienten möglichst frühzeitig mit der Therapie begonnen werden.

11.3 Kontraindikation

SIT sollte nicht eingesetzt werden, wenn sich in der Verhaltensanalyse und edukativen Phase herausstellt, daß persönliche (keine Bereitschaft zur Introspektion), ökonomische (Anstrengung eines Verfahrens zur Schmerzanerkennung) oder soziale Faktoren (Widerstand der Angehörigen gegen eine Therapie) das Programm undurchführbar erscheinen lassen. Bisher ist noch nicht geklärt, inwiefern Medikamentengebrauch (Analgetika, Narkotika, Muskelrelaxantien, Antidepressiva) mit dem Training vereinbar sind – auf jeden Fall ist primäre Medikamentenabhängigkeit kontraindiziert. Bei sekundärer Medikamentenabhängigkeit können die Bewältigungstechniken systematisch aufgebaut werden, um damit langfristig den Medikamentenkonsum zu reduzieren. Kontraindiziert ist das Verfahren ebenfalls bei schweren psychiatrischen Störungen und bei Patienten, die auch in einer erweiterten Baselineperiode in der Schmerzintensität keinerlei Fluktuationen erkennen lassen. Darüber hinaus bestehen therapieverlaufsspezifische Kontraindikationen bei den einzelnen Übungsschritten (Entspannung, Aufmerksamkeitstraining und Selbstinstruktionstraining) und bei Therapiekomponenten, die z.T. bereits dargestellt wurden (3.3.1).

11.4 Technische Durchführung

Das therapeutische Vorgehen beim SIT wurde v. a. im Hinblick auf experimentelle Schmerzforschung eingehend beschrieben (Meichenbaum u. Turk 1976; Turk 1978; Genest u. Turk 1979; Bullinger u. Turk 1982). Die hier dargestellte Form des SIT stellt eine Ausweitung des ursprünglichen Turk-Konzepts dar, ist ihm aber in der Konzeptualisierung der 3 Phasen vergleichbar (Bullinger u. Keeser 1982). Das Training kann in Gruppenform durchgeführt werden. In diesem Abschnitt wird die ambulante Einzeltherapie mit 12–15 einstündigen wöchentlichen Sitzungen vorgestellt. Der Patientenkontakt beginnt mit der Überweisung der Patienten durch einen Neurologen oder behandelnden Arzt.

Im Erstgespräch wird eine detaillierte Anamnese des Schmerzproblems mit einer ersten qualitativen Verhaltensanalyse durchgeführt. Der Patient erhält zudem eine ausführliche Information über die Therapie und füllt zu Hause in einer 10tägigen Baselineperiode verschiedene Tagesprotokolle der Schmerzintensität, des Medikamentengebrauchs sowie der Kognitionen, Emotionen und Bewältigungsstrategien bei Schmerz aus. In einer weiteren verhaltensanalytischen Sitzung werden mit dem Patienten schmerzauslösende und -reduzierende Bedingungen analysiert, individuelle Bewältigungsfähigkeiten eruiert und individuelle Therapieziele formuliert.

In einer edukativen Phase werden dem Patienten die psychologischen Aspekte der Schmerzerfahrung (d. h. die somatosensorischen, motivational-affektiven und kognitiv-evaluativen Komponenten) anhand der Gate-control-Theorie von Melzack u. Casey (1968) erläutert und dargestellt, und er erfährt, inwiefern die in der Therapie trainierten Techniken zu einem besseren Umgang mit Schmerz bzw. zur Schmerzreduktion beitragen können.

In der Übungsphase wird der Patient mit Entspannungstechniken vertraut gemacht (vgl. 3.3.1), die zu Hause mittels einer Kassette praktiziert werden und deren Effekte täglich beobachtet werden sollen. Das Entspannungstraining dient der Beeinflussung der somatosensorischen Schmerzkomponente, da Entspannung mit dem mit Anspannung verbundenen Schmerzgefühl inkompatibel ist (s. Abschn. 7).

Eine weitere Übungskomponente berührt die affektiv-motivationale Komponente der Schmerzerfahrung. Hier werden Strategien der Ablenkung vom Schmerz (imaginative Techniken und Aufmerksamkeitslenkung) vermittelt, mit denen der Patient das Gefühl der personalen Kontrolle durch den Einsatz schmerzinkompatibler Vorstellungsbilder oder Gefühlszustände erreichen soll.

Die dritte Übungskomponente berührt die kognitiv-evaluative Dimension der Schmerzerfahrung, die mit der subjektiven Interpretation zusammenhängt. Hier wird v. a. mit den internen Selbstverbalisierungen der Klienten gearbeitet, die bei Schmerz meist „unrealistisch" bzw. völlig negativ sind. Diese maladaptiven Selbstverbalisierungen sollen durch innere Dialoge ersetzt werden, die eine realistische Einschätzung der Situation implizieren und eine Motivation zur Bewältigung beinhalten. Die positiven Selbstverbalisierungen sollen zu verschiedenen Zeitpunkten vor, während und nach der Schmerzepisode eingesetzt werden (antizipatorisch: „Ich werd's schon schaffen", „Mal sehen, was ich zu tun habe"; während der Konfrontation in planender Hinsicht: „Was muß ich jetzt tun?"; in kritischen Situationen und v. a. nach der Schmerzepisode im Sinne einer Selbstverstärkung: „Gut, ich hab's geschafft"). Die kognitive Umstrukturierung in dieser Trainingskomponente kann über den Umgang mit einer aktuellen Schmerzsituation hinausgehen und z. B. Stressoren als Auslöser für Schmerzen oder generelle, mit Schmerz und Selbsteinschätzung verbundene Bereiche berühren.

In der Praxisphase sollen nach der Turk-Konzeption die gelernten Bewältigungsfertigkeiten an einem experimentellen Schmerzstimulus erprobt werden und v. a. zu Hause praktiziert werden, wobei der Patient hier Tagesprotokolle über seine Übungsfortschritte führen soll. Zusätzlich können verschiedene Techniken wie z. B. Rollenspiel, Aufbau eines positiven Selbstbilds angeboten und die Familienangehörigen einbezogen werden.

Das Gesamtprogramm endet mit der Erstellung einer individuellen Hierarchie von Bewältigungsstrategien in verschiedenen Problemsituationen.

In sog. Boostersitzungen, die nach der Therapie im Abstand von 2 Wochen, einmonatlich und halbjährlich sukzessive stattfinden, werden die Trainingsinhalte aufgefrischt (zum Gesamtprogramm s. Bullinger u. Keeser 1981).

Die Durchführung des SIT in Gruppenform wurde von Genest u. Turk (1979) beschrieben, und besteht im wesentlichen auf der Analyse der Schmerzerfahrung und Einübung der Bewältigungsstrategie an einem experimentellen Schmerzstimulus, wobei der Gruppe eine wesentliche Rolle in der Diskussion der experimentellen und alltäglichen Schmerzerfahrung zukommt. Durch Vergleich und Besprechung der kognitiven Konzepte über Schmerz, ihrer Bedeutung für den Alltag der Patienten und durch Modellernen bezüglich neuer Bewältigungsfertigkeiten kann die Gruppe einen wichtigen, therapieunterstützenden Faktor darstellen.

11.5 Erfolgskriterien

In bezug auf Prä-post-Indikatoren des Therapieerfolgs bieten sich die Verwendung von Beschwerdelisten, McGill-Fragebogen und verschiedene Persönlichkeitstests (z. B. MMPI) vor und nach der Therapie und in den Follow-up-Sitzungen an.

Die Prozeßkontrolle des Therapieverlaufs ist durch die therapeutische Protokollierung der Übungsschritte sowie durch die fortlaufende Aufzeichnung der Schmerzintensität, Schmerzunannehmlichkeit, der Höhe des Medikamentenverbrauchs sowie der Häufigkeit und Dauer von Schmerzanfällen gewährleistet.

Kriterium für den Therapieerfolg ist die vor der Übungsphase besprochene Erreichung individueller Therapieziele, die sich auch über den Schmerzkomplex hinaus auf Streßbewältigung oder soziale, arbeitsbezogene und persönliche Problemkomplexe erstrecken kann.

Zur Berechnung der Therapieverlaufsparameter werden neuere statistische Verfahren, z. B. Zeitreihenanalysen, verwendet (vgl. Bullinger u. Keeser 1983; Keeser u. Bullinger 1984).

Langfristig sollten die Patienten sich wohlfühlen und in der Lage sein, mit ihrem Zustand effizient umzugehen, d. h. möglichst keine oder nur wenige Medikamente zu sich nehmen und keine andere Intervention zur Schmerzbeseitigung anstreben. Zudem sollten sie in der Lage sein, ein ihnen entsprechendes Tagespensum zu erfüllen. Nicht zuletzt sollten sie erkennen lassen, daß sie mit ihrer Behinderung leben können bzw. sie als eine Herausforderung ansehen, eine Lebensform zu finden, die trotz (auf ein Minimum reduzierter) Schmerzen eine gewisse Zufriedenheit garantiert.

11.6 Empirische Absicherung und Bewertung

Die Effizienz des SIT ist bisher v. a. in experimentellen Studien untersucht worden (Zusammenfassungen s. Jahremko 1979; Thompson 1981). Die umfangreichen Arbeiten auf diesem Gebiet haben ergeben, daß die edukative Phase und die Übungsphase von wesentlicher Bedeutung sind. In einer jüngeren Komponentenanalyse fanden Hackett u. Horan (1980), daß Entspannungstechniken gelernt und angwandt werden, daß Ablenkungsstrategien bekannt, aber verfeinert werden und daß kognitiv-evaluative Strategien im experimentellen Kontext weniger effektiv sind.

Im klinischen Kontext ist SIT als Gesamtprogramm bisher noch nicht evaluiert worden, wohl aber einige Teilkomponenten, die auch in kognitiv-verhaltenstherapeutischen Ansätzen verwendet werden (vgl. 10.6).

Erste Berichte (Turk 1978, 1980; Turk u. Genest 1979) weisen darauf hin, daß die Kombination von Information, umfassendem Bewältigungstraining (Entspannung, Aufmerksamkeitslenkung, Selbstkontrolle) und kognitiver Umstrukturierung eine potente Strategie zur ambulanten Behandlung chronischer Schmerzen ist.

12 Möglichkeiten und Grenzen psychologischer Verfahren bei chronischem Schmerz

In den letzten Abschnitten wurden psychologische Verfahren zur Behandlung von Patienten mit chronischen Schmerzen vorgestellt, die von ambulant durchführbaren Einzeltechniken (z. B. Biofeedback) bis zu komplexen, stationären Programmen reichen (z. B. operante Schmerztherapie). Im folgenden soll diskutiert werden, welche Möglichkeiten und Grenzen sich für die Anwendung dieser Verfahren in der alltäglichen ärztlichen Praxis und im klinischen Bereich generell ergeben.

Voraussetzung für eine Einbeziehung psychologischer Verfahren in die ärztliche Praxis ist die Formulierung von Zielen der Schmerzbehandlung, konkret: wie eine Schmerzminimierung zu erreichen ist. Ist der Arzt bzw. die Ärztin, im Rahmen einer medizinischen Diagnostik bei organisch fundierten und organisch nicht fundierten Schmerzsyndromen bereit, eine psychologische Dimension des Schmerzerlebens in Betracht zu ziehen, in der die Schmerzerfahrung als psychologisch mitvermittelt gilt und die psychischen Konsequenzen des Schmerzproblems berücksichtigt werden, so ergeben sich verschiedene, den Patienten individuell angepaßte Möglichkeiten der Zielformulierung. Prinzipiell kann der Arzt zusätzlich oder alternativ zu medizinischen Behandlungsmodalitäten erwägen, den Patienten zur Bearbeitung der psychischen Komponente seines Leidens bzw. zur Selbstkontrolle seines Zustands zu motivieren, und entsprechende Interventionen selbst einzuleiten oder zu delegieren.

Bereits in den ersten Phasen des Kontakts mit dem Patienten, in der Anamnese, bei der Diagnose und der Therapieplanung können von ärztlicher Seite aus entsprechende Schritte unternommen werden: indem im Erstgespräch die psychologische Dimension des Schmerzproblems eruiert wird (z. B. mit speziellen Anamnesebögen, im Rahmen einer psychologisch orientierten Gesprächsführung oder mit Hilfe klinisch-psychologischer Diagnostik), indem der Patient über das Zusammenwirken psychologischer und physiologischer Komponenten seines Schmerzes aufgeklärt und darüber informiert wird, mit welchen Verfahren eine Veränderung in welchen Komponenten seines Leidens erreicht werden kann, indem der Patient zu einer psychologischen Analyse seines Schmerzproblems motiviert und darauf hingewiesen wird, inwiefern seine passive Versorgungshaltung der Minimierung seiner Schmerzen entgegenstehen kann und indem der Patient dazu angehalten wird, die Intensität seiner Schmerzen und die schmerzauslösenden Bedingungen zu beobachten und zu protokollieren.

In dieser ersten Phase liegt also der Schwerpunkt ärztlicher Gesprächsführung auf der psychologischen Analyse des Schmerzproblems, der Aufklärung über Einflußmöglichkeiten auf Schmerz und auf der Förderung einer Schmerzkonzeption und Veränderungsmotivation des Patienten, die eine psychologische Beeinflussung und eine aktive Gestaltung des Schmerzproblems ermöglicht. Diese Phase kann als Vorbereitung auf eine psychologische Therapie gelten; es ist unbedingt erforderlich, den Patienten an dieser Stelle nicht seinem Schmerzproblem zu überlassen, sondern mit ihm die Ziele einer solchen Behandlung zu formulieren und die Wahl geeigneter Verfahren zu diskutieren. Zudem sollte der Patient darüber informiert werden, inwiefern von einer solchen Behandlungsform Veränderungen der Schmerzwahrnehmung erwartet werden können und welche physiologischen Wirkungen die gewählte Therapie haben kann.

In der zweiten Phase des Patientenkontakts geht es um die Auswahl eines geeigneten Therapieverfahren und um die Entscheidung darüber, ob diese Behandlungsform in der ärztliche Praxis selbst durchgeführt werden kann oder ob die Behandlung zu delegieren ist.

Aus den Indikations- und Kontraindikationskriterien der einzelnen vorgestellten Verfahren ergeben sich bereits Anhaltspunkte für eine Auswahl bestimmter Verfahren für bestimmte Patienten. Generell scheinen die spezifisch auf Schmerz bezogenen Verfahren (z. B. SIT) besser geeignet für eine gezielte Behandlung als generelle Verfahren wie z. B. Psychoanalyse. Wird eine symptomorientierte Behandlung erwogen, eignen sich am ehesten die Entspannungsverfahren, auch Hypnose und Biofeedback. Bei schwerwiegenden chronifizierten Schmerzproblemen mit Arbeitsunfähigkeit und Medikamentenabhängigkeit erscheinen operante und transaktionale Verfahren angezeigt; die kognitiv-verhaltenstherapeutischen Verfahren und das Schmerzimmunisierungstraining können bei verschiedensten Schmerzsyndromen angewandt werden, wobei besonders die Patienten profitieren, die an der Erhöhung ihrer Selbstkontrollkompetenz über Schmerz interessiert sind.

In bezug auf die Entscheidung über die eigene Durchführung vs. Delegation einer psychologischen Behandlungsform ist neben der Ausbildung des Arztes auch der Zeitaufwand zu berücksichtigen. Wenn sich auch autogenes Training oder Hypnose bei entsprechender Vorbildung im Rahmen der ärztlichen Versorgung anbieten lassen, sollte früh erwogen werden, ob der erforderliche Zeitaufwand von mindestens 15–30 min über einen Zeitraum von mindestens 6 Sitzungen mit der Betreuung anderer Patienten vereinbar ist. Zudem sollte davon abgeraten werden, einzelne Techniken aus den multidimensionalen Behandlungsprogrammen (z. B. Aktivitätssteigerungsübungen) unsystematisch in die ärztliche Versorgung einzubeziehen. Diese Techniken, wie auch AT oder Hypnose, erfordern kontinuierliche Einübung, Kontrolle der Behandlungsfortschritte und v. a. die Einbettung in einen theoretischen und praktischen Bezugsrahmen. Ohne diese Voraussetzungen können diese Verfahren eher schädliche als günstige Konsequenzen haben. Deswegen sollte nach der anfänglichen informativen Phase der Arzt die Delegation der psychologischen Therapie an geeignete Personen oder Institutionen erwägen. Die Komplexität des Schmerzproblems der Patienten und die erforderliche Zeit und psychologische Fundierung der Behandlung erfordern unbedingt eine stete fachliche Betreuung. Die Rolle des Arztes in der psychologischen Behandlung chronischer Schmerzprobleme kann also in einer Förderung der Motivation für eine psychologische Therapie (Edukation) und in der Vermittlung einer psychologischen Therapie (Delegation) bestehen. Darüber hinaus können im Rahmen einer Zusammenarbeit zwischen Schmerzexperten (Kooperation) neue Wege der Behandlung der betreffenden Patienten beschritten werden; denn insgesamt steht, wie bereits bemerkt, die psychologische Behandlung solcher Patienten auch in der BRD noch am Anfang. Es wäre wünschenswert, wenn sich aus der Einbeziehung der psychologischen Dimension der Schmerzerfahrung Bestrebungen ergäben, psychologische Verfahren in der Zusammenarbeit zwischen Ärzten und Psychologen weiterzuentwickeln, verschiedene Modelle der Kombination medizinischer und psychologischer Verfahren zu erstellen und in Gemeinschaftspraxen und Kliniken zu integrieren. Die Förderung solch einer Entwicklung hängt wesentlich auch von der Veränderung der gängigen Ansichten über Schmerz und seine Behandlung ab. Daß Schmerz eine psychologische Dimension aufweist, die auch therapeutisch angegangen werden kann, könnte auch von medizinischer Seite aus vermittelt werden. Die bisher bestehenden Möglichkeiten psychologischer Schmerztherapie bieten eine Vielfalt von Ansatzpunkten für eine integrative und umfassende Patientenbetreuung. Es hängt nicht zuletzt vom Austausch zwischen Medizinern und Psychologen ab, die Versorgung von Patienten mit chronischen Schmerzen auch institutionell zu fördern. Eine solche Zusammenarbeit kann dem einzelnen Patienten dazu verhelfen, individuell und der Komplexität seines Schmerzproblems entsprechend behandelt zu werden und – besonders beim präventiven Einsatz psychologischer Verfahren – zur Kostendämpfung im Gesundheitswesen beitragen.

Literatur

Aas A (1962) A note on distractibility and hypnosis. Am J clin Hypn 5: 135-137

Adler R (1979) Schmerz. In: Uexküll T von (Hrsg) Lehrbuch der psychosomatischen Medizin. Urban & Schwarzenberg, München, S 498-507

Anderson TP, Cole TM, Gullickson G, Hudgens A, Roberts AH (1977) Behavior modification of chronic pain: A treatment program by a multidisciplinary team. J Clin Orthop 129: 96-100

August RV (1961) Hypnosis in obstetrics. McGraw-Hill, New York

Bakal DA (1979) Psychology and medicine. Psychobiological dimensions of health and illness. Springer, Berlin Heidelberg New York

Barber T (1969) Hypnosis: A scientific approach. Van Nostrand Reinhold New York

Barber T, Spanos N, Chaves J (1974) Hypnosis, imagination and human pozentialities. Pergamon, New York

Beecher HK (1956) Relationship of significance of wound to the pain experienced. J Am Med Assoc 161: 1609-1613

Bergouighan M, Demangeat A (1960) Les combalgies: Perspectives psychosomatiques. Rev Med Psychosom 2: 71-76

Berne E (1964) Games people play. Grove, New York

Bernstein DA, Borkovex TD (1975) Entspannungstraining. München: Pfeiffer, München

Binder H (1979) Autogenes Training Supervision. Eigenverlag, Hamburg

Bolles RC, Fanselow MS (1982) Endorphins and behavior. Annu Rev Psychol 33: 87-103

Bonica JJ (ed) (1974) Advances in neurology, vol 4. Symposium on Pain. Raven, New York

Bonica JJ (1980) Pain research and therapy: Past and current status and future needs. In: Ng KY, Bonica JJ (eds) Pain, discomfort and humanitarian care. Elsevier, New York

Bonica JJ, Liebeskind J, Albe-Fessard DS (1979) Advances in pain research and therapy, vol 3. Raven, New York

Brickenkamp R (1975) Handbuch psychologischer und pädagogischer Tests. Hogrefe, Stuttgart

Bullinger M, Keeser W (1981) Therapiemanual zum Schmerzimmunisierungstraining (SIT). Unveröffentlichtes Manuskript

Bullinger M, Turk B (1982) Selbstkontrolle: Strategien zur Schmerzbewältigung. In: Keeser W, Pöppel E, Mitterhusen P (Hrsg) Schmerz. Urban & Schwarzenberg, München S 241-283

Bullinger M, Keeser W (1983) Das Schmerzimmunisierungstraining: Theorie-Praxis-Evaluation. In: Brengelmann J (Hrsg) Entwicklung der Verhaltenstherapie in der Praxis. Röttger, München, S. 91-116

Cairns D, Thomas L, Mooney V, Pau JB (1976) A comprehensive treatment approach to chronic low back pain. Pain 2/3: 301-308

Cairns D, Pasino JA (1977) Comparison of verbal reinforcement and feedback in the operant treatment of disability due to chronic low back pain. Behav Ther 8: 621-630

Cangello VW (1961) The use of hypnotic suggestion for relief of malignant disease. Int J Clin Exp Hypn 9: 17-22

Cautela JR (1977) The use of covert conditioning in modifying pain behavior. J Behav Ther Exp Psychiat 8: 45-52

Cedercreutz C, Uusitalo E (1967) Hypnotic treatment of phantom sensations in 37 amputees. In: Lassner J (ed) Hypnosis and psychosomatic medicine. Springer, Berlin Heidelberg New York, pp 65-66

Chapman CR (1982) Verfahren der Signalerkennungstheorie und des evozierten Potentials bei der Schmerzwahrnehmung. In: Keeser W, Pöppel E, Mitterhusen P (Hrsg) Schmerz. Urban & Schwarzenberg, München S 149–190
Collison DR (1979) An approach to hypnotherapy: My method. In: Burrows GD, Collison DR, Dennerstein L (eds) Hypnosis 1979. Elsevier North-Holland Biomedical Press, Amsterdam pp 79–86
CIPS (1977) Internationale Skalen für Psychiatrie, Berlin, CIPS (Collegium Internationale Psychiatriae Scalerum)
Cziske R, Lehrl S, Arnold K (1980) Schmerzerleben und Persönlichkeit. Neurol Psychiat Prax (Psycho) 6: 101–103, 163–165
Damsbo AM (1979) Tension headache treated with hypnosis. In: Burrows GD, Collins DR, Dennerstein L (eds) Hypnosis. Elsevier North-Holland Biomedical Press, Amsterdam, pp 157–164
Echelmayer L, Zimmer D (1981) Entspannungstraining auf der Basis der progressiven Muskelentspannung. Pfeiffer, München (Tonkassetten-Programm)
Ellis A (1962) Reason and emotion in psychotherapy. Lyle Stuart, New York
Elton D, Burrows GD, Stanley GV (1979) Hypnosis in the management of chronic pain. In: Burrows GD, Collins DR, Dennerstein L (eds) Hypnosis. Elsevier North-Holland Biomedical Press, Amsterdam, pp 113–120
Engel GL (1959) „Psychogenic" pain and the pain prone patient. Am J Med 26: 899–918
Erickson MH, Rossi EL (1981) Hypnotherapie. Aufbau-Beispiele-Forschungen. Pfeiffer, München
Ewin DM (1979) Hypnosis in burn Therapy. In: Burrows GD, Collins DR, Dennerstein L (eds) Hypnosis. Elsevier North-Holland Biomedical Press, Amsterdam, pp 269–275
Fagerhaugh S, Strauss A (1977) Politics of pain management: staff-patient interaction. Adison Weslesy, Menlo Park, Ca.
Ferenczi S (1916/17) Von Krankheits- oder Pathoneurosen. Int Psychoanal 4: 219–228
Follick MJ (1979) An outpatient based behaviorally oriented approach to the management of chronic pain. Paper presented at the meeting of the American Psychological Association, New York
Fordyce WE, Fowler RS, Lehmann J, DeLateur B (1968) An application of behavior modification technique to a problem of chronic pain. Behav Res Ther 6: 105–107
Fordyce WE, Fowler RS, Lehmann J, DeLateur B, Sand P, Trieschmann RB (1973) Operant conditioning in the treatment of chronic pain. Arch Phys Med Rehab 54: 399–408
Fordyce WE (1974) Chronic pain as learned behavior. In: Bonica JJ (ed) Advances in neurology, vol 4: Pain. Raven, New York Press
Fordyce WE (1976) Behavioral methods for chronic pain and illness. Mosby, St. Louis
Fordyce WE, Steger JC (1982) Chronischer Schmerz. In: Keeser W, Pöppel E, Mitterhusen P (Hrsg) Schmerz. Urban & Schwarzenberg, München
Freud S (1975) Über den psychischen Mechanismus hysterischer Phänomene. In: Studienausgabe, Bd 6: Hysterie und Angst. Tischer, Frankfurt (1. Aufl 1893)
Freud S (1975) Hemmung, Symptom und Angst In: Studienausgabe, Bd 6: Hysterie und Angst. Fischer, Frankfurt (1. Aufl 1926)
Freud S (1975) Jenseits des Lustprinzips In: Studienausgabe, Bd 3: Psychologie des Unbewußten. Fischer Frankfurt (1. Aufl 1920)
Genest M, Turk DC (1979) A proposed model for behavioral group therapy with pain patients. In: Upper D, Ross SM (eds) Behavioral group therapy. Research Press, Champaign, Ill.
Goldfried MR, Davison GC (1979) Klinische Verhaltenstherapie. Springer, Berlin Heidelberg New York

Gottlieb H, Strite H, Koller R, Madorsky A, Hockersmith V, Kleemann M, Wagner J (1977) Comprehensive rehabilitation of patients having chronic low back pain. Arch Phys Med Rehab 58: 101–108

Gracely RH (1979) Psychophysical assessment of human pain. In: Bonica JJ (ed) Advances in pain research and therapy, vol 3. Raven, New York

Greenhoot JH, Sternbach RA (1974) Conjoint treatment of chronic pain. In: Bonica JJ (ed) Advances in Neurology, vol 4. Raven, New York

Hackett G, Horan JJ (1980) Stress inoculation for pain: What's really going on? J Couns Psychol 27: 107–116

Halder P, Junkers G, Latka H (1972) Die Stanford-Skala zur Erfassung der hypnotischen Suszeptibilität. Diagnostika 18: 141–159

Halder P (1976) Eine Pilot-Study zur Standardisierung der deutschen Form Stanford-Profil-Skalen (SPS) zur Erfassung der hypnotischen Suszeptibilität. Med Psychol 1: 77–90

Harding CH (1967) Hypnosis in the treatment of migraine. In: Lassner J (ed) Hypnosis and psychosomatic medicine. Springer, Berlin Heidelberg New York, pp 131–134

Haring C (1979) Lehrbuch des autogenen Trainings. Enke, Stuttgart

Hautzinger M (1981) Verhaltensanalyse. In: Linden M, Hautzinger M (Hrsg) Psychotherapie-Manual. Springer, Berlin Heidelberg New York

Herz A (1982) Endorphine und Schmerz. In: Keeser W, Pöppel E, Mitterhusen P (Hrsg) Schmerz. Urban & Schwarzenberg, München S 69–82

Hilgard E, Hilgard J (1975) Hypnosis in the relief of pain. Kaufmann, Los Altos, Ca.

Hokfelt T (1982) Distribution of neurotransmitters. Paper presented at the first world congress of the international brain research organisation, Lausanne, 31.3.–6.4. 1982

Holroyd KA, Andrasik F, Westbrook T (1977) Cognitive control of tension headache. Cog Ther Res 1: 121–133

Jahremko ME (1979) A component analysis of stress inoculation: Review and prospectus. Cog Ther Res 3: 35;48

Keeser W, Bullinger M (1984) Process-oriented evaluation of a cognitive-behavioural treatment for pain: a time series approach. In: Bromm, B (ed), Pain measurement in man. Neurophysiological Correlates of pain. Elsevier, Amsterdam New York Oxford, pp. 417–428

Khatami M, Rush AJ (1978) A pilot study for the treatment of outpatients with chronic pain: Symptom control, stimulus control and social system intervention. Pain 5: 163–172

Krapf G (1980) Autogenes Training aus der Praxis: ein Gruppenkurs. Springer, Berlin Heidelberg New York

Kroger WS (1963) Clinical and experimental hypnosis. Lippincott, Philadelphia

Kröner B, Heiss M (1982) Der Einsatz von Entspannungsverfahren bei chronischen Kopfschmerzen. Eine Studie über die Möglichkeiten nicht-medikamentöser Therapie. In: Huber HP (Hrsg) Migräne. Urban & Schwarzenberg, München

Kutter P (1981a) Traumanalyse. In: Linden M, Hautzinger M (Hrsg) Psychotherapie-Manual. Springer, Berlin Heidelberg New York

Kutter P (1981b) Widerstandsanalyse. In: Linden M, Hautzinger M (Hrsg) Psychotherapie-Manual. Springer, Berlin Heidelberg New York

Lambley P (1976) The use of assertive training and psychodynamic insight in the treatment of migraine headache. A case study. J Nerv Mental Dis 163: 61–64

Lang PJ, Rice DG, Sternbach RA (1972) The psychophysiology of emotion. In: Greenfield NS, Sternbach RA (eds) Handbook of psychophysiology. Holt, Rinehart & Winston, New York

Langen D (1972) Kompendium der Medizinischen Hypnose. Karger, Basel

Langen D (1978) Möglichkeiten einer Hypnosetherapie unter gleichzeitiger Berücksichtigung der Selbstversenkungsmethoden. In: Pongartz LJ (Hrsg) Handbuch der Psychologie, Bd 8: Klinische Psychologie, 2. Halbbd. Hogrefe, Göttingen, S 2144–2160
Langen D (1981) Autogenes Training für jeden. Gräfe & Unzer, München
Larbig W (1980) Schmerz – Forschung und Therapie. In: Wittling W (Hrsg) Handbuch der Klinischen Psychologie, Bd 6. Hoffmann & Campe, Hamburg
Lassen NA, Ingvar DH, Skinhoj E (1980) Hirnfuktion und Hirndurchblutung. In: Gehirn und Nervensystem. Spektrum-der-Wissenschaft-Verlagsgesellschaft, Weinheim
Lassner J (1968) Hypnose und autogenes Training in der Chirurgie und Anästhesiologie. Therapiewoche 28: 1053–1057
Lazarus RS (1966) Psychological stress and the coping process. McGraw-Hill, New York
Legalos C (1977) Aversive behavior therapy for chronic stomach pain: A case study. Pain 4: 67–72
Leuner H, Schroeter E (1975) Indikationen und spezifische Applikationen der Hypnosebehandlung. Huber, Bern
Levendusky P, Pankratz L (1975) Self control techniques as an alternative to pain medication. J Abnorm Psychol 84: 165–168
Liebeskind JC, Paul LA (1977) Psychological and physiological mechanisms of pain. Annu Rev Psychol 28: 41–60
Linden M, Hautzinger M (Hrsg) (1981) Psychotherapie-Manual. Springer, Berlin Heidelberg New York
Luthe W (ed) (1969/1970) Autogenic therapy, vols 1–6. Grune & Stratton, New York
Mahoney M (1974) Cognition and behavior modification. Ballinger, Cambridge, Mass.
McGrath J (1970) Settings, measures and themes: An integrative review of some research on social and psychological factors in stress. In: McGrath J (ed) Social and psychological factors in stress. Holt, Rinehart & Winston, New York
Meichenbaum D, Turk DC (1976) The cognitive-behavioral managment of anxiety, anger and pain. In: Davidson PO (ed) The behavioral management of anxiety, depression and pain. Bruner & Mazel, New York
Meichenbaum D (1979) Cognitive behavior modification: Future directions. In: Sjöden P, Bates S, Dockens W (eds) Trends in behavior therapy. Academic Press, New York
Melzack R, Wall PD (1965) Pain mechanism: A new theory. Science 150: 917–979
Melzack R, Casey KL (1968) Sensory, motivational and central control determinants of pain: A new conceptual model. In: Kenshalo D (ed) The skin senses. Thomas, Springfield
Melzack R (1973) The puzzle of pain. Penguin, Harmondsworth, Middlesex
Melzack R (1975) The McGill pain questonnaire: Major properties and scoring methods. Pain 1: 277–300
Melzack R, Perry C (1975) Self-regulation of pain: Use of alpha feedback and hypnotic training for control of chronic pain. Exp Neurol 46: 452–469
Melzack R (1978) Das Rätsel des Schmerzes. Hippokrates, Stuttgart
Melzack R, Wall PD (1982) Schmerzmechanismen: Eine neue Theorie. In: Keeser W, Pöppel E, Mitterhusen P (Hrsg) Schmerz. Urban & Schwarzenberg, München S 8–29
Miller NE, DiCara LV, Solomon H, Weiss JM, Dworkin B (1975) Erlernte Modifikation vegetativer Funktionen: Eine Übersicht und einige neue Ergebnisse. In: Legewie H, Nusselt L (Hrsg) Biofeedback-Therapie. Urban & Schwarzenberg, München
Miller NE (1978) Biofeedback and visceral learning. Annu Rev Psychol 29
Mitchell KR, White RG (1977) Behavioral self-management: An application to the problem of migraine headaches. Behav Ther 8: 213–222
Neil H (1978) The politics of pain. McGraw-Hill, New York

Novaco RW (1981) Streßimpfung. In: Linden M, Hautzinger M (Hrsg) Psychotherapie-Manual. Springer, Berlin Heidelberg New York
Orne MT (1980) Nonpharmacological approaches to pain relief: Hypnosis, biofeedback, placebo effects. In: Ng KY, Bonica JJ (eds) Pain, discomfort and humanitarian care. Elsevier, New York
Pawlow IP (1927) Conditioned reflexes. Oxford University Press, London
Pilowsky I, Spence N (1976) Illness behavior syndromes associated with intractactable pain. Pain 2: 61–71
Pinsky JJ (1978) Chronic, intractable benign pain: a syndrome and its treatment with intense short-term group psychotherapy. J Hum Stress 4: 17–21
Reinecker H (1981) Selbstkontrolle. In: Linden M, Hautzinger M (Hrsg) Psychotherapie-Manual. Springer, Berlin Heidelberg New York
Roberts AH, Reinhardt L (1980) The behavioral management of chronic pain: Long term follow up with comparison groups. Pain 8: 151–162
Rotter B (1966) Generalized expectancies for internal vs. external control of reinforcement. Psychol Monogr 80: (1 whole No 506) 7–16
Rüger U (1981) Übertragungsanalyse. In: Linden M, Hautzinger M (Hrsg) Psychotherapie-Manual. Springer, Berlin Heidelberg New York
Rybstein-Blinchik E (1979) Effects of different cognitive strategies on chronic pain experience. J Behav Med 2: 93–101
Rybstein-Blinchik E, Grzesiak RC (1979) Reinterpretative cognitive strategies in chronic pain management. Arch Phys Med Rehabil 60: 609–612
Sachse R, Kröner B (1979) Der Einfluß von Wahrnehmungstraining und der Vermittlung von Kognitionen auf das Erlernen von Entspannung mittels EMG-feedback. Angewandte Exp Psychol 4: 613–620
Sanders SH (1979) Behavioral assessment and treatment of clinical pain: Appraisal of current status. In: Hersen M, Eisler RM, Miller PM (eds) Progress in Behavior Modification, vol 8. Academic Press, New York, pp 249–284
Sasaki Y (1967) Studies on the application of autogenic training. Fukuoka Acta Med 58: 641–664
Schultz IH (1957) Psychotherapie und Narkose. Anaesthesist 4: 376–381
Schultz IH (1974) Das autogene Training. Thieme, Stuttgart
Schultz IH (1980) Übungsheft für das autogene Training: konzentrative Selbstentspannung, 19. Aufl. Thieme, Stuttgart
Sells SB (1970) On the nature of stress. In: McGrath J (ed) Social and psychological factors in stress. Holt, Rinehart & Winston, New York
Shapiro S, Lehrer PH (1980) Psychophysiological effects of autogenic training and progressive relaxation. Biofeedback Self Regul 52: 249–255
Sternbach RA, Rusk TM (1973) Alternatives to the pain career. Psychotherapy: Theory Res Pract 10: 321–324
Sternbach RA, Murphy R, Akeson W, Wolfe S (1973) Chronic low back pain: Characteristics of the „low back loser". Postgrad Med 53: 135–138
Sternbach RA (1974) Pain patients: Traits and treatments. Academic Press, New York
Sternbach RA (ed) (1978) The psychology of pain. Raven, New York
Sternbach RA (1982) Psychologische Verfahren bei der Behandlung von Schmerz. In: Keeser W, Pöppel E, Mitterhusen P (Hrsg) Schmerz. Urban & Schwarzenberg, München
Stokvis B, Wiesenhütter E (1979) Der Mensch in der Entspannung. Hippokrates, Stuttgart
Szasz TS (1957) Pain and pleasure. Basic Books, New York
Suzuki Y (1967) Especially on the analgesic effect of hypnosis and autogenic suggestion.

In: Abstracts and papers, International Congress for psychosomatic Medicine and Hypnosis. Kyoto, Japan, July 1967
Thomas K (1969) Praxis der Selbsthypnose des autogenen Trainings. Thieme, Stuttgart
Thompson SC (1981) Will it hurt less if I can control it? A Complex answer to a simple question. Psychol Bull 90: 89–102
Timmermanns G, Sternbach R (1974) Factors of human chronic pain: A analysis of personality and pain reaction variables. Science 184: 806–808
Turk DC (1978) Cognitive behavioral techniques in the management of pain. In: Foreyt JP, Rathgen DJ (eds) Cognitive behavior therapy: Research and application. Plenum, New York
Turk DC, Genest M (1979) Regulation of pain: The application of cognitive and behavioral techniques for prevention and remediation. In: Kendall PC, Hollon SD (eds) Cognitive-behavioral interventions: Theory, research, and procedures. Academic Press, New York
Turk DC (1980) Coping with pain: A review of cognitive control techniques. In: Feuerstein M, Sachs LB, Turkat ID (eds) Psychological approaches to pain control. Wiley-Interscience, New York
Turk DC, Meichenbaum DH, Berman WH (1982) Die Anwendung von Biofeedback bei der Schmerzkontrolle: Ein kritischer Überblick. In: Keeser W, Pöppel E, Mitterhusen P (Hrsg) Schmerz. Urban & Schwarzenberg, München
Vertes RP, Miller NE (1979) Brain stem neurons that fire selectively to a conditioned stimulus for shock. Brain Res 160: 229–242
Weisenberg M (1982) Schmerz und Schmerzkontrolle. In: Keeser W, Pöppel E, Mitterhusen P (Hrsg) Schmerz. Urban & Schwarzenberg, München
Weitzenhoffer AM, Hilgard ER (1959) Stanford Hypnotic Susceptibility Scale, Forms A and B. Consulting Psychologists Press, Palo Alto, Ca.
Weitzenhoffer AM, Hilgard ER (1962) Stanford Hypnotic Susceptibility Scale, Form C. Consulting Psychologists Press, Palo Alto, Ca.
Wellisch DK (1981) Intervention with the cancer patient. In: Prokop CK, Bradley LA (eds) Medical Psychology. Contributions to behavioral medicine. Academic Press, New York
Wörz R, Lendle R (1980) Schmerz – psychiatrische Aspekte und psychotherapeutische Behandlung. Fischer, Stuttgart
Wolff BB (1982) Die Messung von Schmerz beim Menschen. In: Keeser W, Pöppel E, Mitterhusen P (Hrsg) Schmerz. Urban & Schwarzenberg, München
Zimmermann M (1982) Neurophysiologische Mechanismen von Schmerz und Schmerztherapie. In: Keeser W, Pöppel E, Mitterhusen P (Hrsg) Schmerz. Urban & Schwarzenberg, München

Stimulationsverfahren zur Schmerztherapie (einschließlich Akupunktur)

W. Pongratz

1 Transkutane elektrische Nervenstimulation (TNS oder TENS)

Die TENS ist ein weltweit verbreitetes, nichtinvasives Verfahren zur Schmerzlinderung und ist aus der modernen Schmerztherapie nicht mehr wegzudenken. In der Bundesrepublik Deutschland jedoch wurde deren Verbreitung von der Kassenärztlichen Vereinigung jahrelang behindert, indem in den Gebührenordnungen keine Nummer aufgenommen wurde, über die TENS-Behandlung eindeutig abgerechnet werden kann. Falls sich jedoch über eine bestimmte Behandlungsdauer (etwa 3–12 Sitzungen) hinweg der Einsatz eines Gerätes bei einem Patienten bewährt hat und zu erwarten ist, daß weiterhin Schmerzlinderung damit erreicht werden kann, sollte das zur Erprobung eingesetzte Gerät rezeptiert werden. Regelmäßig werden von den Kassen die Kosten für die TENS-Geräte (Preis etwa zwischen DM 100 und DM 1400, je nach Ausführung entsprechend Anforderungen und Komfort) anstandslos übernommen (Abb. 1).

Dadurch wird dem Patienten zu Hause eine Möglichkeit gegeben, aktiv in das Schmerzgeschehen einzugreifen, ohne Analgetika einnehmen und deren unerwünschte Nebenwirkungen und Gefahren in Kauf nehmen zu müssen.

Bei der TENS werden elektrische Impulse über transkutan aufgeklebte Elektroden direkt an das schmerzende Areal oder an die betroffenen Nerven gegeben. Der Entwicklung der heutigen Geräte liegt die als Ausgangspunkt für die Erklärung der Wirkung der Akupunktur von Melzack u. Wall (1965) aufgestellte „Gate-control-Theorie" zugrunde. Nach ihr kann ein „Schließen des Tores", d.h. die Unterbrechung der Schmerzleitung bzw. -verarbeitung auf einer der 3 angenommenen Ebenen des ZNS stattfinden:

- präsynaptisch und postsynaptisch,
- im Stammhirnnetzsystem und
- kortikal – subkortikal.

Oder anders ausgedrückt: Jeder stimulierte Körperpunkt ist über 3 Neuronen mit dem Großhirn verbunden. Der periphere Nerv stellt das 1. Neu-

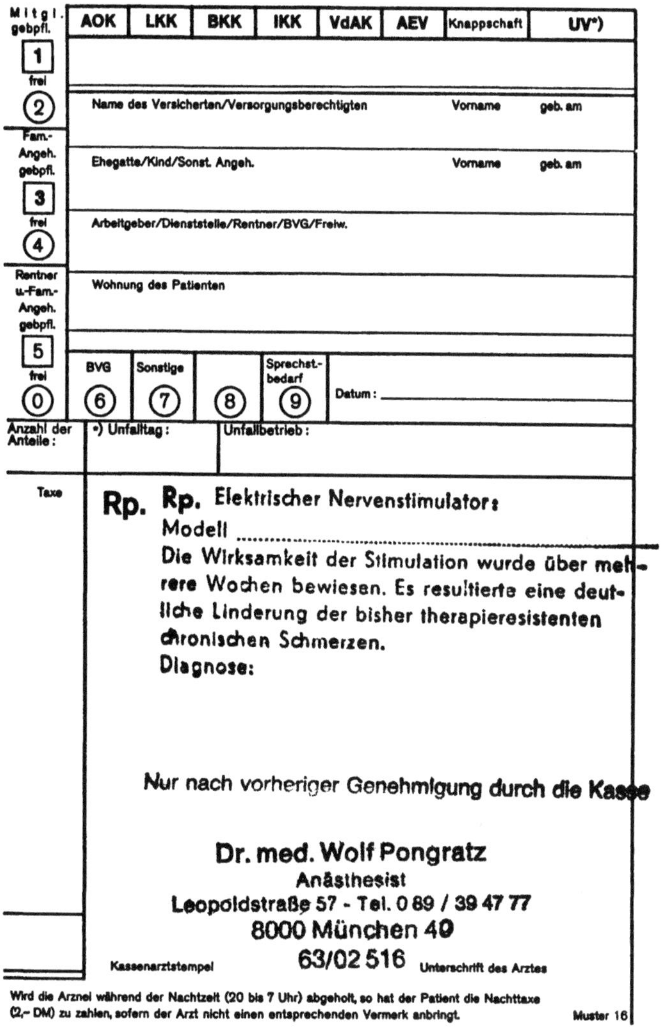
Mitgl. gebpfl. | AOK | LKK | BKK | IKK | VdAK | AEV | Knappschaft | UV*)

1 frei 2

Name des Versicherten/Versorgungsberechtigten — Vorname — geb. am

Fam.-Angeh. gebpfl. 3 frei 4

Ehegatte/Kind/Sonst. Angeh. — Vorname — geb. am

Arbeitgeber/Dienststelle/Rentner/BVG/Freiw.

Rentner u.-Fam.-Angeh. gebpfl. 5 frei 0

Wohnung des Patienten

BVG 6 | Sonstige 7 | 8 | Sprechst.-bedarf 9 | Datum:

Anzahl der Anteile: | *) Unfalltag: | Unfallbetrieb:

Taxe

Rp. Rp. Elektrischer Nervenstimulator:
Modell ....
Die Wirksamkeit der Stimulation wurde über mehrere Wochen bewiesen. Es resultierte eine deutliche Linderung der bisher therapieresistenten chronischen Schmerzen.
Diagnose:

Nur nach vorheriger Genehmigung durch die Kasse

Dr. med. Wolf Pongratz
Anästhesist
Leopoldstraße 57 - Tel. 0 89 / 39 47 77
8000 München 40
63/02 516

Kassenarztstempel — Unterschrift des Arztes

Wird die Arznei während der Nachtzeit (20 bis 7 Uhr) abgeholt, so hat der Patient die Nachttaxe (2,– DM) zu zahlen, sofern der Arzt nicht einen entsprechenden Vermerk anbringt. Muster 16

Abb. 1. Rezept für schmerzminderndes elektrisches Gerät

ron dar; hier setzt die TENS an. Der Nerv reicht von der Haut bis zum zugehörigen Rückenmarksegment. Das 2. Neuron zieht in der Vorderseitenstrangbahn des Rückenmarks zum Thalamus und das 3. Neuron vom Thalamus zum Großhirn. Dieser in der Theorie angenommene „torähnliche“ Mechanismus innerhalb der körpereigenen Schmerzleitung und -verarbei-

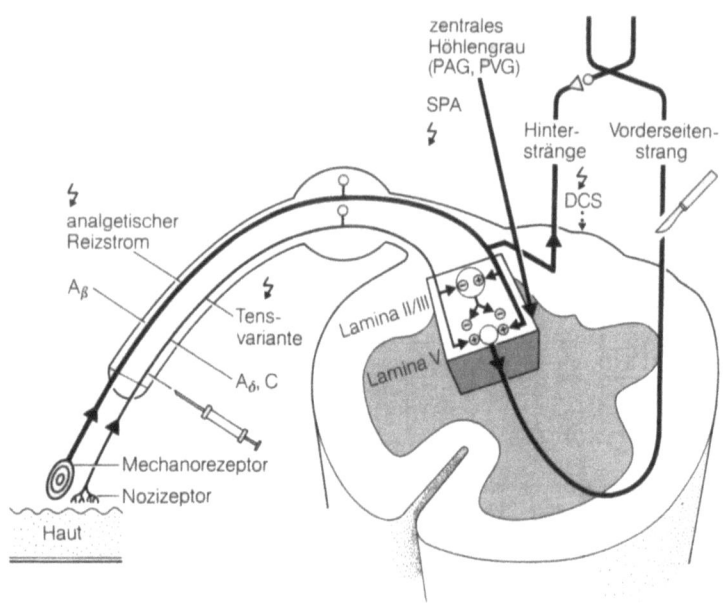

Abb. 2. Elektrische Schmerzkontrolle durch Aktivierung körpereigener Hemmprozesse auf spinaler und supraspinaler Ebene durch PENS, TENS bzw. (Elektro)akupunktur. (*DCS* „dorsal column stimulation", Hinterstrangreizung, *SPA* „stimulation-produced analgesia", Hirnstimulation, *PAG* periaquäduktale Grauzone, *PVG* periventrikuläre Grauzone). (Nach Edel et al. 1979)

tung funktioniert nicht starr bzw. gleichförmig, sondern er ist dynamisch und wird durch vielfältige Einflüsse und Faktoren reguliert.

Schmerzempfindung und Schmerzgefühl werden über verschiedene Fasersysteme zum Gehirn geleitet. Die Schmerzempfindung läuft über die dicken, schnelleitenden markhaltigen A-Fasern, während das Schmerzgefühl über die dünneren marklosen C-Fasern zum Hinterhorn läuft. Eine Stimulation durch TENS, PENS oder Akupunktur soll nun vorwiegend die dickeren, schnelleitenden Fasern erregen und somit die Übermittlung von Schmerzsignalen durch die dünneren, langsam leitenden Fasern blockieren (Abb. 2). Auch durch die deszendierende Hemmung, die u. a. suggestiv oder kognitiv beeinflußbar ist, kann das sog. „Schließen des Tores" erreicht werden. Möglicherweise kommen bei besonders starker Stimulation, d. h. wenn die Stimulation als solche schmerzt und dadurch C-Fasern miterregt werden, noch zusätzliche Schmerzhemmechanismen ins Spiel.

Es besteht ein hemmender Einfluß des Stammhirnnetzsystems auf die Übermittlung von Schmerzsignalen über das Rückenmark oder über andere Leitungsbahnen. Werden bestimmte Teile des Stammhirns durch mechanische oder elektrische Reizung (Akupunktur oder Elektrostimulation) peripherer Körperstellen erregt, so kann dies eine Analgesie nahezu im gesamten Körper bewirken.

Kortikale Schmerzsysteme hemmen subkortikale: Es ist bekannt, daß psychische Sensationen wie Angst oder Erregung die Schmerzwahrnehmung beträchtlich erhöhen können. Andererseits kann in bestimmten psychischen Situationen der Schmerz gemildert oder sogar unterdrückt werden (z. B. Hypnonarkose).

Bei der TENS wird hauptsächlich nur die erste Stufe zum Tragen kommen: Die ersten Schaltstellen im Rückenmark werden über die Stimulation der dicken, markhaltigen, schnelleitenden Fasern gehindert, die über die dünnen, marklosen, langsamer leitenden Fasern einlaufenden Schmerzimpulse umzuschalten und weiterzuleiten (präsynaptische Hemmung).

Die verwendeten Impulsgeneratoren (sog. TENS-Geräte) sind batteriebetrieben (Trockenbatterien oder aufladbare Akkumulatoren mit Netzteil), meist nicht viel größer als Zigarettenschachteln. Die Stromform ist bei praktisch allen Geräten ähnlich und bis auf die weit höheren Intensitäten auch denen entsprechend, die bei perkutaner elektrischer Nervenstimulation (PENS) oder Akupunktur mit Elektrostimulation eingesetzt werden. Die kleinen handlichen Geräte liefern rechteckige oder spitzzahnförmige Wechselströme mit einer Impulsdauer von etwa 0,2–0,5 ms und einer Frequenz von etwa 5 bis 100 Hz und einer Stromstärke bei perkutaner Stimulation von 5 bis etwa 20 mA, bei transkutaner Stimulation erheblich darüber (bis zu etwa 100 mA). Auch bei der Elektroakupunktur in der Schmerztherapie und der Elektroakupunkturanalgesie bei Kombinationsnarkosen zu chirurgischen Eingriffen werden entsprechende Stromarten und -stärken verwendet. Angeschlossen werden die Geräte über Kabel an flexible (meist Silicon-)Elektroden, die mit Elektrodengel (z. B. EKG-Elektrodengel) bestrichen auf der Haut aufgeklebt sind.

Welche Geräte eingesetzt (z. B. Einkanal- oder Zweikanalgerät) und über welchen Hautpunkten bzw. -arealen stimuliert werden soll, muß bei Behandlungsbeginn festgelegt und in der Praxis über einige Wochen meist im Abstand von 2–3 Tagen von Schmerztherapeuten erprobt und der Patient ausführlich eingewiesen werden, damit die Methode sinnvoll und wirksam bleibt.

Am besten hat sich dieses Verfahren bewährt bei:

1. akuten Schmerzen wie Knochenbrüchen (z. B. Rippenbrüchen) oder postoperativen Schmerzen,

2. zur Selbstbehandlung zu Hause bei chronischen Schmerzzuständen wie Lumboischialgien oder anderen Kreuzschmerzen, Schulter-Arm-Schmerzen und HWS-Beschwerden, Phantom- und Stumpfschmerzen nach Amputationen.

Im allgemeinen ist die TENS erfolgreicher bei Dauerschmerz als bei intervallartigen auftretenden Schmerzen (z. B. Trigeminusneuralgie).

Im Prinzip wird durch die Erzeugung eines elektrischen Feldes in den anatomischen Gebilden jeweils unter den aufgeklebten Elektroden die normal oder bei Schmerzen verändert in den Nervenfasern ablaufenden Potentialdifferenzen gestört, d. h. die Nerven werden für die Schmerzleitung blockiert.

Die Festlegung der zu stimulierenden Hautpunkte bzw. -areale geschieht aufgrund der anatomischen Kenntnis des Verlaufs der peripheren Nerven und der vegetativen Fasern und der Lage der sympathischen Ganglien, die für die Beschwerden verantwortlich gemacht werden müssen. Im einzelnen bedeutet dies, daß vor Beginn der Behandlung die folgenden Fragen beantwortet werden müssen:

1. Kann die schmerzende Region direkt stimuliert werden?
2. Welcher Spinal- oder Hirnnerv leitet den Schmerz?
3. Soll der Sympathikus blockiert werden, da er die Beschwerden zumindest mitverursacht? Welches oder welche Ganglien entsprechen der betroffenen Region? (Siehe Sympathikusblockaden, S. 146 ff.)

Da die Elektroden immer paarig angelegt werden müssen, wird man sich oft für die Auflage einer Elektrode am Durchtritt des tangierten Nervs durch knöcherne Foramina, paravertebral o. ä. und einer weiteren in der schmerzenden Region entscheiden. Auch hat es sich oft bewährt, über Akupunkturpunkte die Elektroden nach denselben Gesichtspunkten aufzukleben, die auch zur Festlegung der genadelten Akupunkturpunkte führen (s. Schematafeln zur Akupunkturbehandlung, S. 122 ff.). Denn die Verfahren PENS, TENS und Elektroakupunktur können in der Praxis nach anatomischen und neurophysiologischen Aspekten nicht getrennt werden (s. auch Meridiantheorie, S. 117).

Neben der Dokumentation des Behandlungsverlaufs in der Praxis sollte dem Patienten während der Erprobungsphase zu Hause (wenige Wochen) ein Protokollblatt mitgegeben werden, in dem jeweils die stimulierten Areale vermerkt sind, außerdem die Stimulationsdauer, der Behandlungserfolg und wie lange die Schmerzlinderung vorhält und ggf. zusätzliche Medikamenteneinnahmen (Abb. 3).

Die Intensität richtet sich wie bei jeder Stimulationsbehandlung nach der Patiententoleranz. Je stärker stimuliert wird, desto größer kann auch

Auswertung für die Behandlung mit einem TENS-Gerät der Fa. ....

Modell: .... Serien-Nr.: ....

Name des Patienten: ....

Datum	Uhrzeit des Beginns	Behand-lungs-dauer	Dauer der Schmerzfrei-heit in Min.	Art der Schmerzfrei-heit, s. u.*	Bemerkungen

* 1 = sehr gut, 2 = gut, 3 = wirksam, 4 = keine Veränderung des Zustands.
Dieses Blatt bitte zum nächsten Arztbesuch mitbringen!

Abb. 3. Formblatt zur Therapiekontrolle

die Wirkung sein, d.h. eine kurze, starke, schmerzhafte Stimulation wirkt besser als eine schwache (Melzack 1975) (häufig ist keine schmerzhafte Stimulation nötig, da der Erfolg schon ohne Erregung der C-Fasern ausreichend eintritt).

Nach einer Stimulationsdauer von mindestens 20 min kann erwartet werden, daß alle erwünschten körpereigenen Schmerzhemmechanismen ausreichend in Gang gekommen sind.

Der Erfolg der TENS bei der Schmerzbehandlung nimmt im Lauf der Zeit ab, nach Jahren ist die Methode sehr häufig nicht mehr oder nur ganz schwach wirksam. Doch manchmal ist der Mißerfolg auch zurückzuführen auf mangelnde anatomische Kenntnisse des Patienten oder auf fehlerhafte Gerätebedienung. Deshalb sollte Gerät und Einsatz am Patienten vom Schmerztherapeuten regelmäßig überprüft werden, z.B. alle 6 Monate.

Gibt ein Patient während oder nach der Behandlung eine erhebliche Steigerung der ursprünglichen Beschwerden an und ist eine somatische Ursache der Schmerzen – wie dies bei chronischen Schmerzzuständen ja häufig der Fall ist – ausgeschlossen, so muß noch eingehender nach psychischen Faktoren gefahndet werden.

Eine Kontraindikation der TENS ist nur dann gegeben, wenn beim Patienten ein Herzschrittmacher mit Demandfunktion eingepflanzt worden ist und die Elektroden in Körperregionen angelegt werden müssen, die einen Stromfluß der Stimulationsimpulse durch das Herz erwarten lassen. Die Haut unter den aufgeklebten Elektroden wird manchmal in Mitleidenschaft gezogen, sei es durch allergische Reaktionen gegen das Kontaktgel, sei es durch die Stärke der Intensität bei kleinen Zielelektroden bei Sympathikusblockaden oder falls die Elektroden nicht gut auf der Haut fixiert sind und deshalb nicht mit der vollen Fläche aufliegen.

2 Perkutane elektrische Nervenstimulationen (PNS oder PENS) und Akupunktur

2.1 PENS

Die PENS führt oft da zum Erfolg, wo die transkutane Behandlung wirkungslos war, nicht zuletzt weil die für die Schmerzen verantwortlichen Nerven oft schwer zugänglich sind, wie bei Kopfschmerzen oder noch mehr bei Ischiasschmerzen. Hier besteht die Möglichkeit, mittels Nadelelektroden, die in die Nerven bzw. in deren Bereich eingestochen werden, die Schmerzsensationen zu reduzieren. Dabei finden sich viele Überschneidungen mit der Elektroakupunktur; z.B. für Ischiasschmerzen links können nach der sog. Meridiantheorie folgende Punkte genadelt werden: Gallenblase 30 auf dem Gallenblasenmeridian links und Blase 40 auf dem Blasenmeridian links. Bei der PENS werden Elektroden eingestochen in den Ischiadikusverlauf wie zur Blockade durch die Glutäalmuskulatur (entspricht exakt dem Punkt Gallenblase 30) und in der Kniekehle (entspricht Blase 40).

Die Stimulationsgeräte zur transkutanen oder perkutanen elektrischen Nervenstimulation sind, wie bereits gesagt, gründsätzlich gleich, nur müssen bei transkutaner Stimulation die Stromstärken erheblich über denen bei der perkutanen liegen. Die Auswahl der Stimulationsregion bei der PENS sollte entsprechend den genadelten Regionen bei der Elektroakupunktur erfolgen (s. Schematafeln, S. 122ff.).

Für die PENS können die gleichen Elektroden verwendet werden wie zur Akupunktur. Da kein Anhalt gegeben ist, daß Akupunkturnadeln aus unterschiedlichen Metallen (z. B. Gold, Silber, Stahl) verschiedene Akupunkturwirkungen haben, werden fast überall, besonders auch in China, Nadeln aus rostfreiem Stahl verwendet. Der Griff einer solchen Nadel besteht meist aus gewickeltem Kupfer- oder Silberdraht. Die Länge der gebräuchlichsten Nadelkörper schwankt zwischen 1 und etwa 12 cm, hiervon wiederum werden am häufigsten Längen von 2,5–7 cm verwendet. Der Nadeldurchmesser beträgt 0,26–0,45 mm. Die Nadeln sollen glatt, gerade und spitz sein. Sie haben keine Kanülenöffnung und verletzen deswegen praktisch weder Haut noch darunterliegende Gewebe. Es können weder Stanzzylinder entstehen, noch evtl. vorhandene Verunreinigungen der Haut mit der Nadelöffnung vorgeschoben werden. Hämatome treten viel seltener auf als bei der Verwendung von scharfen Punktions- oder Injektionskanülen. Das Vorschieben von Nadeln, deren Länge mehr als 2,5–3 cm beträgt, geschieht durch Führung der Nadel oberhalb der Spitze zwischen Daumen und Zeigefinger mit einem sterilen Tupfer.

Während der Behandlung sollte der Patient möglichst bequem liegen oder in einem Stuhl mit Kopf- und Armstütze sitzen. Ähnlich wie bei Injektionen und Blutabnahmen kann es zum Kollaps kommen.

Eine Sitzung dauert in der Regel etwa 20–30 min. Tritt nach etwa 7–12 Sitzungen keine Reaktion oder Besserung ein, kann mit einem Erfolg durch das Stimulationsverfahren meist nicht mehr gerechnet werden.

Die Einstichtiefe bei den einzelnen Punkten schwankt von einigen Millimetern bis 7 oder 8 cm, je nachdem ob vertikal oder mehr schräg eingegangen wird und je nach Lage der darunterliegenden Nerven. Bei der Akupunktur ist die Einstichtiefe in chinesischen Lehrbüchern in „cun" angegeben, wobei 1 cun die Breite des Daumenendgliedes ist. Wegen der bipolaren Ableitung bei der PENS und Elektroakupunktur müssen immer Punkte in gerader Anzahl gestochen werden.

Obwohl Vorsicht geboten ist, stellt die Behandlung mit PENS oder Elektroakupunktur manchmal die einzige Alternative zur TENS oder Analgetika bei Patienten dar, die mit Antikoagulantien behandelt werden.

Bei Patienten mit Phantom- und Stumpfschmerzen, bei denen eine TENS zu keinem ausreichenden Erfolg geführt hat, bietet sich ebenfalls eine PENS oder Elektroakupunkturbehandlung an. Dabei nadelt man bei Phantomschmerz die kontralaterale Seite, als ob diese in den entsprechenden Regionen schmerzen würde. Zum Beispiel wird bei einem links unterschenkelamputierten Patienten, der Schmerzen im Sprunggelenk links angibt, obwohl er dieses ja gar nicht mehr hat, am vorhandenen rechten Bein das Sprunggelenk stimuliert. Falls der Stumpf Beschwerden macht, wird direkt entsprechend dem Nervenverlauf genadelt und stimuliert.

2.2 Akupunktur

Die gewünschte analgetische Wirkung der Akupunktur scheint besonders gut aufzutreten, wenn das typische, ziemlich unangenehme sog. Akupunkturgefühl (Te-Chi-Gefühl, etwa auch PSC-Effekt („propagated sensation along the channels"), auftritt, also bei

1. Schmerz,
2. Schwere,
3. Taubheit,
4. Spannung und
5. Ausstrahlung in der genadelten Region.

Dies deutet darauf hin, daß aus der Tiefe der stimulierten Region afferente Impulse ausgehen, die für das Eintreten der Akupunkturanalgesie verantwortlich sind. Also wird eine Akupunkturbehandlung auch nur bei einem intakten ZNS erfolgreich sein können. Dafür spricht auch, daß bei Stimulation von Akupunkturpunkten an Querschnittsgelähmten unterhalb der Läsion im Rückenmark keine Erhöhung der Schmerzschwelle erfolgt.

Auffallend ist, daß bei Patienten mit einem hohen Analgetikaverbrauch die Akupunkturwirkung meist gering ist. Offenbar wird durch die Zufuhr von Analgetika zumindest teilweise verhindert, daß die entsprechenden Schmerzhemmechanismen in Gang gesetzt werden.

Das Akupunkturgefühl kann bei verschiedenen Akupunkturpunken verschiedenartig auftreten. Eine Reihe der am häufigsten genadelten Akupunkturpunkte liegt über dicken Muskelbäuchen an Armen und Beinen. Daraus kann man folgern, daß die afferenten Reize, die von tiefen Geweben, speziell Muskeln, ausgehen, zunächst mitverantwortlich sind für die analgetische Wirkung. Dafür spricht auch, daß bei Injektionen eines Lokalanästhetikums in einen Akupunkturpunkt und das darunterliegende Gewebe bei anschließender Nadelung weder das Akupunkturgefühl noch die analgetische Wirkung auftritt. Weder das Akupunkturgefühl noch die analgetische Wirkung werden jedoch beeinflußt, wenn nur die Haut der Umgebung des Akupunkturpunktes lokalanästhesiert wird, z. B. durch Blockade des zuständigen Hautnervs. Hier wird eine wichtige Grundfunktion des ZNS aktiviert, die das Ergebnis des Entgegenwirkens und des Zusammenspiels verschiedener sensibler und sensorischer Reize im ZNS ist. Schmerzlinderung tritt ein durch die Wechselwirkung der Reize, die von den stimulierten Akupunkturpunkten und der schmerzenden Körperstelle ausgehen, also eine Art Schmerzverdeckung durch Gegenirritation.

Das Vorhandensein analgesierender Komponenten der Akupunktur wird oft noch ebenso bestritten wie bei der TENS oder PENS (z. B. Kassenärztliche Vereinigung). Glücklicherweise kann der noch vorhandene Informationsmangel an neurophysiologischer Begründung bezüglich der aktivierten Schmerzhemmechanismen die Anwendbarkeit dieses wirksamen Verfahrens nicht verhindern, wie dies ja auch der Fall ist in weiten Bereichen fast aller therapeutischer Verfahren, speziell auch der Pharmakologie. Oft wird vorgeschlagen, von Akupunkturhypalgesie und nicht von -analgesie zu sprechen. Doch darf mit derselben Berechtigung der Ausdruck „Akupunkturanalgesie" gebraucht werden wie die übliche Bezeichnung „Analgetika" für schmerzstillende bzw. -lindernde Medikamente. In therapeutischen Dosen, d. h. bevor die unerwünschten Nebenwirkungen überwiegen, bewirken praktisch alle Analgetika nur eine Teilanalgesie, also eine Hypalgesie.

Ein Teil der Wirkung erfolgt am wachen Patienten über kortikale Zentren (psychische Komponenten), jedoch findet auch eine Schmerzhemmung auf tieferen Ebenen im ZNS statt. Am schlafenden Patienten kommt ein Teil der Wirkung der Elektroakupunktur zustande durch Erzeugung unphysiologischer Potentialdifferenzen und somit Störung des normalen Impulsablaufs auf verschiedenen Ebenen des ZNS, bei Stimulation von Punkten am Kopf (z. B. am Ohr, besonders beidseits) speziell im Stammhirn. Man spricht hier von SPA („stimulation-produced analgesia").

Die Akupunktur mit mechanischer oder elektrischer Stimulation ist nicht invasiv, sie führt bei sachgerechter Anwendung zu keinen unerwünschten Nebenwirkungen. Sie ist vergleichbar mit einem Aspekt der Chirurgie: Beim Einstich der Akupunkturnadeln durch die Haut in tiefere Gewebe werden meist Nerven oder andere anatomische Gebilde direkt erreicht und beeinflußt. Die Intensität kann sowohl bei mechanischer wie auch bei elektrischer Stimulation bis zu einem gewissen Grad gesteigert werden.

Der langsame Wirkungseintritt bei der Akupunktur (20 bis 30 min nach Stimulationsbeginn) sowie die lang anhaltende Analgesie sprechen auch dafür, daß humorale bzw. neurochemische Faktoren eine Rolle spielen könnten.

Sicherlich kommen auch psychophysiologische Komponenten in Betracht. Warshaw (1967) beschreibt die Placebowirkung sehr anschaulich. Hier wird der Placeboeffekt als nicht verbale Form der Kommunikation zwischen Arzt und Patient bezeichnet, wobei die affektive Reaktion gegenüber der Behandlung auf die Tabletten gelenkt wird. Wie bei jedem Therapieverfahren kommt bei den Stimulationen, also auch bei der Akupunktur, eine zusätzliche erwünschte suggestive Komponente eher zum Tragen, wenn die Behandlung insgesamt aufwendig, langdauernd und den Patienten psychisch und physisch stark beeinflussend ist.

Die Meridiane in der chinesischen Akupunktur sind 12 (bzw. 14) gedachte, über Kopf, Rumpf und Gliedmaßen ziehende Linien, die sich über innere, mit verschiedenen Organen korrespondierenden Linien zu Kreisen schließen. Entsprechend diesen Linien soll die Lebensenergie in diesen geschlossenen Bahnen im Körper kreisen und *Yang* (Spannung oder vielleicht auch Sympathikus) und *Yin* (Entspannung oder vielleicht auch Parasympathikus) im Gleichgewicht halten. Bei den chinesischen und oft auch bei den Patienten der westlichen Welt hält sich ein starker Glaube an sie. Von den offiziellen traditionellen chinesischen Schulen wird auch heute noch ein großer Aufwand betrieben, diese Theorie zu bestätigen. Sie ist oft widersprüchlich, so daß viele Krankheiten mit ganz verschiedenen Punktkombinationen behandelt werden können. Die Praxis ist oft auch dementsprechend unterschiedlich. Jeder Arzt der traditionellen chinesischen Medizin behandelt nach seiner Erfahrung, und dieses unterschiedliche Vorgehen wird als völlig lege artis betrachtet.

Nach Hsiang-Tung-Chang sollen die in der alten Theorie gemeinten physiologischen Substrate dem Nervensystem, den humoralen Faktoren einschließlich dem endokrinen System und den Neurotransmittern entsprechen. Diese Erkenntnisse der modernen Wissenschaft waren den alten Chinesen nicht bekannt, doch findet auch nach der alten Theorie ein Regulieren, Verbinden und Kontrollieren von Körperfunktionen statt. Möglicherweise könnte eine subjektive Schmerzempfindung in bestimmten Körperbereichen beim Stimulieren bzw. Nadeln von bestimmten Körperregionen und Kombinationen davon eine Rolle bei der Festlegung der Meridiane gespielt haben. Es können Punkte und Meridiane mit subjektiv empfundenen Schmerzlinien zusammenfallen, die von Patienten als Schmerzausbreitung angegeben werden.

So ist eine kritiklose Bejahung der Meridiantheorie ohne die geringste Abweichung vom alten Dogma genauso falsch wie die Haltung derer, die aus der Sicht des Schulmediziners das Ganze als völlig unwissenschaftlich abtun und deshalb eine Anwendung der Methoden auch in der Behandlung akuter und chronischer Schmerzzustände grundsätzlich ablehnen.

Zur Spezifität der Akupunkturpunkte kann gesagt werden, daß aufgrund der neurophysiologischen Erkenntnisse bezüglich der Wirkung der Akupunktur die Punkte auf der Körperoberfläche, wie sie nach altchinesischer Überlieferung auf Meridianen festgelegt sind, keine Bedeutung haben. Durch den Einstich und die Stimulation von Akupunkturnadeln in anatomische Gebilde in tieferen Gewebsschichten (z. B. Nerven), werden Reize auf das Zentralnervensystem ausgeübt, und nur so kommt die spezifische Wirkung zustande. Nach Zimmermann (1979) kann gesagt werden, daß die präsynaptische Hemmung um so stärker wirkt, je näher Schmerz- und Stimulationsgebiet beieinander liegen. Über die deszendierende Hemmung vom Stammhirn aus werden weite Bereiche des Körpers beeinflußt. Jedoch wirkt die Stimulation eines Akupunkturpunktes z. B. auf der oberen Körperhälfte besser auf einen Schmerzzustand, der auch von der oberen Körperhälfte ausgeht, als die Stimulation eines Akupunkturpunktes an der unteren Körperhälfte und umgekehrt. Die einzelnen durch Stimulation aktivierten verschiedenen Schmerzhemmsysteme können sich in der Wirkung summieren. So besteht eine relative Spezifität der Akupunkturpunkte bzw. Regionen, zwar nicht in bezug auf das Meridiansystem, obwohl häufig Meridiane über dicken peripheren Nerven laufen, sondern eindeutig auf anatomische Gegebenheiten. Eine optimale Akupunkturwirkung wird dann eintreten, wenn alle zum Tragen kommenden körpereigenen Schmerzhemmsysteme aktiviert werden.

Nach Melzack et al. (1977) sind fast ¾ der zur Schmerzbehandlung am häufigsten genadelten Akupunkturpunkte identisch mit Triggerpunkten, die nach demselben neuralen Mechanismus funktionieren. Triggern bedeutet auslösen, d.h. von einem Triggerpunkt oder einer Triggerzone läßt sich durch Druck, Berührung oder Einstich eine Reaktion auslösen, z. B. an bestimmten Gesichtspartien bei Trigeminusneuralgie. Das einzige, was beide Arten von Körperpunkten in ihrer geschichtlichen Entwicklung gemeinsam haben, ist ihre empirische Festlegung bzw. Entdeckung. Die Systeme, in denen sie jedoch definiert sind, unterscheiden sich völlig: Triggerpunkte sind genau definiert in der neuromuskulären Anatomie, während Akupunkturpunkte auf Meridianen liegen, die keinen Platz in der modernen Physiologie haben. Es wird angenommen, daß Triggerpunkte an bestimmten Prädilektionsstellen entstehen, nämlich an Stellen, wo Gefäße und Nerven näher an der Körperoberfläche liegen. Bei ver-

schiedenen Patienten finden sich die Triggerpunkte meist an denselben Körperstellen.
Entsprechend dem Schmerzgeschehen sollte akupunktiert werden:

1. im selben oder in einem benachbartem Segment. Auf das Akupunkturgefühl sollte besonders geachtet werden (Ausstrahlung);
2. in einer Region, über die entsprechender Einfluß genommen werden kann auf das Stammhirnnetzsystem. Dies ist grundsätzlich von jeder Körperstelle aus möglich, jedoch scheint die Nadelung von Punkten am Kopf (z. B. Ohr) hier besonders wirkungsvoll zu sein (bipolare Stimulation besonders für chirurgische Eingriffe);
3. in vorhandene zusätzliche Schmerzpunkte (Locus dolendi, Triggerpunkt).

Da die am häufigsten genadelten und angeblich besten Akupunkturpunkte über dicken Muskelbäuchen, im Bereich oder in den Endigungen großer peripherer Nerven oder in dem zum Erfolgsorgan bzw. -ort gehörigen oder benachbarten Segmenten bzw. Nervenaustrittspunkten oder in den möglichen neuralen Projektionen von Organen bzw. Körperstellen auf die Körperoberfläche liegen, wird man beim Festlegen der Akupunkturpunkte, die für eine bestimmte Behandlung in Frage kommen, folgende Fragen beantworten müssen:

1. Von welchen peripheren Nerven wird die schmerzende Region versorgt?
2. Welche sympathischen Fasern sind betroffen?
3. Wo haben die versorgenden Nerven „neuralgische" Punkte (Austritt aus Knochen, Durchtritt durch Sehnen usw.)?
4. Sind Triggerpunkte vorhanden?
5. Sind neurale Projektionen bekannt (z. B. Head-Zonen; hier führt die Nervenverbindung einerseits vom Organ zum dazugehörigen Rückenmarksegment und von diesem zum spinalen Nerv).

Bei den sog. Fernpunkten in der chinesischen Akupunktur wird die Wirkung wahrscheinlich z. T. über das Vegetativum eintreten und das ZNS erreichen. Ein Teil der Wirkung wird also auch über den Sympathikus ablaufen. Da eine Akupunkturbehandlung ohne intaktes ZNS erfolglos ist, können beim Aufsuchen der Akupunkturpunkte bzw. -regionen auch ohne weiteres z. B. Dermatomkarten, Atlanten der Anatomie oder Regionalanästhesie mit zu Rate gezogen werden. Fernpunkte wird man bei der Verwendung von elektrischen Stimulationsgeräten beidseitig oder einseitig stechen, je nachdem, ob die Nahpunkte paarig oder unpaarig gestochen werden oder ob es sich primär um unpaare Nahpunkte handelt (z. B. KG oder LG). Meist genügt es, einen Fernpunkt zu nadeln, und man wird vorrangig die Nahpunkte nadeln, die in der Schmerzregion liegen. Eine Erklärung für die Wirksamkeit der Fernpunkte mag in der Aktivierung supraspinaler Schmerzhemmechanismen liegen. Der Nachweis, daß die Aktivierung dieser Mechanismen nicht auch schon durch die Stimulation der lokalen Akupunkturpunkte ausgelöst wird, ist noch nicht erbracht.

Durch Elektrostimulation von Akupunkturpunkten wird eine Verstärkung der Wirkung gegenüber Akupunktur ohne Elektrostimulation erreicht. Deshalb und auch wegen der größeren Einfachheit gegenüber der Handstimulation, wird heute fast nur noch Elektroakupunktur angewandt.

Die Intensität der Stimulation richtet sich nach der jeweiligen Patiententoleranz, die Frequenz beträgt etwa 5 bis 100 Hz; bevorzugt werden Frequenzen von 50–100 Hz eingesetzt. Während der Dauer der Nadelung muß der Patient entspannen können. Bei der Stimulation sollte ein prikkelndes Gefühl am Stimulationspunkt und besonders im Schmerzbereich auftreten. Besonderer Wert sollte beim Nadeln auf das Gefühl der Ausstrahlung gelegt werden, und die Punkte sollten sich im Bereich der betroffenen peripheren Nerven bzw. an den Nervenaustrittspunkten befinden.

Die Dauer einer Sitzung sollte mindestens 20 min, besser 30 min betragen. Eine Behandlung besteht aus 7–12 Sitzungen im Abstand von jeweils 2–3 Tagen. Nach der Nadelung klagen die Patienten häufig noch einige Tage lang über ziehende Schmerzen im genadelten Bereich und im Verlauf der betroffenen peripheren Nerven.

In den folgenden Tabellen finden sich einige Vorschläge, wie u.a. im Akupunkturkurs in Peking genadelt worden ist. Als Bezug und Nachschlagewerk mag das von den Lehrern des Kurses verfaßte Buch *An Outline of Chinese Acupuncture* dienen. Die Punktkombinationen eignen sich z.T. auch für die TENS; bei der PENS fallen ja praktisch immer nur die Fernpunkte der Akupunktur heraus, und die Kombination der stimulierten Nervenpunkte erfolgt unter Bezug nur auf das direkte Schmerzgebiet.

Literatur

The Academy of Traditional Chinese Medicine (1975) An outline of chinese acupuncture, Foreign Languages Press, Peking
Acupuncture, a report to the National Health and Medical Research Council (1974) Australian Government Publishing Service, Canberra
Baum J (1980) 20 Jahre Akupunktur-Analgesie in der Volksrepublik China, eine Bilanz der klinischen Erfahrungen. Dtsch Aerztebl 38
Cheng RSS, Pomeranz B (1980) A combined treatment with d-aminoacids and electroacupuncture produces a greater analgesia than either treatment alone; naloxone reverses these effects. Pain 8: 231–236

Chen-Yü C, Ching-Tsai C, Hsju-Ling C, Lian-Fang Y (1973) Peripheral afferent pathway for acupuncture analgesia, Sci Sin XVI/2: 210–217

Edel H, Lange A (1979) Schmerzmodulation durch elektrische Reize (nieder- und mittelfrequenter Impulsfolgen) und Ultraschall. Z Physiother 4: 241–277

Erdmann W, Frey R, Kettner U, Stosseck K (1973) Akupunktur als Heilmethode und Analgesieverfahren. Dtsch Aerztebl 40: 2569–2574

Frey R, Erdmann W, Kettner U (1975) Möglichkeiten und Grenzen der Akupunktur. Med Welt 26/11: 483

Handwerker HO, Iggo A, Zimmermann M (1975) Segmental and supraspinal actions on dorsal horn neurons responding to noxious and non-noxious skin stimuli. Pain 1: 147–165

Hassler R (1976) Wechselwirkungen zwischen dem System der schnellen Schmerzempfindung und dem des langsamen, nachhaltigen Schmerzgefühls. Langenbecks Arch Chir 342: 47–61

Herget HF (1976) Akupunktur zur Schmerztherapie. Dtsch Aerztebl 38: 2373–2377

Hiedl P, Struppler A, Gessler M (1979) Local analgesia by percutaneous electrical stimulation of sensory nerves. Pain 7: 129–134

Hsiang-tung C (1979) Acupuncture analgesia today. Chin Med J 92/1: 7–16

Jäckel R, Wessel G (1979) Die perkutane elektrische Nervenstimulation in der Therapie von lumbalen Radikulopathien. Z Physiother 31: 83–87

Jenkner FL (1980) Nervenblockaden auf pharmakologischem und auf elektrischem Weg. Springer, Wien New York

Kaada B, Hoel E, Leseth K, Nygaard-Østby B, Setekleiv J, Stovner J (1974) Acupuncture analgesia in the Poeple's Republic of China – with glimpses of other aspects of Chinese medicine. Tidsskr Nor Laegeforen 94 417

Lewit K (1979) The needle effect in the relief of myofascial pain. Pain 6: 83–90

Melzack R, Wall PD (1965) Pain mechanisms: a new theory. Science 150: 971–979

Melzack R (1975) Prolonged relief of pain by brief, intense transcutaneous somatic stimulation. Pain 1: 357–373

Melzack R (1976) Akupunktur und Schmerzbeeinflussung. Anaesthesist 25: 204–207

Melzack R, Stillwell DM, Fox EJ (1977) Trigger points and acupuncture points for pain: correlations and implications. Pain 3: 3–23

Minneapolis Pain Seminar (1975) Electrical Stimulation of the Human Nervous System for the Control of Pain (6.–8. December 1973). Surg Neurol 4

National Symposia of acupuncture and moxibustion and acupuncture anaesthesia. June 1–5, 1979, Beijing

Pongratz W (1979) Kritische Stellungnahme zur chinesischen Akupunktur. Anaesth Prax 16: 9–16

Pongratz W (1982) Akupunktur in der Anästhesiologie, INA, Bd 33. Thieme, Stuttgart New York

Richter JA, Göbl E (1981) Die Anwendung des kombinierten Elektrostimulations-Analgesieverfahrens in der Herzchirurgie. Saarlaend Aerztebl 10: 422–437

Warshaw LJ (1967) Die Placebo-Wirkung (Die medikamentös-toxische Wirkung des Placebos). In: Spain DM (Hrsg) Iatrogene Krankheiten. Thieme, Stuttgart

Woolf CJ, Mitchell D, Barrett GD (1980) Antinociceptive effect of peripheral segmental electrical stimulation in the rat. Pain 8: 237–252

Zimmermann M (1979) Peripheral and central nervous mechanisms of nociception, pain, and pain therapy: facts and hypotheses. In: Bonica JJ, Albé-Fessard DG, Liebeskind JC (eds) Advances in pain research and therapy, vol 3. Raven, New York, pp 3 ff.

Anhang

Tabellen und Abbildungen zu folgenden Schmerzarten:

- Diffuse Kopfschmerzen
- Frontaler Kopfschmerz
- Temporaler Kopfschmerz, Migräne (gelegentlich die Seite wechselnd)
- Temporaler Kopfschmerz, streng lokalisiert auf eine Seite
- Hinterkopfschmerz (z. B. Okzipitalneuralgie)
- Gesichtschmerzen im Bereich des 1. Astes (N. ophtalmicus) des Trigeminus (auch Trigeminusneuralgie)
- Gesichtsschmerzen im Bereich des 2. Astes (N. maxillaris) des Trigeminus (auch Trigeminusneuralgie)
- Gesichtsschmerzen im Bereich des 3. Astes (N. mandibularis) des Trigeminus (auch Trigeminusneuralgie)
- Schulter-Arm-Schmerzen von der Halswirbelsäule ausgehend
- Periarthropathia humeroscapularis
- Schulter-Arm-Syndrom als Folge von Läsionen, rheumatischen oder degenerativen Erkrankungen (auch Periarthropathia humeroscapularis)
- Schmerzen im Bereich des Ellbogengelenks (auch Tennisellbogen)
- Schmerzen im Bereich des Unterarms (z. B. Pseudoradikulär- oder Belastungsbrachialgien)
- Schmerzen im Bereich des Handgelenks und der Hand
- Von der Wirbelsäule ausgehende Schmerzen im Bereich der oberen Körperhälfte (z. B. Interkostalneuralgien)
- Diffuse Kreuzschmerzen
- Lumboischialgien
- Schmerzen im Bereich des Knies
- Schmerzen im Bereich des Sprunggelenks
- Schmerzen im Bereich des Fußrückens und der Zehen
- Pektanginöse Beschwerden, für die eine andere Therapie nicht sinnvoll, oder möglich ist
- Schmerzen im Oberbauch (v. a. Magengegend) ohne organisches Substrat
- Dysmenorrhö
- Vegetatives Urogenitalsyndrom

Die verschiedenen Arten von Kopfschmerzen, bei denen in vielen Fällen nur symptomatisch Analgetika genommen werden, sind heute neben Lumboischialgien das Haupteinsatzgebiet der Regionalanästhesien und Stimulationsverfahren, speziell der Elektroakupunktur. Selbstverständlich muß abgeklärt sein, daß kein raumfordernder oder entzündlicher Prozeß im Kopf- oder Gesichtsbereich und kein Gefäßprozeß vorliegen. Außerdem darf die Beschwerdeursache nicht in Veränderungen des Herz-Kreislauf-Systems, z. B. hoher Blutdruck, in Veränderungen des Skelettsystems oder in Stoffwechselstörungen liegen, die durch eine andere Therapie sinnvoll bekämpft werden könnten.

Diffuse Kopfschmerzen

Akupunktur-punkt	Anatomische Lage	Stich-tiefe [cm]	Stichart	
Di 4 Hegu	Zwischen 1. und 2. Mittelhandknochen, in der Mitte des 2., näher am 2. als am 1.	2–3	Bds.	Vertikal
Extra 1 Yintang	In der Mitte zwischen den beiden medialen Enden der Augenbrauen (der Glabella)	1,5–2,5	Median	Schräg nach unten
LG 15 Yamen	Zwischen den Processus spinosi des 1. und 2. Halswirbels	2,5–3,5	Median	Vertikal
3 E5 Waiguan	3 Querfinger proximal der dorsalen Handgelenkquerfalte zwischen Ulna und Radius	2–3	Bds.	Vertikal

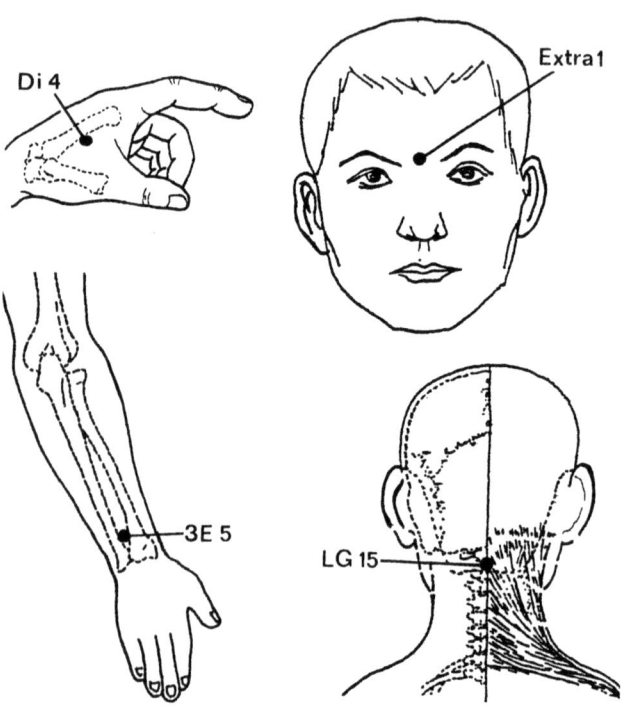

Frontaler Kopfschmerz

Akupunkturpunkt	Anatomische Lage	Stichtiefe [cm]		Stichart
Di 4 Hegu	Zwischen 1. und 2. Mittelhandknochen, in der Mitte des 2., näher am 2. als am 1.	2–3	Bds.	Vertikal
Extra 2 Taiyang	In der Schläfenvertiefung etwa 2,5 cm posterior der Mitte zwischen dem lateralen Ende der Augenbraue und dem äußeren Kanthus	1,5–2	Bds.	Vertikal
GB 14 Yangbai	Etwa 2,5 cm oberhalb der Augenbrauenmitte	ca. 1	Bds.	Senkrecht nach unten (auf den Nervenaustrittspunkt des 1. Astes des N. trigenimus)

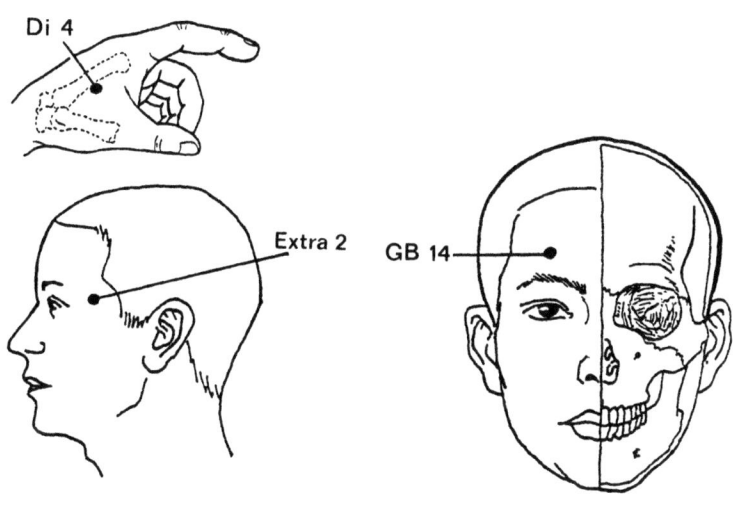

Temporaler Kopfschmerz, Migräne (gelegentlich die Seite wechselnd)

Akupunktur-punkt	Anatomische Lage	Stich-tiefe [cm]	Stichart	
Extra 2 Taiyang	In der Schläfenvertiefung, etwa 2,5 cm posterior der Mitte zwischen dem lateralen Ende der Augenbraue und dem äußeren Kanthus	1,5–2	Bds.	Vertikal
GB 20 Fengchi	In der Vertiefung zwischen den Ansätzen der Mm. sternocleidomastoideus und trapezius am Unterrand des Os occipitale	2,5–3,5	Bds.	Vertikal
3 E5 Waiguan	3 Querfinger proximal der dorsalen Handgelenkquerfalte zwischen Ulna und Radius	2–3	Bds.	Vertikal

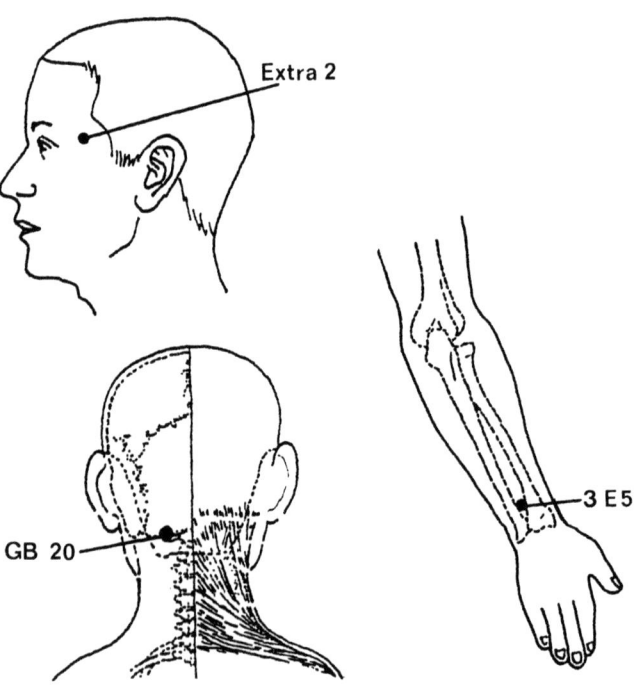

Temporaler Kopfschmerz, streng lokalisiert auf eine Seite

Akupunktur-punkt	Anatomische Lage	Stich-tiefe [cm]	Stichart	
3 E 5 Waiguan	3 Querfinger proximal der dorsalen Handgelankquerfalte zwischen Ulna und Radius	2–3	Betroffene Seite	Vertikal
Extra 2 Taiyang	In der Schläfenvertiefung, etwa 2,5 cm posterior der Mitte zwischen dem lateralen Ende der Augenbraue und dem äußeren Kanthus	1,5–2	Betroffene Seite	Vertikal
GB 20 Fengchi	In der Vertiefung zwischen den Ansätzen der Mm. sternocleidomastoideus und trapezius am Unterrand des Os occipitale	2,5–3,5	Betroffene Seite	Vertikal
Extra 9 Anmian II	Im Unterrad der Rinne zwischen Os occipitale und Processus mastoideus	2,5–3,5	Betroffene Seite	Vertikal

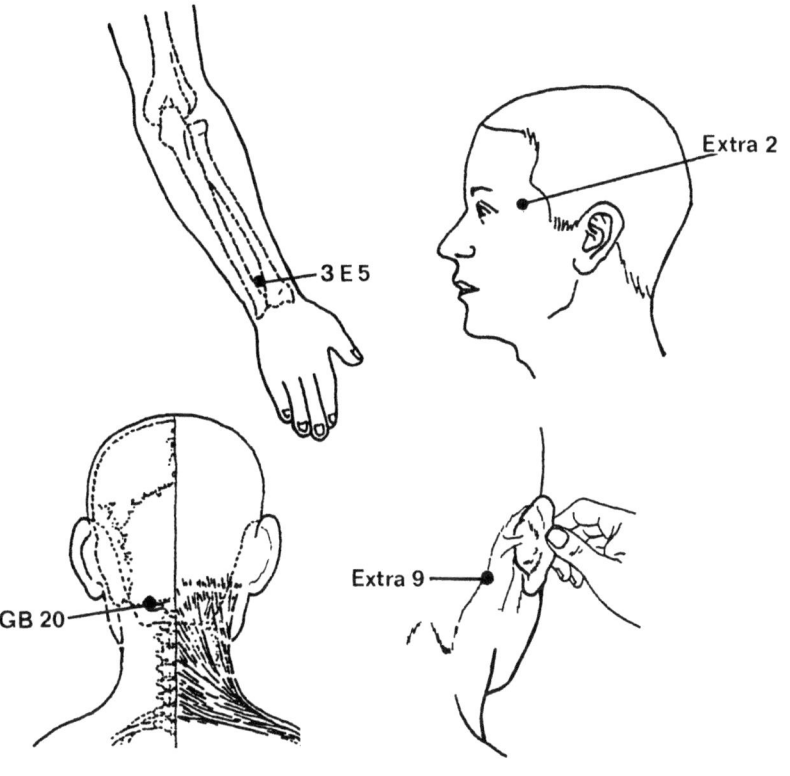

Hinterkopfschmerz (z. B. Okzipitalneuralgie)

Akupunkturpunkt	Anatomische Lage	Stichtiefe [cm]		Stichart
Di 4 Hegu	Zwischen 1. und 2. Mittelhandknochen, in der Mitte des 2., näher am 2. als am 1.	2–3	Bds.	Vertikal
GB 20 Fengchi	In der Vertiefung zwischen den Ansätzen der Mm. sternocleidomastoideus und trapezius am Unterrand des Os occipitale	2,5–3,5	Bds.	Vertikal
Extra 9 Anmian II	Im Unterrand der Rinne zwischen Os occipitale und Processus mastoideus	2,5–3,5	Bds.	Vertikal

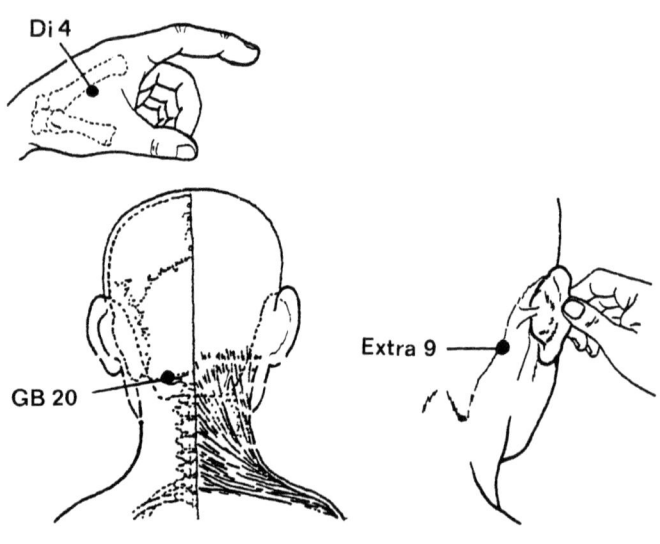

Gesichtsschmerzen im Bereich des 1. Astes (N. ophthalmicus) des Trigeminus (auch Trigeminusneuralgie)

Akupunkturpunkt	Anatomische Lage	Stichtiefe [cm]	Stichart	
Di 4 Hegu	zwischen 1. und 2. Mittelhandknochen, in der Mitte des 2., näher am 2. als am 1.	2–3	Betroffene Seite	Vertikal
GB 14 Yangbai	Etwa 2,5 cm oberhalb der Augenbrauenmitte	ca. 1	Betroffene Seite	Schräg nach unten
Extra 2 Taiyang	In der Schläfenvertiefung, etwa 2,5 cm posterior der Mitte zwischen dem lateralen Ende der Augenbraue und dem äußeren Kanthus	1,5–2	Betroffene Seite	Vertikal
Bl 2 Zanzhu	In der Vertiefung neben dem medialen Ende der Augenbraue, senkrecht über dem inneren Kanthus	ca. 1	Betroffene Seite	Nach unten lateral

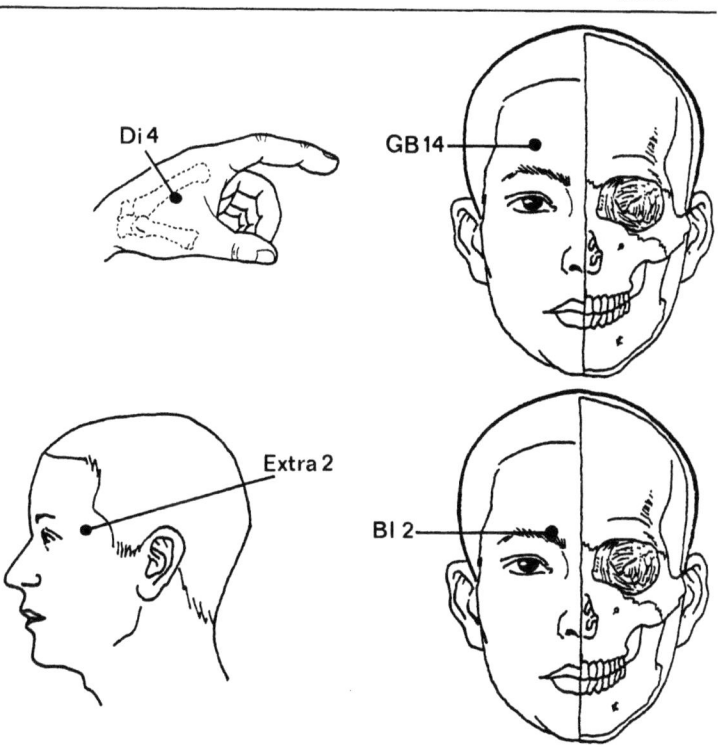

Gesichtsschmerzen im Bereich des 2. Astes (N. maxillaris) des Trigeminus (auch Trigeminusneuralgie)

Akupunkturpunkt	Anatomische Lage	Stichtiefe [cm]	Stichart	
Di 4 Hegu	Zwischen 1. und 2. Mittelhandknochen, in der Mitte des 2., näher am 2. als am 1.	2–3	Betroffene Seite	Vertikal
M 3 Juliao	Direkt unter dem Nervenaustrittspunkt des N. infraorbitalis in Höhe des Unterrandes der Ala nasi	ca. 1	Betroffene Seite	Vertikal
M 2 Sibai	Im Nervenaustrittspunkt des N. infraorbitalis (2. Ast des N. trigeminus)	ca. 0,5	Betroffene Seite	Vertikal
LG 26 Renzhong	Zwischen oberem und mittlerem Drittel des Philtrum, median	ca. 1	Betroffene Seite	Schräg nach oben

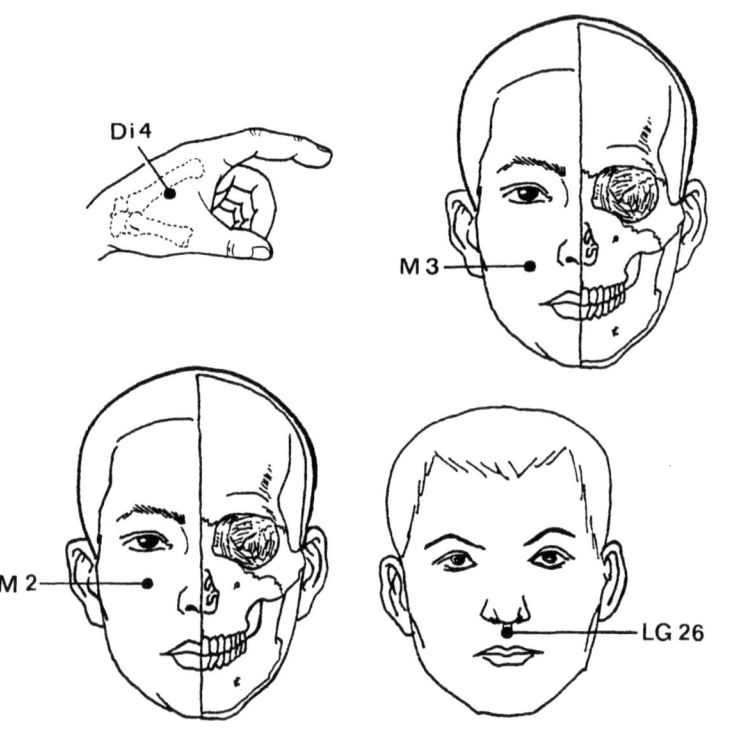

Gesichtsschmerzen im Bereich des 3. Astes (N. mandibularis) des Trigeminus (auch Trigeminusneuralgie)

Akupunkturpunkt	Anatomische Lage	Stichtiefe [cm]	Stichart	
Di 4 Hegu	Zwischen 1. und 2. Mittelhandknochen, in der Mitte des 2., näher am 2. als am 1.	2–3	Betroffene Seite	Vertikal
KG 24 Chengjiang	median im Sulcus mentolabialis	ca. 0,5	Betroffene Seite	Vertikal
M 7 Xiagnan	In der Vertiefung am Unterrand des Jochbogens vor dem Processus condylaris der Mandibula bei geschlossenem Mund	2–3	Betroffene Seite	Vertikal
M 6 Jiache	Anterior und superior des Mandibularwinkels, auf dem höchsten Punkt des Masseters bei Zusammenbeißen	ca. 0,5	Betroffene Seite	Vertikal

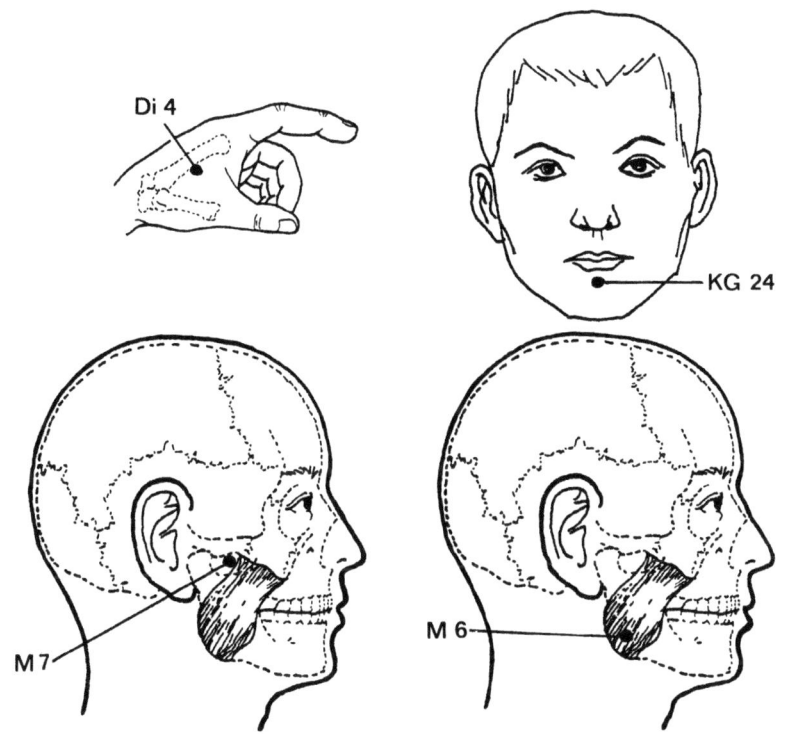

Schulter-Arm-Schmerzen von der Halswirbelsäule ausgehend

Akupunkturpunkt[a]	Anatomische Lage	Stichtiefe [cm]		Stichart
Dü 3 Houxi	Im ulnaren Ende der Handquerfalte, proximal des 5. Metakarpophalangealgelenks bei gebeugter Hand	1,2–2,5	Betroffene Seite	Vertikal
GB 20 Fengchi	In der Vertiefung zwischen den Ansätzen der Mm. sternocleidomastoideus und trapezius am Unterrand des Os occipitale	2,5–3,5	Betroffene Seite	Vertikal
Bl 10 Tianzhu	Lateral auf dem M. trapezius in Höhe zwischen Processus spinosus des 1. und 2. Halswirbels; weniger als 2 Querfinger lateral der Mittellinie	1,5–2,5	Betroffene Seite	Vertikal
Lu 7 Lieque	Über dem Processus styloideus des Radius, 2 Querfinger proximal der Handgelenkquerfalte	1,5–2,0	Betroffene Seite	Schräg nach proximal

[a] Zusätzlich evtl. vorhandene Triggerpunkte.

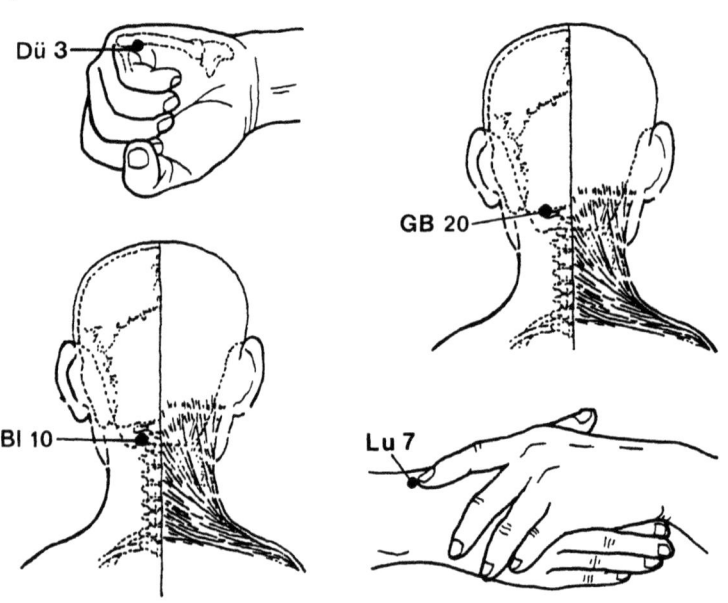

Bei der Periarthropathia humeroscapularis wird der Punkt M 38 der betroffenen Seite gestochen und mit der Hand stimuliert. Während der Stimulation, die nur 5 min dauert, wird der Patient aufgefordert, seine schmerzende Schulter stark zu bewegen. Sollte kein rascher Erfolg eintreten, wird die Behandlung mit Elektrostimulation lokaler Punkte durchgeführt. Oft tolerieren die Patienten die Handstimulation am Unterschenkel nicht, da sie recht schmerzhaft sein kann.

Periarthropathia humeroscapularis

Akupunktur-punkt	Anatomische Lage	Stichtiefe [cm]	Stichart	
M 38 Tiaokou	1 Querfinger lateral der Tibiavorderkante, in der Mitte zwischen Fibulaköpfchen und äußerem Knöchel	2,5–4	Betroffene Seite	Vertikal

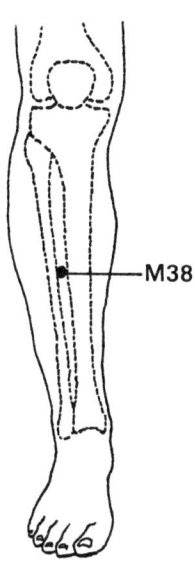

Schulter-Arm-Syndrom als Folge von Läsionen, rheumatischen oder degenerativen Erkrankungen (auch Periarthropathia humeroscapularis)

Akupunkturpunkt[a]	Anatomische Lage	Stichtiefe [cm]	Stichart	
3E 14 Jianliao	In der posterioren Vertiefung über dem Schultergelenk bei abduziertem Arm	2,5–3,5	Betroffene Seite	Vertikal
Di 11 Quchi	Bei gebeugtem Ellbogen neben dem lateralen Ende der Kubitalfalte	2,5–3,5	Betroffene Seite	Vertikal
Di 14 Binao	Am Unterrand des M. deltoideus humeri	ca. 1	Betroffene Seite	Vertikal
Di 15 Jianyu	Bei Adduktion: in der Vertiefung anterior und inferior des Akromioklavikulargelenks	1,5–2,5	Betroffene Seite	Vertikal

[a] Zusätzlich evtl. vorhandene Triggerpunkte.

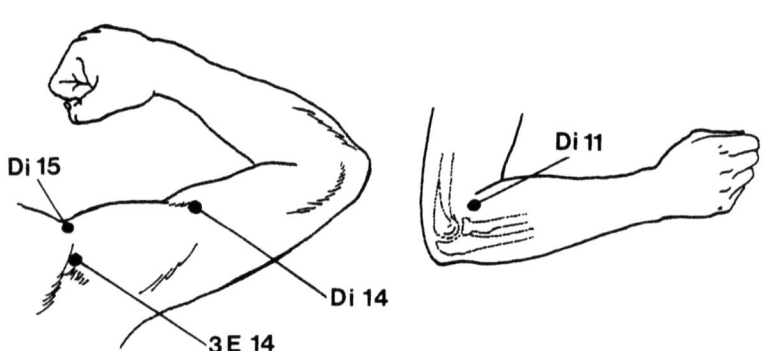

Chinesische Faustregel für verschiedenartigste Schmerzzustände an den Extremitäten: Beschwerden am *Unterarm* innen (bzw. außen) durch Nadelung von Punkten am Unterschenkel innen (bzw. außen) behandeln; Beschwerden am *Ellbogen* durch Nadelung des Knies, Beschwerden am *Oberschenkel* innen (bzw. außen) durch Nadelung des Oberarms innen (bzw. außen).

Schmerzen im Bereich des Ellbogengelenks (auch Tennisellbogen)

Akupunkturpunkt[a]	Anatomische Lage	Stichtiefe [cm]	Stichart	
GB 34 Yanglingquan	In der Vertiefung vor und unter dem Fibulaköpfchen	2,5–3,5	Betroffene Seite	Vertikal
Di 12 Zhouliao	Superior des Epicondylus lateralis humeri	2,5–3	Betroffene Seite	Vertikal
Di 11 Quchi	Bei gebeugtem Ellbogen neben dem lateralen Ende der Kubitalfalte	2,5–3,5	Betroffene Seite	Vertikal

[a] Zusätzlich evtl. vorhandene Triggerpunkte.

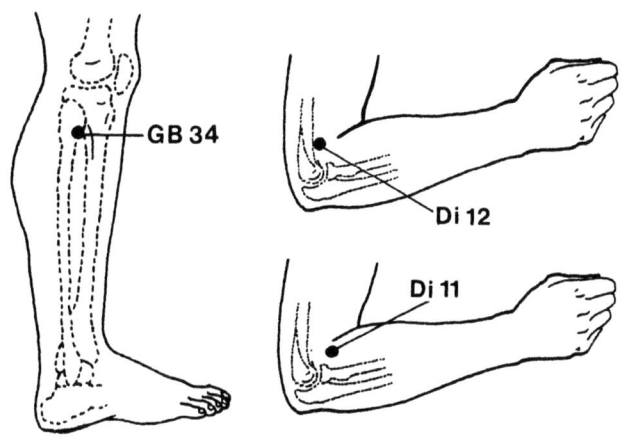

Schmerzen im Bereich des Unterarms (z. B. Pseudoradikulär- oder Belastungsbrachialgien)

Akupunkturpunkt[a]	Anatomische Lage	Stichtiefe [cm]	Stichart	
3 E8 Sanyangluo	6 Querfinger proximal der dorsalen Handgelenkquerfalte zwischen Ulna und Radius	1,5–2,5	Betroffene Seite	Vertikal
3 E9 Sidu	3 Querfinger proximal der dorsalen Mitte des Unterarms zwischen Ulna und Radius	1,5–2,5	Betroffene Seite	Vertikal

[a] Zusätzlich evtl. vorhandene Triggerpunkte.

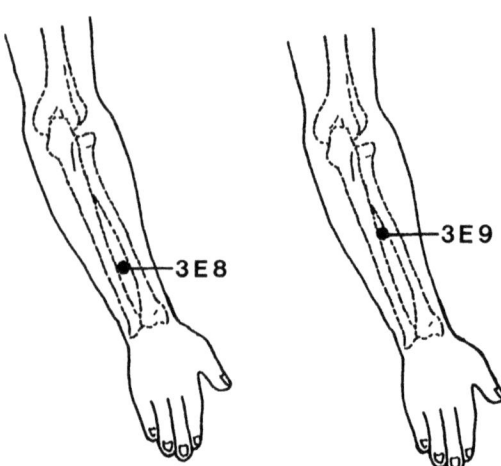

Schmerzen im Bereich des Handgelenks und der Hand

Akupunkturpunkt[a]	Anatomische Lage	Stichtiefe [cm]	Stichart	
Lu 7 Lieque	Über dem proc. styl. des Radius, 2 Querfinger proximal der Handgelenkquerfalte	1,5–2	Betroffene Seite	Vertikal
KS 6 Neiguan	3 Querfinger proximal der Handgelenkquerfalte zwischen den Sehnen der Mm. palmaris longus und flexor carpi radialis	1,5–2,5	Betroffene Seite	Vertikal
H 7 Shenmen	In der Vertiefung radial der Sehne des M. flexor carpi ulnaris, neben dem Os pisiforme	ca. 1	Betroffene Seite	Vertikal
3 E5 Waiguan	3 Querfinger proximal der dorsalen Handgelenkquerfalte zwischen Ulna und Radius	2–3	Betroffene Seite	Vertikal

[a] Zusätzlich evtl. vorhandene Triggerpunkte.

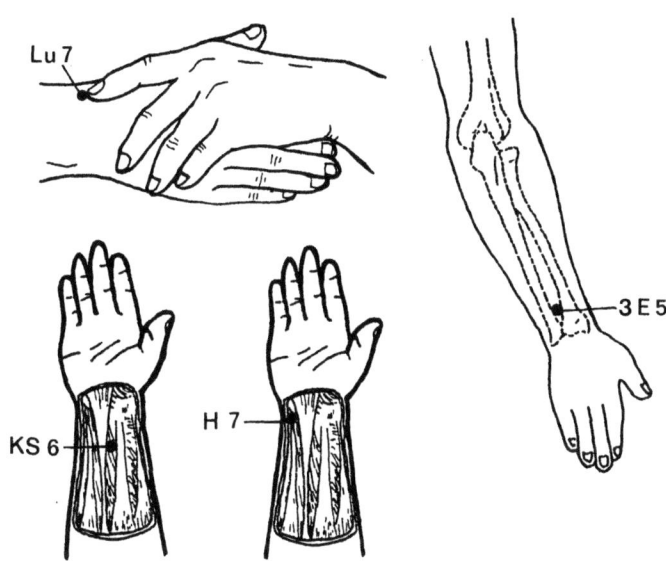

Von der Wirbelsäule ausgehende Schmerzen im Bereich der oberen Körperhälfte (z. B. Interkostalneuralgien)

Akupunkturpunkt[a]	Anatomische Lage	Stichtiefe [cm]	Stichart	
KS 6 Neiguan	3 Querfinger proximal der Handgelenkquerfalte zwischen den Sehnen der Mm. palmaris longus und flexor carpi radialis	1,5–2,5	Betroffene Seite	Vertikal
Extra 21 Huatuojiaji	Alle Punkte etwa 1,5 cm neben den Processus spinosi der Wirbelsäule vom 1. Halswirbel bis zum 4. Sakralwirbel; insgesamt 28 Punkte	2,5–3,5	Betroffene Seite Betroffene Segmente	Schräg in Richtung Wirbelsäule

[a] Zusätzlich evtl. vorhandene Triggerpunkte.

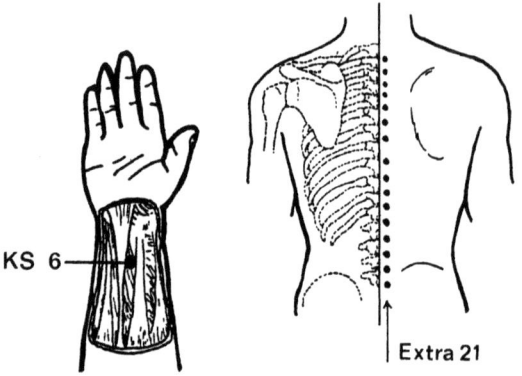

Diffuse Kreuzschmerzen

Akupunkturpunkt[a]	Anatomische Lage	Stichtiefe [cm]	Stichart	
Dü 6 Yanglao	In der Vertiefung proximal und radial des Processus styloideus der Ulna	2,5–3	Bds.	Schräg proximal und medial
Bl 40 Weizhong	Genau im Mittelpunkt der Kniekehlenquerfalte	2–3,5	Bds.	Vertikal
Extra 21 Huatuojiaji	Alle Punkte etwa 1,5 cm neben den Processus spinosi der Wirbelsäule vom 1. Halswirbel bis zum 4. Sakralwirbel; insgesamt 28 Punkte	2,5–3	Bds.	In Richtung Wirbelsäule, in Höhe des betroffenen Segments

[a] Zusätzlich evtl. benachbarte Segmente mitnadeln; alternativ entsprechende Blasenpunkte, zusätzlich evtl. vorhandene schmerzhafte Punkte.

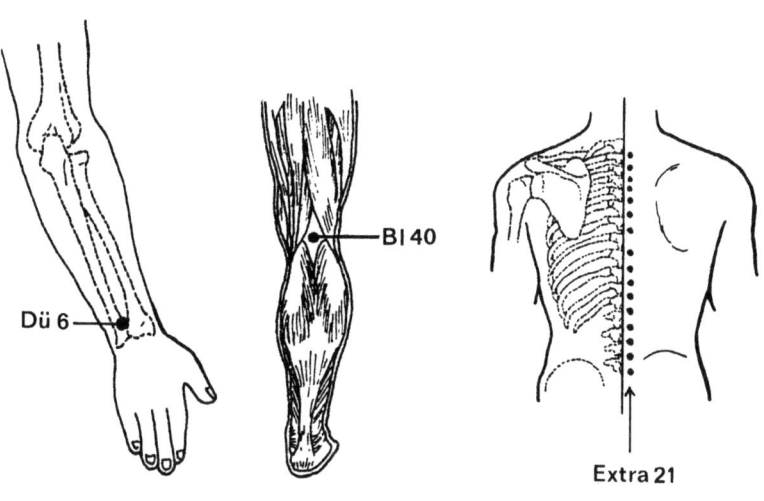

Lumboischialgien

Akupunktur-punkt[a]	Anatomische Lage	Stichtiefe [cm]	Stichart	
Extra 21 Huatuojiaji	Alle Punkte etwa 1,5 cm neben den Processus spinosi der Wirbelsäule vom 1. Halswirbel bis zum 4. Sakralwirbel; insgesamt 28 Punkte	3,5–5	Bds.	Schräg in Richtung Wirbelsäule, in Höhe des betroffenen Segments
GB 30 Huantiao	Siehe auch Ischiadikusblockade; in Seitenlage in der Hüfte gebeugt: zwischen mittlerem und äußerem Drittel der Strecke Hiatus canalis sacralis und höchster Stelle des Trochanter major	5–8	Betroffene Seite	Vertikal
Bl 40 Weizhong	Genau im Mittelpunkt der Kniekehlenquerfalte	2–3,5	Betroffene Seite	Vertikal

[a] Alternativ entsprechende Blasenpunkte; als Fernpunkt gilt hier der Dü 3 (Houxi) der betroffenen Seite.

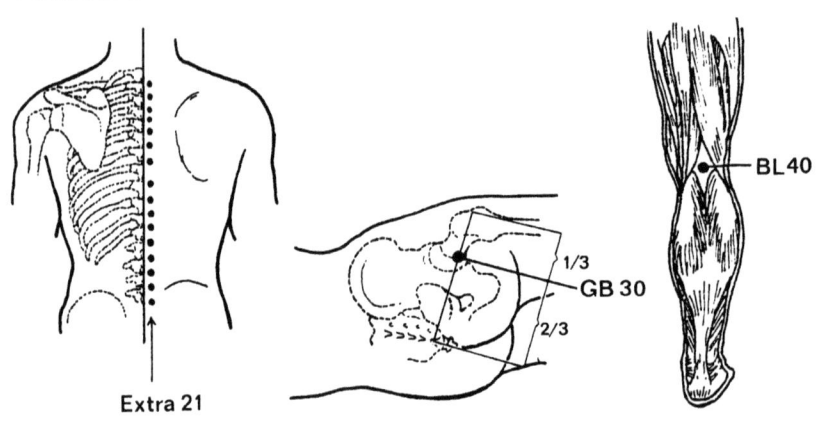

Schmerzen im Bereich des Knies

Akupunktur-punkt[a]	Anatomische Lage	Stichtiefe [cm]	Stichart	
M 34 Liangqiu	in der Vertiefung 3 Querfinger oberhalb der oberen lateralen Begrenzung der Patella	ca. 2,5	Betroffene Seite	Vertikal
GB 34 Yanglingquan	In der Vertiefung vor und unter dem Fibulaköpfchen	2,5–3,5	Betroffene Seite	Vertikal
MP 9 Yinlingquan	In der Vertiefung am Unterrand des Condylus medialis tibiae	2,5–3,5	Betroffene Seite	Vertikal
L 8 Ququan	Am medialen Ende der Kniegelenkquerfalte in der Vertiefung zwischen den Ansätzen des M. semimembranosus und M. semitendinosus	2,5–3,5	Betroffene Seite	Vertikal

[a] Zusätzlich evtl. vorhandene schmerzhafte Punkte.

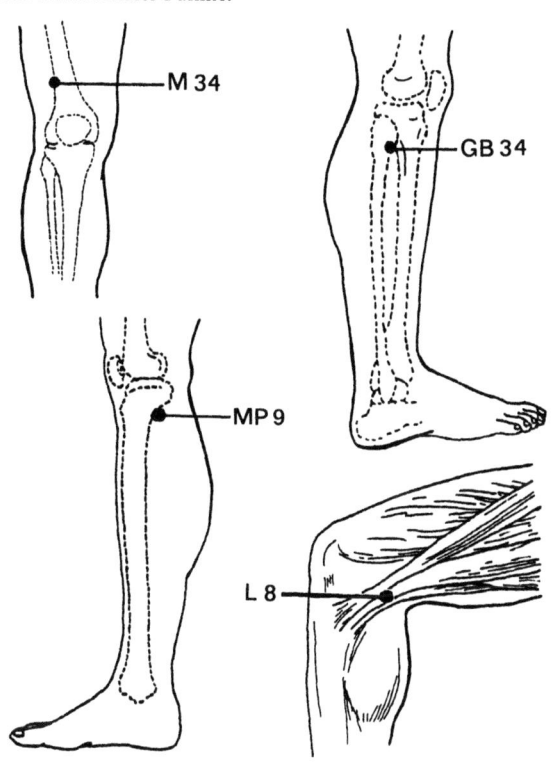

Schmerzen im Bereich des Sprunggelenks

Akupunktur-punkt[a]	Anatomitsche Lage	Stichtiefe [cm]	Stichart	
Bl 60 Kunlun	Zwischen dem Hinterrand des äußeren Knöchels und dem Vorderrand der Achillessehne in Höhe der Knöchelspitze	1,5–2	Betroffene Seite	Vertikal
GB 39 Xuanzhong	4 Querfinger proximal dem Außenknöchel zwischen dem Hinterrand der Fibula und den Sehnen der Mm. peronaeus longus et brevis	1,5–2,5	Betroffene Seite	Vertikal
GB 40 Qiuxu	Vor und unter dem Außenknöchel, in der Vertiefung lateral der Sehne des M. extensor digitorium longus	1,5–2,5	Betroffene Seite	Vertikal
MP 6 Sanyinjiao	4 Querfinger proximal der Spitze des Innenknöchels neben der Tibiakante	2–3	Betroffene Seite	Vertikal

[a] Zusätzlich evtl. vorhandene druckschmerzhafte Punkte.

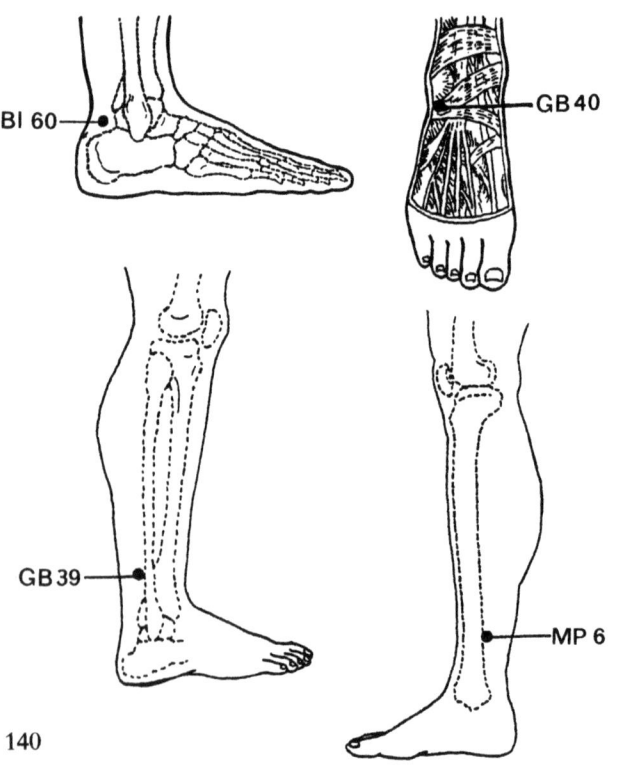

Schmerzen im Bereich des Fußrückens und der Zehen

Akupunkturpunkt[a]	Anatomische Lage	Stichtiefe [cm]	Stichart	
MP 6 Sanyinjiao	4 Querfinger proximal der Spitze des Innenknöchels neben der Tibiakante	2–3	Betroffene Seite	Vertikal
Extra 36 Bafeng	Am Fußrücken etwa 1,5 cm posterior der Schwimmhautbegrenzung; insgesamt 8 Punke (davon jeweils einen im Schmerzgebiet)	1,5–2,5	Betroffene Seite	Schräg proximal

[a] Zusätzlich evtl. vorhandene druckschmerzhafte Punkte.

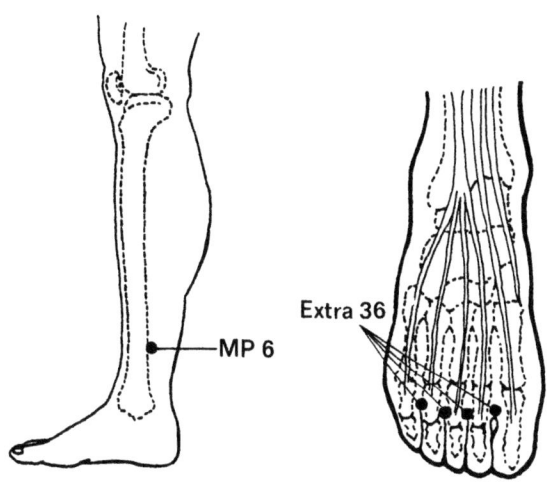

Pektanginöse Beschwerden, für die eine andere Therapie nicht sinnvoll oder möglich ist

Akupunkturpunkt	Anatomische Lage	Stichtiefe [cm]	Stichart	
KS 6 Neiguan	3 Querfinger proximal der Handgelenkquerfalte zwischen den Sehnen der Mm. palmaris longus und flexor carpi radialis	1,5–2,5	Meist links	Vertikal
Bl 15 Xinshu	2 Querfinger lateral des Unterrandes des Processus spinosus des 5. Brustwirbels	ca. 1	Meist links	Vertikal

[a] Zusätzliche Nadelung der benachbarten Segmente, obwohl es keine Akupunkturpunkte sind, oder statt der Blasenpunkte auch hier wieder Extra 21.

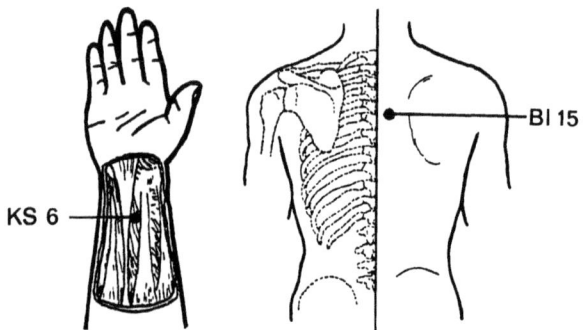

Schmerzen im Oberbauch (v. a. Magengegend) ohne organisches Substrat

Akupunkturpunkt	Anatomische Lage[a]	Stichtiefe [cm]		Stichart
M 36 Zusanli	1 Querfinger lateral der Tibiavorderkante, in Höhe des Unterrandes der Tuberositas tibiae	2,5–4	Bds.	Vertikal
M 25 Tianshu	3 Querfinger neben dem Bauchnabel	1,5–2	Bds.	Vertikal
Bl 21 Weishu	2 Querfinger lateral des Unterrandes des Processus spinosus des 12. Brustwirbels	ca. 1	Bds.	Vertikal

[a] Cave Peritoneum!

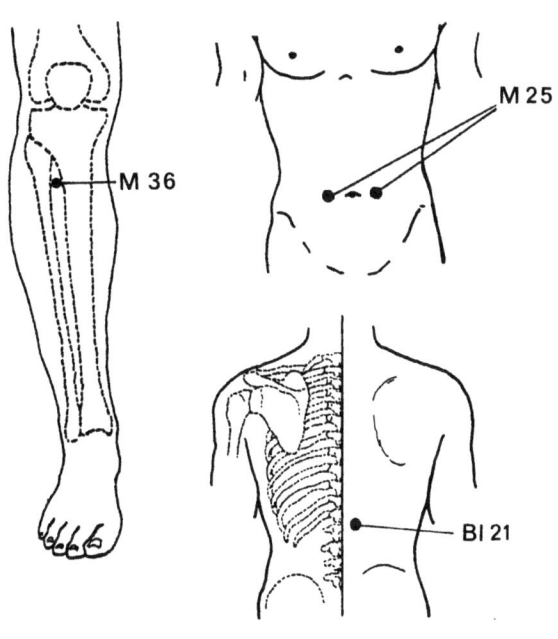

Dysmenorrhö

Akupunkturpunkt	Anatomische Lage	Stichtiefe [cm]		Stichart
MP 6 Sanyinjiao	4 Querfinger proximal der Spitze des Innenknöchels neben der Tibiakante	1,5–3	Bds.	Vertikal
MP 10 Xuehai	3 Querfinger proximal der Patellaoberkante, mitten auf dem Bauch des M. vastus medialis	2,5–4	Bds.	Vertikal
GB 34 Yanglingquan	In der Vertiefung vor und unter dem Fibulaköpfchen	2,5–4	Bds.	Vertikal

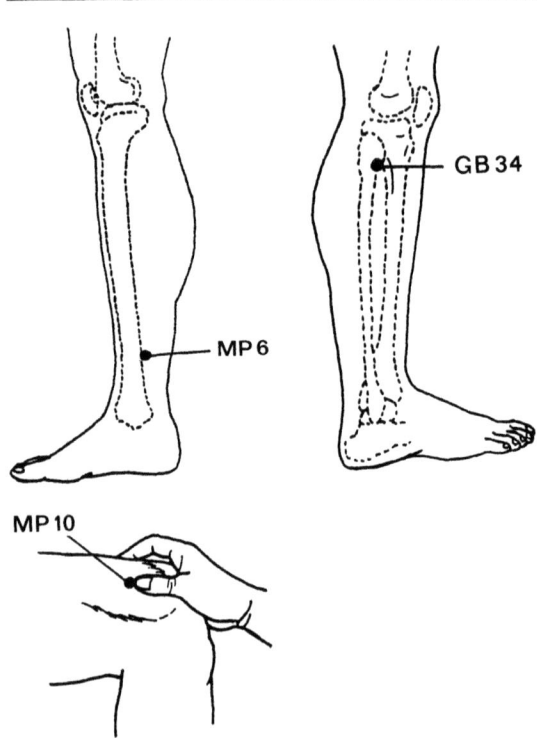

Vegetatives Urogenitalsyndrom

Akupunkturpunkt	Anatomische Lage	Stichtiefe [cm]		Stichart
MP 9 Yinlingquan	In der Vertiefung am Unterrand des Condylus medialis tibiae	2,5–3,7	Bds.	Vertikal
Bl 28 Pangguangshu	2 Querfinger lateral der Mittellinie in Höhe des 2. Sakrallochs	1,5–2,5	Bds.	Vertikal
Bl 32 Ciliao	Im 2. Sakralloch, etwa in der Mitte zwischen dem Unterrand der Spina iliaca posterior superior und der Mittellinie	2,5–4	Bds.	Vertikal

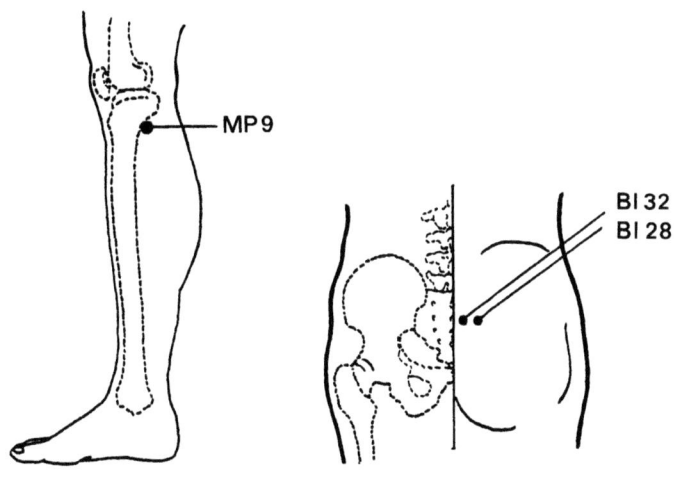

Sympathikusblockaden in der Praxis

L. Eschrich

Im Rahmen einer Therapie, die die komplexe Ätiopathogenese chronischer Schmerzsyndrome, d. h. neben somatischen immer auch psychosoziale oder ggf. endogene Gesichtspunkte berücksichtigt, sind Sympathikusblockaden als Teilbehandlung sehr nützlich.

1 Objektive und subjektive Schmerzkomponenten

1.1 Pathophysiologische Erwägungen

Der besondere Stellenwert dieser Behandlungsmethode liegt auf der Hand, wenn man sich in groben Zügen die Reizleitung im Rückenmark vergegenwärtigt. Von den Nozizeptoren, den Endaufzweigungen des sensiblen Nervensystems, werden die Schmerzreize über die dünnen myelinisierten A-Fasern und die noch dünneren und noch langsamer leitenden unmyelinisierten C-Fasern, die sympathischen Afferenzen, zu den Hinterhornsynapsen geleitet. Durch elektrisch-chemische Vermittlung springt hier die Erregung auf Schaltneurone, auch Interneurone genannt, über, die zwischen die afferenten und die efferenten Impulse geschaltet sind. Sind diese parallel hintereinander geschaltet, wird der Reiz verstärkt, sind sie – bei einer kurzen Neuronenkette – kreisförmig geschaltet, kann der Reiz gehemmt werden. Besteht die geschlossene Kette aus einer größeren Anzahl von Neuronen, kann ein aus sich selbst gespeistes System über positive Rückkoppelung den Schmerzreiz länger anhaltend verstärken. Da die vielfältigsten Möglichkeiten bestehen, Impulse auf die kontralaterale Seite zu leiten, mehrere nebeneinanderliegende Segmente zu aktivieren oder die Erregung auf höherliegende Hirnzentren oder höher- bzw. auch tieferliegende Rückenmarkzentren überzuleiten, entstehen auch hierdurch leicht die verschiedensten Störmechanismen. Anomale sensorische Impulse können das ungemein komplizierte Schaltwerk so aus dem Gleichgewicht bringen, daß es sich in einem Circulus vitiosus schließlich immer wieder – unabhängig vom ursprünglichen Reiz – selbsttätig erregt. Da die

Tätigkeit des Schaltsystems ohnehin von höheren Hirnzentren (wie Thalamus, Hirnrinde) aus moduliert wird, kann es – wie beim sog. zentralen Schmerz – durch heftige Reize „von oben" ebenfalls zum Störprozeß im Schaltsystem kommen, unter Mitwirkung geringer viszeraler oder somatischer Reize, die für sich allein für eine Störung nicht ausreichen würden.

Werden über die Interneuronen motorische Vorderhorn- oder Seitenhornzellen erregt, kommt es zu unregelmäßigen tonischen („Muskelhartspann") oder klonischen Muskelkontraktionen. Ist der Reiz besonders stark, kann es über die Erregung anterolateraler sympathischer Wurzelzellen zu vegetativen Manifestationen wie Schwitzen, Schwindel, Übelkeit, Erbrechen und vaskulären Veränderungen (Vasodilatation, Vasokonstriktion, Ödeme) kommen. Diese Gefäßveränderungen können auch in Gehirn und Rückenmark oder in den Eingeweiden auftreten.

1.2 Emotionale Reaktion

Neben diesen physiologischen bzw. pathophysiologischen Mechanismen, aus denen die Schmerzwahrnehmung resultiert, spielt dann auch die emotionale Reaktion auf den Schmerz, d.h. dessen Wehcharakter, eine wichtige Rolle. Sie schließt den ganzen Menschen mit seiner Persönlichkeit und Reife, seiner Erziehung und den sozialen, kulturellen, religiösen oder philosophischen Einflüssen ein; die Reaktion auf Schmerz reicht vom lauten Wehklagen über eiserne Beherrschung bis zur bewußten Annahme und Integration. Das bedeutet, daß es also auch von hier aus zur Steigerung oder Dämpfung der autonomen Mechanismen kommen kann. Wer diese Zusammenhänge sieht, der erkennt, wie wichtig es (bei entsprechender Indikation) ist, so früh wie möglich den Circulus vitiosus durch Sympathikusblockaden zu unterbrechen, zu einem Zeitpunkt, zu dem die begleitende Psychotherapie noch aus Aufklärung, Ermunterung, fokussierender Behandlung und dem Erlernen von Entspannungsmethoden (wie autogenes Training oder progressive Relaxation nach Jacobson) besteht und wo physikalische Therapie und Aktivierung der Persönlichkeit noch Aussicht auf Erfolg haben. Wartet man erst einmal ab, bis das Geschehen von der Rückenmarkebene auf höherliegende Zentren verlagert ist und schwere Persönlichkeitsveränderungen vorliegen, die ja nicht auf den einzelnen beschränkt bleiben, sondern sein ganzes soziales Umfeld einbeziehen, dann ist der Schaden häufig nicht mehr gutzumachen.

2 Indikationen und Anwendungsbeispiele

Zu den Hauptindikationen für Sympathikusblockaden zählen Reflexdystrophien, periphere Durchblutungsstörungen, viszerale Schmerzen und Tumorschmerzen.

2.1 Sympathische Reflexdystrophien

Als Komplikation nach Nerven- und Weichteilverletzungen, nach Knochenbrüchen, Operationen oder Bestrahlungen kann es etwa 3-4 Wochen nach dem Trauma zu einem dystrophischen Schmerzzustand kommen. Der Schmerz ist heftiger als es der Verletzung entspricht und wird durch Bewegungen und Streßsituationen ins Extreme gesteigert. Er wird i. allg. als brennend, aber auch als dumpf klopfend, ziehend empfunden. Über zusätzliche vasomotorische und sudomotorische Störungen kommt es schließlich durch Schonhaltung zur Inaktivitätsatrophie. Ein bekanntes Beispiel ist die Sudeck-Atrophie, bei der es schließlich auch zur röntgenologisch nachweisbaren Knochendemineralisation kommt.

Zum reflexdystrophischen Syndrom kann es auch nach Krankheiten oder Infektionen wie Herzinfarkt, Apoplexie, Hemiplegien, Erfrierungen, Thrombophlebitiden, Tumorinfiltrationen, vasospastischen Erkrankungen, Gonorrhö, Haut- und Weichteilinfektionen der Extremitäten kommen. Überraschenderweise korreliert das Ausmaß der Sympathikusantwort in der Regel nicht mit dem der Störung, folglich kann die Verletzung eines kleinen sensiblen Nervs zum gleichen Ergebnis führen wie ein traumatischer Plexusabriß. Die primär zugrundeliegende Läsion ist also oft nur sehr schwer zu diagnostizieren, der Patient erinnert sich oft erst nach genauem Nachfragen.

2.1.1 Schmerz

Der Schmerz, zumeist als Dauerschmerz empfunden, mit plötzlichen Exazerbationen, ist in der Regel brennend, aber auch dumpf klopfend, ziehend und läßt sich nicht der segmentalen Innervation oder dem Ausbreitungsgebiet eines peripheren Nervs zuordnen. Er tritt zuerst am Ort der Verletzung auf, hat aber dann die Tendenz, sich auszubreiten, beispielsweise vom Finger auf die Hand und dann auf den gesamten Arm, kann dann schließlich sogar die ganze Körperseite erfassen oder aber auf die kontralaterale Extremität übergehen. Die allmähliche Ausbreitung der Schmerzen wird aufgrund der oben angeführten pathophysiologischen

Mechanismen leicht verständlich. Eine Unterscheidung in Causalgia major nach Verletzung eines großen peripheren Nervs oder nach Plexusabriß und Causalgia minor bei weniger schweren Formen anderer Ursache läßt sich wegen der oft unvorhersehbaren Folgezustände eigentlich nicht mehr aufrechterhalten, es empfiehlt sich daher, alle Formen unter dem Oberbegriff sympathische Reflexdystrophie oder reflektorische Sympathikusdystrophie zusammenfassen.

2.1.2 Sensorische Veränderungen

Im gestörten Bereich findet sich häufig eine Hyperästhesie, die so stark sein kann, daß selbst normale Berührungen als unerträglich empfunden werden können. Auch kann sich das betroffene Gebiet subjektiv taub oder geschwollen anfühlen, ohne daß objektive Veränderungen festzustellen wären.

2.1.3 Vasomotorische Störungen

In der Regel kommt es zur Vasokonstriktion, doch kann ganz zu Beginn auch eine Vasodilatation vorliegen. Entsprechend ist im ersteren Fall das betroffene Gebiet um einige Grade kühler als beispielsweise die andere Extremität und dunkelblau-zyanotisch verfärbt, im zweiten Fall finden sich mehr purpurrote Verfärbung und Erwärmung. Zumeist ist die Vasokonstriktion mit einem Ödem und Hyperhidrose verbunden, wobei das betreffende Hautareal konstant feucht ist. Als Folge der vaskulären Veränderungen kommt es schließlich zur Knochendemineralisation bei der Sudeck-Atrophie und infolge der Schonhaltung zur Inaktivitätsatrophie.

2.1.4 Psychische Veränderungen

Sehr häufig gehen sympathische Reflexdystrophien mit allgemeiner vegetativer Labilität, die sich in exzessivem Schwitzen, Tremor und Tachykardie äußert, wie auch mit depressiven Reaktionen einher. Möglicherweise spielt hierbei auch Serotoninmangel eine Rolle, doch zeigen Patienten mit chronischen Schmerzen ohnehin ein spezielles Schmerzverhalten mit Tendenzen zur Somatisierung. Hier finden sich alle Übergänge von leichteren psychischen Störungen, mit erhöhter Reizbarkeit, depressiver Verstimmung, Interesseneinengung, bis hin zu schwersten psychischen Defektzuständen, bei denen der Patient bettlägrig sein kann und die Krankheit sein ausschließlicher Lebensinhalt geworden ist. Eine leichte Berührung oder ein schwacher Luftzug verursachen ihm dann unerträgliche Schmerzen.

2.1.5 Stadien

Im allgemeinen kann man die Störung in 3 Stadien, die sich mehr und mehr zu einem irreversiblen Zustand hin entwickeln, einteilen.

1. Stadium: Brennender Schmerz mit Hyperästhesie und Verschlimmerung der Beschwerden bei Bewegungen sowie schmerzhafte Bewegungseinschränkung stehen im Vordergrund des Bildes. Die Haut wird zunehmend glatt und straff, Hautfalten verschwinden. In diesem Stadium kann es nach einigen Wochen zu Spontanremissionen kommen, auch ist die Behandlung hier noch sehr effizient. Das Stadium kann bis zu einem halben Jahr dauern.

2. Stadium: Zunehmende Gelenksteifigkeit und muskuläre Atrophie, brüchige, verformte Nägel, veränderter Haarwuchs und röntgenologisch nachweisbare Osteoporose bei zunehmend psychischen Veränderungen kennzeichnen dieses Stadium, das etwa 3–6 Monate anhält. Auch in diesem Stadium kann die Störung noch auf die Behandlung mit Sympathikusblockaden ansprechen.

3. Stadium: Die Veränderungen werden zunehmend irreversibel. Die Haut wird glänzend und gedehnt, die Muskelatrophie, vor allem der Mm. interossei, nimmt zu, die Gelenke versteifen, es kann zu Subluxationen kommen, und auch die Knochendemineralisation schreitet fort. Bewegungen oder Kälteeinwirkungen können den Schmerz ins Unerträgliche steigern. Die hervorstechende Eigenschaft der Reflexdystrophien ist der sich selbst unterhaltende Mechanismus der Störung. Ähnlich wie ein achtlos fortgeworfener Kieselstein im Gebirge erst als harmloser Brocken den Berg hinunterhüpfen kann, dann zunehmend größer und schwerer wird, um schließlich als unaufhaltsam ins Tal donnernde Lawine nicht wieder gut zu machenden Schaden anzurichten, kann eine kaum registrierte Bagatellverletzung einen Circulus vitiosus auslösen und zu einer schweren Beeinträchtigung des ganzen Lebens bis hin zur Invalidität oder zum Suizid führen. Es gilt deshalb, bei den ersten Veränderungen mit Sympathikusblokkaden, mit begleitender Bewegungstherapie und ggf. mit Psychotherapie in das Geschehen einzugreifen.

2.1.6 Postherpetische Neuralgie

Den Reflexdystrophien zuzuordnen ist der Schmerzzustand nach Herpes zoster, der wegen der häufig zu spät einsetzenden Behandlung hier eigens erwähnt werden soll. Brennende oder einschießende Schmerzen, häufig mit Hyperalgesie (später mit Hypalgesie oder Analgesie) und Hyperästhesie im betroffenen Areal einhergehend, können schon einige Tage lang, bevor die typischen Hauteffloreszenzen in einem oder mehreren Dermatomen erscheinen, auftreten und - v.a. bei älteren und geschwächten Patienten - nach Verschwinden der Bläschen beliebig lange als sog. postherpetische Neuralgie persistieren oder nach einem schmerzfreien Intervall wieder einsetzen. Im akuten Stadium liegt eine Infektion des Ganglion spinale der Hinterwurzel vor, entweder primär als Folge einer varizellenartigen Virusinfektion oder sekundär als Folge eines auf die Hinterwurzel übergreifenden Krankheitsprozesses (wie Meningitis, Rückenmarktumoren, metastasierende Karzinome). Blockiert man in der akuten Phase - d.h. innerhalb der 1. Woche, allenfalls vor Ende der 2. Woche - das sympathische Ganglion, das die betreffende Region innerviert, kann man den Patienten mit an Sicherheit grenzender Wahrscheinlichkeit auf Dauer von den besonders unangenehmen und hartnäckigen Beschwerden befreien. Der Herpes-zoster-Patient ist also als Notfallpatient zu betrachten. Leider ist diese Tatsache zu wenig bekannt. Da keine spezifische Therapie bekannt ist, wird der Patient in dieser wichtigen Zeit oft noch stationär mit einer Vielzahl von Methoden, die zumeist jedoch keine Sympathikusblockaden beinhalten, behandelt. Wenn seine Beschwerden nicht von selbst sistieren, kommt er dann frühestens nach einigen Monaten, in den meisten Fällen nach Jahren oder Jahrzehnten zur Behandlung in die Schmerzpraxis. Dann liegt nicht selten bereits ein Analgetika- oder Tranquilizerabusus vor, und Blockaden wirken häufig nur noch vorübergehend.

2.1.7 Stumpf- oder Phantomschmerzen

Zu den Patienten, deren Beschwerden ebenfalls in den Bereich der Reflexdystrophie gehören und die oft eine große Anzahl von Ärzten und Heilpraktikern aufsuchen, ohne eine Erleichterung zu finden, bei denen die Behandlung schon dadurch erschwert wird, daß sich durch den häufigen Wechsel keine stabile Arzt-Patient-Beziehung entwickeln kann, zählen auch Patienten mit Schmerzzuständen nach Amputationen. Auch hier stehen schließlich eine Fixierung in höhergelegenen Hirnzentren und Analgetika- oder Tranquilizerabusus am Ende eines Leidensweges von immer neu erweckten und dann wieder enttäuschten Hoffnungen. Als Ursache für die Amputation der Extremität kommen am häufigsten Traumen, an zweiter Stelle Durchblutungsstörungen in Frage. Obwohl etwa 90–95% der Amputierten Phantomgefühle empfinden, die sich v.a. auf den distalen Teil der amputierten Extremität beziehen, kommt es nur in etwa 10% der Fälle zu Schmerzen und Dysästhesie; Phantomgefühl nach Amputation ist demnach sozusagen physiologisch, Schmerzen sind keineswegs obligat. Das Phantomgefühl schwindet oder verringert sich i. allg. im Laufe einiger Wochen oder Monate, wohingegen der Schmerz entweder zugleich mit dem Phantomgefühl oder erst Wochen, Monate oder gar Jahre nach der Amputation auftritt. Der Patient klagt über schmerzhafte Verkrampfung der fehlenden Extremität oder brennende Schmerzen, vergleichbar denen bei Reflexdystrophie. Schmerzen in der Extremität, die bereits vor der Amputation bestanden, treten in der Regel auch danach auf. Auch am Stumpf können heftige Schmerzen auftreten, die denen bei Reflexdystrophie ähneln und auch häufig mit vasomotorischen oder sudomotorischen Störungen verbunden sind. Der ganze Stumpf kann dabei hyperästhetisch sein, die Berührungsempfindlichkeit kann sich jedoch auch auf einzelne Narbenbereiche beschränken. Neben Kälte, Zyanose, Ödem und extremem Schwitzen kann es auch noch zu abnormen klonischen Muskelkontraktionen am Stumpf kommen. Auch bei diesen Patienten sieht man früher oder später häufig Persönlichkeitsveränderungen. Abgesehen von dem unbewältigten Umstand der verlorenen Extremität und den Konsequenzen dieses Verlustes in bezug auf die Reaktionen von Partner, Familie und Freunden sowie Verunsicherung in Hinsicht auf berufliches Schicksal und Zukunftsaussichten, kommt es doch wohl auch zu ständigen peripheren Irritationen, ähnlich denen bei Reflexdystrophie. Wenn auch das psychogene Moment, das gestörte Körperschema in der Hirnrinde, beim Phantomschmerz eine große Rolle spielt, so kann die Störung wohl auch von der Peripherie aus initiiert und unterhalten werden. Auf reflektorischen Wegen kann es gelegentlich zusätzlich zu pektanginösen Beschwerden, Asthmaanfällen und Hypertonus kommen.

Ist der Schmerz brennend und liegen vaso- und sudomotorische Störungen im Stumpf vor, sollte man das sympathische Ganglion blockieren. Die frühzeitige Therapie mit Sympathikusblockaden hat sehr gute Chancen. Unbehandelt oder inadäquat behandelt, scheinen die Schmerzen über eine Störung der Hinterhornschaltwege sich immer weiter zentral zu verlagern und werden somit immer weniger behandelbar.

An dieser Stelle sei nachdrücklich darauf hingewiesen, daß wiederholte operative Eingriffe wie Neuromexzisionen oder Nachamputationen, die lediglich eine Schmerzbeseitigung zum Ziel haben, in der Regel das Bild eher verschlimmern und daher nicht indiziert sind. Eine Kurzpsychotherapie vor einer geplanten Operation bzw. eine gleich an die Amputation anschließende Psychotherapie kann in den meisten Fällen das Auftreten von Phantomschmerzen verhindern.

2.1.8 Quadranten- und Gefäßzonenstörungen

Den sympathischen Reflexdystrophien zuzuordnen sind auch die Gefäßstörungen. Die Betroffenen klagen über einen nach mechanischen, traumatischen oder entzündlichen Irritationen großer Gefäße auftretenden charakteristischen protopathischen (dumpf glühenden, brennenden) Schmerz. Bei der Untersuchung fällt eine Verzögerung der Schmerzwahrnehmung auf bzw. ein dumpfer glühender Schmerz, der nach dem sofortigen hellen, scharfen Schmerz (der auch fehlen kann) auftritt. Auch diese Schmerzzustände lassen weder ein radikuläres noch ein segmentales Ausbreitungsmuster erkennen, lassen sich aber vasalen Zonen zuordnen.

Da jede Arterie vom vegetativen Nervensystem umsponnen ist, benachbarte Gefäßgebiete ihrerseits wiederum auch über den Sympathikusgrenzstrang in Verbindung stehen, kann eine Irritation des autonomen Nervensystems sich im Sinne eines Quadrantensyndroms auch über größere Körperabschnitte ausbreiten. So bilden beispielsweise das Versorgungsgebiet der A. carotis und der A. subclavia zusammen den „oberen Quadranten", sympathisch innerviert über den Truncus cervicalis.

Im Bereich der Sympathalgie finden sich neben Dysästhesie vasomotorische Störungen, bei meist deutlicher depressiver Verstimmung.

2.2 Schmerzen bei Gefäßerkrankungen

Schmerzen bei arteriellen und venösen Durchblutungsstörungen, ob akut oder chronisch, organisch bedingt oder vasospastisch, sprechen auf Sympathikusblockaden gut an. Hierunter fallen Raynaud-Erkrankung, Endangiitis obliterans, arterielle Verschlußkrankheit, Akrozyanose, Frostbeulen und Erythromelalgie.

Die Schmerzen hängen von Art und Ausmaß der Störung ab. Sie sind auf die Ischämie des Gewebes, Anhäufung von Metaboliten bei Hämostase bzw. auf Gewebsnekrosen oder Entzündungen bei chronischen Ischämien zurückzuführen. Daneben kommt es zu Farbveränderung wie Blässe oder Zyanose, Temperaturveränderung, v. a. im Vergleich mit der gesunden Extremität, Schwellung und trophischen Veränderungen. Das Ausmaß der Obstruktion und die Anzahl der Kollateralen bestimmen Symptomatik und Langzeitprognose.

Sympathikusblockaden der vasoaktiven Efferenzen können die Ischämieschmerzen spürbar vermindern, zu verbesserter Kollateralenbildung beitragen und zum Rückgang lokaler ischämischer Veränderungen führen.

Vor allem intermittierend auftretende akute Durchblutungsstörungen wie die Raynaud-Erkrankung, Frostbeulen, posttraumatische arterielle Spasmen, inoperative akute Embolien oder Thrombosen sprechen besonders gut auf eine oder mehrere Sympathikusblockaden an. Erkrankungen der kleinen Gefäße dagegen wie die Endangiitis obliterans oder die diabetische Arteriosklerose reagieren weniger gut. Die Domäne der Sympathikusblockaden ist die arterielle Verschlußkrankheit. Auch wenn kontinuierliche Sympathikusblockaden mit Lokalanästhetika nur eine schwache Wirkung zeigen, lassen sich gute Erfolge mit Phenolblockaden erzielen, die inzwischen nach übereinstimmenden Angaben mehrerer Autoren Sympathektomien überflüssig machen. Vor allem bei Ruheschmerz, weniger dagegen bei Claudicatio intermittens, haben sie sich bewährt.

Auch bei Patienten, bei denen Gefäßrekonstruktionen aus technischen Gründen, wegen schlechten Allgemeinbefindens oder wegen besonders hohem Alter nicht möglich waren, ließen sich mit Phenolblockaden gute Erfolge erzielen. Da die Phenolblockade unter Röntgenkontrolle durchgeführt werden sollte, verbietet sich normalerweise die Anwendung in der Praxis. Patienten, die auf eine Blockade mit Lokalanästhetika gar nicht ansprechen oder deren Schmerzen sich verschlimmern, sollten dieser Behandlung nicht zugeführt werden.

2.3 Eingeweideschmerzen

Schwere Schmerzzustände, die auf andere Behandlungsmaßnahmen nicht ansprechen, beispielsweise Schmerzen bei Kardio- oder Pylorospasmus, bei Pankreatitis, Gallen- und Ureterkoliken sowie bei Blasenschmerzen, können mit Sympathikusblockaden im entsprechenden Segment oder paravertebralen sympathischen Blockaden erleichtert werden. Bei Ureterkoliken kann die Wirkung besonders prompt, der Steinabgang erleichtert sein.

2.4 Malignomschmerzen

Eine häufige Ursache von Tumorschmerzen ist die Infiltration von Nerven und Blutgefäßen mit Tumorzellen, v. a. bei Malignomen der oberen Extremität als Infiltration des Plexus brachialis und seiner Hauptnerven sowie der axillären Blutgefäße bei Patienten mit metastasierendem Mammakarzinom. Sowohl pathologisch-histologische Untersuchungen, die neoplastische Veränderungen in der Tunica adventitia der Blutgefäße oder karzinomatöse Veränderungen der sympathischen Ganglien nachweisen konnten, aber auch das Ansprechen auf Sympathikusblockaden zeigen, daß diese Schmerzen sympathischen Ursprungs sind.

Schmerzen bei malignen Tumoren im Kopf- und Halsbereich, Mammakarzinome mit Ausdehnung in die Axilla, Pancoast-Tumoren mit Invasion in die erste Rippe und den Plexus brachialis können auf die Behandlung mit Stellatumblockaden und/oder Blockaden der unteren Zervikal- und oberen Thoraxwurzeln ansprechen, viszerale Schmerzen bei Gallen-, Pankreas- und Magenneoplasmen können mit Splanchnikus- oder Plexuscoeliacus-Blockade und Tumoren von Blase, Prostata und Uteruskarzinomen mit Sakralblockaden angegangen werden. Selbstverständlich sollten beim Patienten und seiner Familie keine falschen Hoffnungen erweckt werden. Wenn auch Besserung nach ein- oder mehrmaliger Blockade mit Lokalanästhetika oder neurolytischen Blockaden erreicht werden kann, so ist doch das Schmerzproblem gerade bei diesen Patienten oft nicht ohne zusätzliche Analgetika- und Psychopharmakamedikation, im Zusammenhang mit psychotherapeutischer Unterstützung, einigermaßen befriedigend zu lösen.

3 Sympathikusblockadentechnik

3.1 Anatomie

Beidseits der Wirbelsäule erstreckt sich der Grenzstrang, der Truncus sympathicus, von der Schädelbasis bis zur Steißbeinspitze. Er besteht aus 22–24 Ganglien, die durch kurze Faserstränge, die Rami interganglionares, strickleiterartig verbunden sind. Zwischen dem Grenzstrang und dem unteren thorakalen und oberen lumbalen Rückenmarkbereich verlaufen die präganglionären markscheidenhaltigen Rr. communicantes albi; die markscheidenarmen Rr. communicantes grisei ziehen zum Teil mit den Spinalnerven in die Peripherie, um dort die glatte Gefäßmuskulatur, die Pilomotoren und die Schweißdrüsen zu versorgen. Ein anderer Teil, der geflechtartig die Arterien begleitet, innerviert die Eingeweide und deren Gefäße, die andererseits durch selbständige, präganglionäre Fasern enthaltende Nn. splanchnici versorgt werden. Diese werden erst in weiter peripher liegenden Ganglien umgeschaltet.

3.2 Indikationsstellung

Ganz allgemein gilt für die Behandlung mit relativ invasiven Methoden in der Praxis, daß die Indikation hieb- und stichfest sein muß. Je mehr der Verdacht eines Schwerpunkts auf psychogenen oder psychosozialen Faktoren besteht, desto mehr sind nichtinvasive Behandlungsmethoden vorzuziehen. Der Patient erwartet in der Praxis ein geringeres Risiko als er etwa in einer Klinikambulanz von vornherein vermutet und wird im Falle eines bleibenden Schadens auch entsprechend argumentieren. Verzögerungen und Komplikationen, die im Krankenhaus eingeplant sind, belasten den Praxisbetrieb, der auf einigermaßen reibungslosen Ablauf angewiesen ist, ganz erheblich. Extrem lange Wartezeiten durch Blockierung des Behandelnden, der Hilfskräfte und eines Behandlungsraumes verursachen im Wartezimmer Ärger oder geben zu wilden Spekulationen Anlaß, nachdem dort ohnehin Neuankömmlinge von den Erfahrenen gerne mit schaurig ausgeschmückten Berichten von „Nervenspritzen", „Lähmungen" nach „Rückenmarkpunktionen" u.ä. unterhalten werden. Schließlich ist in der Regel das Personal den Anforderungen in solchen Situationen nicht in dem Maße gewachsen wie eingearbeitetes Anästhesiepersonal, da ja bei sorgfältiger Arbeit schwerwiegende Zwischenfälle in der Praxis extrem selten vorkommen.

3.3 Klassische Sympathikusblockaden

3.3.1 Stellatumblockade (siehe auch Anhang, S. 166)

Anatomie: Der Großteil der sympathischen Fasern, die zur oberen Körperhälfte, zum Hals oder Kopf führen, ziehen durch das Ganglion stellatum, eine sternförmige Verschmelzung des unteren Zervikal- und des ersten thorakalen Ganglions. Es ist ein – wie der Name sagt – sternförmiges, ovales, 2 cm langes und 1 cm breites Gebilde, das direkt hinter der A. subclavia, an der Abzweigung der A. vertebralis liegt und vor der Basis des Processus transversus des 7. Zervikalwirbels. Besonders wichtig in bezug auf Nebenwirkungen ist die Nähe der großen Gefäße (A. vertebralis, A. thyreoidea inferior, A. subclavia, erste Interkostalarterie) sowie des Plexus brachialis, des N. recurrens, der Pleurakuppel und der Dura.

Zugang: Am häufigsten wird der auch von uns bevorzugte Zugang gewählt. Der Patient liegt dabei auf dem Rücken, mit leicht überstrecktem Kopf, so daß Ösophagus und größere Gefäße gestreckt verlaufen. Die Einstichstelle über dem am leichtesten tastbaren Querfortsatz – in der Regel der 6., gelegentlich der 7. Halswirbel – findet man am leichtesten mit Hilfe der Zweifingermethode. Bei rechtsseitiger Blockade legt man den Zeigefinger der linken Hand in die Vertiefung des Jugulums, der Mittelfinger liegt dann lateral des Sternoklavikulargelenks. Von dieser Stelle aus geht man dann nochmals um die Breite von 2 Querfingern in die Höhe. Hier liegt nun die Einstichstelle, medial des M. sternocleidomastoideus und der A. carotis communis, etwa in Höhe des Krikoidunterrandes. Die beiden Finger spannen nun die Haut über dem 6. oder 7. Querfortsatz (bei Schlanken meist leicht tastbar), dann wird mit einer dünnen Kanüle senkrecht zur Hautoberfläche eingestochen und Knochenkontakt mit dem Querfortsatz aufgesucht. Nur selten ist es nötig, tiefer als 3,8 cm einzustechen, meist liegt das Ganglion stellatum viel weniger tief als vermutet. Werden Parästhesien des Plexus brachialis ausgelöst, zieht man die Nadel zurück und bewegt sie dann weiter medialwärts.

Injektion: Nach sorgfältiger Aspiration und der Anweisung an den Patienten, nicht zu reden, zu husten oder sich zu bewegen, injiziert man dann eine Testdosis von höchstens 0,5 ml. Verspürt der Patient innerhalb von etwa einer Minute keine Nebenwirkungen wie Schwindel, Übelkeit oder einen Krampfanfall, spritzt man den Rest der Dosis. Um ein Umgreifen und damit ein gefährliches Verrutschen der Kanüle nach dem Aspirieren zu vermeiden, verwenden wir eine 3-Ring-Spritze bzw. den Aspirator Woelm mit einer 4,1 cm (1⅝ inch) langen 25-gg.-Kanüle. Entgegen der üblichen Mengenangaben verwenden wir selten mehr als 2 ml 1%iges Meaverin, da wir bereits mit einer Injektionsdosis von etwa 1 ml schwere Komplikationen erlebt haben (durch versehentliche Injektion in die A. vertebralis trotz sorgfältiger und negativ verlaufender vorheriger Aspiration).

Etwa 2–5 min nach Injektion tritt das sog. Horner-Syndrom als Zeichen der erfolgreichen Sympathikusblockade auf mit Ptosis, Miosis, Enophthalmus, Anhydrose und erhöhter Temperatur von Arm und Gesicht der betroffenen Seite.

Neben der intraarteriellen Injektion ist in seltenen Fällen auch eine Injektion in den Duralsack möglich, wobei hier die Differentialdiagnose schwerfallen kann. Als weitere mögliche Komplikation äußert sich eine Paralyse des N. recurrens in Heiserkeit, Schluckschwierigkeiten, evtl. auch in einer Dyspnoeempfindung. Dies ist kein Anlaß zu Besorgnis, man kann den Patienten damit beruhigen, daß die Zeichen nach Abklingen der Blockade verschwinden, doch sollte man ihn anweisen, bis zu diesem Zeitpunkt nichts zu trinken. Auch eine Paralyse des Plexus brachialis ist vorübergehend und bedarf keiner Behandlung. Bei hochliegender Zwerchfellkuppe besteht die Gefahr eines Pneumothorax (ein allerdings extrem seltenes Vorkommnis).

3.3.2 Blockade des lumbalen Grenzstrangs

Der lumbale Grenzstrang zieht entlang der ventrolateralen Seite der Wirbelkörper. Lateral ist er von der Faszie des M. psoas, medial von der retroperitonealen Faszie begrenzt. Zur Blockade wird der Patient auf die nicht zu blockierende Seite gelagert. Man sucht nun die Mitte des 2. Dornfortsatzes auf, wobei man als Orientierung die Verbindungslinie beider Cristae iliacae nimmt, die zwischen dem 4. und 5. Lendenwirbeldornfortsatz verläuft. 5 cm lateral punktiert man in einem Winkel von etwa 45° (nach kranial) zur Haut mit einer etwa 10 cm langen 22-gg.-Kanüle, bis man, je nach Dicke des Patienten, in etwa 3,8–5 cm Tiefe auf den Processus transversus stößt. Da der Abstand zwischen Haut und Processus transversus von Individuum zu Individuum schwankt, der Abstand zwischen Processus transversus und lumbalem Grenzstrang dagegen ziemlich konstant 4,5–5 cm beträgt, markiert man nun diese Entfernung auf der Kanüle. Anschließend zieht man sie zurück, um sie dann parallel zum Wirbelkörper, leicht nach medial und mit der Öffnung zum Wirbelkörper hingerichtet, an diesem entlanggleiten zu lassen, bis die angemerkte Tiefe erreicht ist.

Bei korrekter Kanülenlage kann man nun 1–2 ml Luft ohne Widerstand injizieren, wohingegen man bei intramuskulärer (M. psoas major) oder subperiostaler Kanülenlage auf federnden Widerstand stößt. Nach Injektion einer Testdosis von 2 ml wird die therapeutische Dosis von 10 ml Carbostesin 0,25% injiziert.

Bei erfolgreicher Blockade zeigen sich ähnlich der Ganglienblockade der oberen Extremität Ansteigen der Hauttemperatur, Rötung der Haut, Vasodilatation und Anhydrose. Eine versehentliche Organpunktion bleibt ohne nachteilige Konsequenzen, die Gefahr der subarachnoidalen Injektion ist äußerst gering. Dagegen kann es, v. a. bei älteren Patienten, zu erheblichem Blutdruckabfall kommen, so daß ein vorheriger Volumenersatz zu empfehlen ist. In der Regel genügt eine Blockade des für die Durchblutung der unteren Extremitäten besonders wichtigen 2. Lumbalganglions, doch können auch das 3. und 4. Ganglion in einer Sitzung blockiert werden. Eine Blockade der Lumbalnerven sollte unbedingt vermieden werden, da der Patient anderenfalls längere Zeit die Praxis nicht verlassen kann.

Ist eine Serie von Blockaden geplant, empfiehlt es sich, den Abstand von der Haut zum Grenzstrang zu notieren, um beim nächstenmal das schmerzhafte Ertasten des Processus transversus zu vermeiden.

3.3.3 Blockade des Ganglion coeliacum (Ganglion solare, Nn. splanchnici)

Der Plexus coeliacus liegt im Prävertebralraum vor der kranialen oberen Kante des 1. Lendenwirbelkörpers. Er besteht aus einem rechten und einem linken Ganglion, verbunden durch ein dichtes Fasernetzwerk, das die A. coeliaca und den Beginn der A. mesenterica superior umflicht. Er liegt hinter Peritoneum, Magen, Bursa omentalis vor den Zwerchfellschenkeln und dem Beginn der Aorta abdominalis und versorgt Peritoneum und Baucheingeweide (mit Ausnahme des kleinen Beckens).

Zur Blockade befindet sich der Patient in Bauchlage, mit einem Kissen unter dem Abdomen. Als Orientierung verwendet man die Verbindungslinie zwischen den Cristae iliacae, die zwischen 4. und 5. Lendenwirbeldornfortsatz oder über dem 4. LW-Dorn verläuft. Von dort aus tastet und markiert man den oberen Rand des 1. LW-Dornfortsatzes und den 12. Brustwirbeldornfortsatz und kontrolliert, indem man vom 1. Brustwirbeldorn aus noch einmal nach unten durchzählt. Dann tastet man die 12. Rippe und markiert 6–7,5 cm beiderseits der Dornfortsatzreihe 2 Punkte, die am lateralen Rand des M. erector spinae liegen. Verbindet man diese beiden Punkte miteinander und mit dem Oberrand des 1. LW-Dornfortsatzes, ergibt sich ein flaches Dreieck, dessen Schenkel die Einstichrichtung weisen. Man sticht nun vom rechten oder linken lateralen Markierungspunkt mit einer 10–12 cm langen Kanüle, die an der gefüllten Spritze ansetzt, in einem Winkel von 45° zur Hautoberfläche ein, bis man Knochenkontakt spürt. Dann zieht man die Nadel zur Hälfte zurück und geht nun in einem Winkel von 60°, den man nach Bedarf zunehmend vorsichtig vergrößert, solange ein, bis die Nadel am Wirbelkörper entlang gleitet, und schiebt sie nun noch etwa 1–1,5 cm vor. Nach sorgfältiger Aspiration in mehreren Ebenen läßt sich bei korrekter Kanülenlage das Lokalanästhetikum (20–25 ml einer 0,125%igen Carbostesinlösung) mühelos injizieren.

Die Blockade bringt eine Anästhesie der Baucheingeweide und des Peritoneums (mit Ausnahme des kleinen Beckens).

Komplikationen:

Hustet der Patient, ist die Blockade abzubrechen. Um die Gefahr eines Pneumothorax bzw. intravasaler oder subarachnoidaler Injektion durch Bewegen oder unruhiges Atmen zu vermindern, sollte der Patient prämediziert und während des Blockierens sediert werden. Auch sollte aus Sicherheitsgründen der Magen entleert sein. Da zudem ein starker Blutdruckabfall zu erwarten ist (bei Patienten in schlechtem Allgemeinzustand verbietet sich die Blockade aus diesem Grund), ist die Methode für die

Praxis wenig geeignet. Sie ist hier jedoch beschrieben, um zumindest die Elektrodenanlage bei der elektrischen Blockade ableiten zu können (s. S. 163).

3.4 Andere Zugangswege

Aus dem anatomischen Verlauf der schmerzleitenden Fasern läßt sich unschwer ableiten, daß bei jeder Blockade somatischer Fasern auch sympathische Fasern ausgeschaltet werden, insbesondere bei allen rückenmarknahen Verfahren. Als Alternative zu den klassischen Sympathikusblockaden werden schon seit Jahren Blockaden angewandt, die bei ähnlicher Wirkung den Vorteil haben, daß sie für den Patienten angenehmer und für den Behandler relativ leichter durchzuführen sind.

So wird beispielsweise in der Mainzer Schmerzklinik bei sympathischen Reflexdystrophien der oberen Extremität häufig die Axillarisblockade gewählt, als Zugang zur unteren Extremität die Sakralisblockade. Der Vorteil letzterer besteht u. a. auch darin, daß beide Seiten erfaßt werden, wohingegen bei der lumbalen Grenzstrangblockade kreuzende Fasern der anderen Seite nicht mit erfaßt werden. Als eine der am häufigsten in der Praxis ausgeführten Blockaden mit der Wirkung einer Sympathikusblokkade soll die Kaudalanästhesie an dieser Stelle beschrieben werden.

3.4.1 Sakralanästhesie (Kaudalanästhesie)

Der Zugangsweg zur Sakralanästhesie ist der Hiatus sacralis, durch den die Injektionskanüle in den Periduralraum eingeführt wird. Dorsal ist der Sakralkanal vom Periost und den 4 zusammengewachsenen sakralen Dornfortsätzen begrenzt. Der Dornfortsatz des 5. Sakralwirbels ist in der Regel nicht zusammengewachsen und bildet eine U-förmige Öffnung zwischen den beiden Cornua sacralia. Seitlich der Mittellinie und fast parallel dazu befinden sich die 4 Foramina sacralia, durch die die Sakralnerven ziehen. Mit der Blockade erreicht man den Plexus lumbalis mit dem 1., 2., 3. und 4. Lumbalnerv, zusammen mit Fasern vom 12. Thorakalnerv, den Plexus sacralis mit dem 4. und 5. Lumbalnerv sowie dem 1., 2. und 3. Sakralnerv und den Plexus coccygeus mit dem 4. und 5. Sakralnerv und dem N. coccygeus. Der Duralsack endet gewöhnlich in Höhe des 2. Sakralloches.

Während der Behandlung infundieren wir dem Patienten Ringer-Lösung mit Zusatz von 5 ml Aspisol, um neben dem obligaten venösen Zugang eine gute analgetische Wirkung ohne unerwünschte Dämpfung des Patienten zu haben.

Der Patient befindet sich in Bauchlage, mit einem Kissen unter der Symphyse. Die Beine sind in Außenrotation gespreizt, die Zehen sollen nach innen, die Fersen nach außen zeigen, da sich in dieser Lage die Perinealfalte öffnet und die Glutäalmuskulatur weitgehend entspannt ist. Vor der gründlichen Desinfektion soll ein Gazetupfer in die Crena ani gelegt werden, um Hautverbrennungen durch herunterlaufenden Alkohol zu verhindern. Nachdem man die Stelle des 2. Sakralloches markiert hat (etwa 1,3 cm medial und kaudal der Spina iliaca posterior superior), um eine Kontrolle für die Einstichtiefe in den Sakralkanal zu haben, tastet man die Cornua sacralia. Kann man sie nicht tasten, sucht man die Steißbeinspitze. Etwa 5–6 cm kranialwärts liegt die Einstichstelle. Zwischen Zeige- und Mittelfinger, die auf den Sakralhörnern liegen, sticht man nun mit einer feinen kurzen Kanüle kranialwärts ein. Erreicht man die ventrale Wand des Sakralkanals, injiziert man – unter leichtem Zurückziehen der Nadel – 2 ml 1%iges Scandicain.

Hierauf geht man durch die gleiche Punktionsstelle mit einer stärkeren Nadel ein, anfangs in einem Winkel von etwa 70 bis 80° zur Hautoberfläche bis zur Berührung der ventralen Kanalwand. Dann zieht man die Kanüle leicht zurück und ändert den Winkel auf etwa 50°. Meist spürt man einen deutlichen Widerstand beim Durchstechen der derben elastischen Membran, die den Hiatus sacralis bedeckt. Man zieht nun die Kanüle, deren Schliff inzwischen nach unten zeigt, um so leichter übers Periost zu gleiten, nochmals leicht zurück und senkt die Nadel so weit, daß sie beim Mann einen Winkel von 10–20°, bei der Frau einen Winkel von 30–45° bildet, da die Krümmung des weiblichen Os sacrum normalerweise größer ist als die des männlichen.

Man schiebt jetzt die Kanüle um höchstens 3,8 cm vorwärts. Verwendet man eine spezielle Epiduralkanüle mit Mandrin, zieht man das Mandrin heraus und vergewissert sich, daß die Nadelspitze unterhalb des 2. Foramen sacrale liegt. Nach mehrmaliger sorgfältiger Aspiration bei Rotation der Nadel um 180° spritzt man eine Testdosis von 5 ml, wobei man die Hand auf die Haut über dem Sakrum legt, um eine subkutane Injektion gleich zu spüren. Läßt sich die Flüssigkeit nur schwer injizieren, kann es auch sein, daß die Nadelspitze unter dem Periost liegt. In jedem Fall zieht man die Kanüle zurück und macht einen neuen Versuch. Nun wartet man 5 min ab, während derer man sich mit dem Patienten unterhält, um so jede Änderung seines Befindens sofort zu registrieren. Dann injiziert man 15–20 ml einer 0,125%igen Carbostesinlösung (0,25%iges Carbostesin und Aqua dest. pro Injektion im Verhältnis 1:1). Diese niedrige Dosierung genügt, um die dünnen nichtmarkhaltigen Fasern zu anästhesieren und verursacht nur leichte motorische Ausfälle. Der Patient soll ja nach etwa einer Stunde die Praxis wieder verlassen können und nicht über Stunden eine Liege und damit ein Behandlungszimmer blockieren.

Nach dieser Zeit hat man die wichtigsten Nebenwirkungen ausgeschlossen. Bevor man den Patienten entläßt (beim ersten Mal unbedingt mit Begleitperson), tut man gut daran, ihn auf mögliche später auftretende Nebenwirkungen vorzubereiten. Patienten ohne Begleitung schärft man ein, sich im Falle plötzlich auftretenden Schwindels sofort auf den Boden zu setzen; der Ratschlag klingt banal, aber diese Schutzmaßnahme fällt dem Patienten oft am wenigsten ein.

3.5 Druckkaudale

Bei atypischer Ischialgie oder Rückenschmerzen empfiehlt sich auch eine Druckkaudale. Nach Injektion von 15 ml Carbostesin 0,125% in den Sakralkanal wartet man 15–20 min, bis das Lokalanästhetikum wirkt, dann injiziert man unter Druck so schnell wie möglich etwa 50 ml NaCl, um den Epiduralraum anzufüllen, bis der Patient entweder einen Schmerz zwischen den Schulterblättern oder Kopfschmerzen angibt. Gelegentlich kann vor Einsetzen dieser Symptome ein 10–20 s dauernder Krampfanfall auftreten, der durch den erhöhten intrakraniellen Druck oder durch die Erschütterung des Rückenmarks bedingt ist. Kopfschmerzen, Schmerz zwischen den Schulterblättern und Krampfanfall sind Hinweise, die Injektion sogleich zu beenden, danach sollte der Patient kräftig die Beine bewegen.

3.6 Intravenöse Sympathikusblockade

Eine ebenso elegante wie wirkungsvolle Behandlungsmethode bei posttraumatischen Reflexdystrophien ist die von Hannington-Kiff 1974 beschriebene regionale intravenöse Guanethidininfusion. Guanethidin vermindert die Speicherfähigkeit der Granula in den sympathischen Nervenfaserenden und setzt damit den Noradrenalingehalt des Gewebes herab, der Sympathikotonus wird vermindert.

Die betroffene Extremität wird über den systolischen Druck gestaut, anschließend injiziert man 20 mg Guanethidin, verdünnt mit 20 ml physiologischer Kochsalzlösung in eine periphere Vene. Nach 10–15 min ist das Mittel im Gewebe fixiert, die Staubinde bzw. Blutdruckmanschette kann entfernt werden. Entsprechend einer anfänglichen sympathomimetischen Reaktion aufgrund des plötzlich aus den Speichern freigesetzten Noradrenalins verschlimmern sich nach der Injektion kurzfristig die Schmerzen, um innerhalb weniger Minuten abzuklingen. Auf diese Reaktion sollte man den Patienten vorbereiten.

Da die Guanethidinsympathikusblockade einige Tage anhält, genügt häufig eine Behandlung, die notfalls nach etwa 3 Wochen wiederholt werden kann. Die Ergebnisse sind bei Reflexdystrophien an den Armen eindrucksvoller als an den unteren Extremitäten.

3.7 Elektrische Sympathikusblockaden

Angesichts der Komplexität chronischer Schmerzzustände, die ein Rezidivieren auch nach vorerst erfolgreicher Therapie implizieren, sind nichtinvasive Behandlungsmethoden den invasiven Techniken möglichst vorzuziehen. Wir verwenden deshalb in unserer Praxis häufig die von Jenkner (1980) beschriebenen Methoden der elektrischen Stellatum- oder thorakalen bzw. lumbalen Grenzstrangblockaden.

Ein an definierten Hautpunkten ansetzender elektrischer Reiz kann ähnlich wie eine pharmakologische Nervenblockade Gefäßbezirke beeinflussen, die den betroffenen Sympathikusanteilen zuzuordnen sind. Rheographische Veränderungen an den Extremitäten nach lumbaler Grenzstrang- und Stellatumblockade, nach letzterer zusätzlich das Auftreten eines Horner-Syndroms, sind objektive Anhaltspunkte für die Wirkung elektrischer Reize auf Sympathikusfasern.

Um über die Dauer der Reizstromüberflutung hinaus eine möglichst lange Nachwirkung zu erzielen, sollte ein niederfrequenter Gleichstrom (galvanischer Strom) mit weniger als 0,2 ms Impulsdauer verwendet werden. Bei Gleichstromanwendung entsteht durch Hemmung der Repolarisation unter der Anode ein beruhigender Effekt, der für die elektrische Blockade genutzt wird. Niederfrequente Ströme werden von den dünnen Fasern, wie es die Sympathikusfasern sind, besser geleitet als von den dikken motorischen Fasern. Eine Begrenzung der Impulsdauer auf Einzelreize unter 0,2 ms verhindert eine starke Reizung und Rötung der Haut unter der Anode. Wenn auch die Wirkungsmechanismen noch nicht erklärt und die Nervenleitung durch den elektrischen Strom nicht direkt beeinflußt wird, so spricht Jenkner doch von elektrischen Nervenblockaden, um die Ähnlichkeit der Auswirkungen im Vergleich mit denen bei Nervenblockaden durch Injektion von Lokalanästhetika herauszustellen. Ähnlich wie bei den pharmakologischen Blockaden ist eine Serie von Behandlungen notwendig, auf jeden Fall sollte man mehrere Behandlungen durchführen, um die Wirkung zu beurteilen. Gelegentlich sind mehrere Behandlungen, die kurzfristig aufeinander folgen, notwendig, ehe objektive Veränderungen (Horner-Syndrom, Erwärmung) auftreten. Die Behandlungsdauer beträgt jeweils 20–30 min.

Um eine hohe Feldstärke und dadurch eine maximale Wirkung auf die betreffenden Sympathikusfasern zu erreichen, wählt man eine möglichst kleine Anode. Für Stellatumblockaden verwenden wir beispielsweise eine Anode von wenigen Millimetern Durchmesser. Desgleichen wählt man zur Verringerung der Feldstärke und damit des Reizeffekts unter der Kathode als solche eine möglichst große Elektrode. Bei der Auswertung von 20000 elektrischen Nervenblockaden fand Jenkner zunehmend bei heftigeren Schmerzen eine bessere Wirkung, bei zunehmendem Lebensalter (ab dem 50. Lebensjahr) eine Abnahme der Wirkungsdauer (i. allg. beträgt die Wirkungsdauer einige Monate, gelegentlich sogar Jahre im Anschluß an eine Behandlungsserie).

Die einzige Kontraindikation dieser Behandlungsmethode sind Demandschrittmacher.

3.7.1 Stellatumblockade

Die besonders kleine Anode wird an der Stelle, die der Einstichstelle bei der pharmakologischen Blockade entspricht, aufgeklebt (Elektrode lückenlos mit Elektrodengel bestreichen). Die Kathode (etwa 6 cm Durchmesser) liegt über den Dornfortsätzen der untersten Halswirbel- und obersten Brustwirbelkörper. Spätestens nach der dritten Behandlung sollte ein Hornersches Syndrom auftreten. Gelegentlich kann eine Rekurrensparese auftreten, auch kann es zu einem – vorübergehenden – Blutdruckabfall kommen.

Die Indikationen entsprechen denen zur pharmakologischen Blockade, eine spezielle Indikation für elektrische Blockaden sind Armschwellungen bei Zustand nach Ablatio mammae, bei denen bei Kanüleneinstichen eine Verschleppung von Malignomzellen ausgelöst werden könnte. In Zusammenhang mit einstündiger Armhochlagerung sollte die Therapie möglichst frühzeitig eingeleitet werden.

3.7.2 Lumbale Grenzstrangblockade

Auch bei dieser Blockade geht man vom Aufsuchen der Einstichstelle bei der pharmakologischen Blockade aus, doch wählt man für die Anodenlage eine etwas weitere Entfernung von der Dornfortsatzreihe (etwa 7-9 cm). Die Kathode wird in Nabelhöhe auf der kontralateralen Seite, medial der Mittellinie anliegend, angebracht. Bei Gefäßstörungen sollte die Wirkung dieser Blockade durch Längsrheographie beider Beine objektiviert werden. In ähnlicher Weise kann – in Anlehnung an die anatomischen Gegebenheiten - auch eine Blockade des Ganglion coeliacum durchgeführt werden bzw. eine thorakale Grenzstrangblockade, die man auf pharmakologischem Weg ohne die Möglichkeit einer Röntgenkontrolle in der Praxis sicher nur ungern durchführt.

Literatur

Baas RA (1978) Sympathetic blocks in clinical practice. Int Anesthesiol Clin 16: 149-182
Bonica JJ (1980) The management of pain. Lea & Febiger, Philadelphia
Eriksson E (Hrsg) (1980) Atlas der Lokalanästhesie, 2. Aufl. Springer, Berlin Heidelberg New York
Forslund L, Kovamees A, McCarthy G (1978) Sympathetic blocks. Acta Chir Scand 144: 67-68
Gerstenbrand F, Tilscher H, Berger M (1979) Radikuläre und pseudoradikuläre Symptome der mittleren und unteren Halswirbelsäule. MMW 121: 1173-1179
Gross D (1979) Sympathalgien des Nacken-Schulter-Arm-Bereiches. MMW 121: 1167-1172
Hannington-Kiff JG (1977) Relief of Sudeck's atrophy by regional intravenous guanethidine. Lancet 1: 1132-1133
Holland AJC, Davies KH, Wallace DH (1977) Sympathetic blockade of isolated limbs by intravenous guanethidine. Can Anaesth Soc J 25: 597-602
Jenkner FL (1980) Nervenblockaden auf pharmakologischem und auf elektrischem Weg. Springer, Wien New York
McKay NNS, Woodhouse NJY, Clarke AK (1977) Post-traumatic reflex sympathetic dystrophy syndrome (Sudeck's atrophy): Effects of regional guanethidine infusion and salmon calcitonin. Br Med J 1: 1575-1576
Messing RB, Lyttle LD (1977) Serotonin containing neurones: Their possible role in pain and analgesia. Pain 4: 1, 21
Moore DC (1973) Regional block. A handbook for use in the clinical practice of medicine and surgery. Thomas, Springfield/Illinois
Müller-Suur N (1977) Sympathikusblockaden. Therapiewoche 27: 2130-2135
Phelps DB, Rutherford RB, Boswick JA jun (1979) Control of vasospasm following trauma and microvascular surgery. J Hand Surg 4: 109-117
Pilowsky I, Chapman CR, Bonica JJ (1977) Pain depression and illness behaviour in a pain clinic population. Pain 4: 183
Saubermann P (1977) Das Sudeck'sche Syndrom aus amerikanischer Sicht. Orthop Prax 13: 672-675
Sternbach RA (ed) (1978) The psychology of pain. Raven, New York
Totoki T, Harano K, Takeshita M (1977) Postherpetic neuralgia. Asian Med J 20: 41-44

Anhang

Merkblatt zur Stellatumblockade*

Die Stellatumblockade wirkt vorübergehend auf das vegetative Nervensystem ein, indem sie die Funktion des sympathischen Nervengeflechts für bestimmte Körperregionen einschränkt. Dadurch werden in diesen Regionen die Blutgefäße erweitert – es erhöht sich die Durchblutung –, und die Schweißsekretion vermindert sich. Zugleich wird damit ein Teil der Schmerzleitung ausgeschaltet. Erkrankungen, die mit Gefäßreaktionen einhergehen, können günstig beeinflußt werden: jedoch häufig erst nach mehrfacher Anwendung.

Anwendungsbereich

Für dieses Vorgehen kommen alle Zustände in Frage, die mit einer Konstriktion (Verengung) der Blutgefäße an Kopf, Brust und Armen einhergehen (wie Migräne oder andere Gefäßkopfschmerzen, Raynaud-Krankheit, Thrombophlebitis, postthrombotisches Syndrom, Lymphödem nach Mammaamputation).
    Weiterhin sollte die Stellatumblockade durchgeführt werden bei Reflexgeschehen, die über sympathische Nerven ablaufen (wie Sudeck-Erkrankung), bei Phantomschmerzen und Schulter-Arm-Schmerzen.

Durchführung

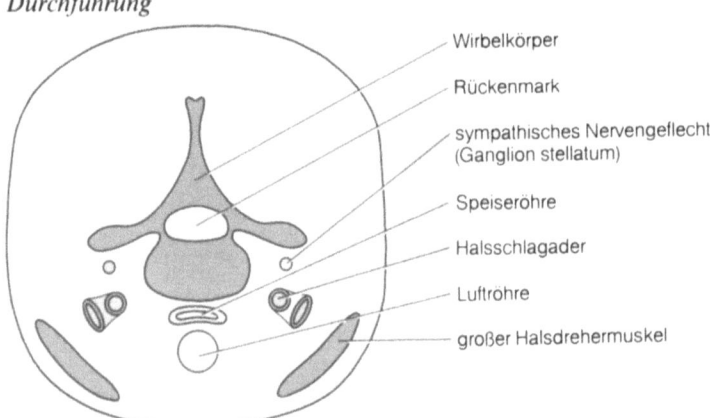

Es gibt verschiedene Techniken, jedoch laufen alle darauf hinaus, daß durch eine Injektionsnadel ein Mittel zur örtlichen Betäubung (Lokalanästhetikum) um das sympathische Nervengeflecht (Ganglion stellatum) gespritzt wird.

---

* in Anlehnung an die „Stufenaufklärung nach Weißauer"

Während der Injektion dürfen Sie sich nicht bewegen, auch nicht sprechen oder schlucken.

Nach einer solchen Blockade dürfen Sie bis zum nächsten Morgen nicht aktiv am Straßenverkehr teilnehmen: Die Heimfahrt erfolgt entweder in Begleitung eines von Ihnen mitgebrachten Angehörigen oder mit einem von uns gerufenen Taxi.

Nebenwirkungen

Als Nachweis, daß das sympathische Nervengeflecht blockiert ist, dient das Auftreten eines roten Auges, einer engen Pupille (fällt besonders bei Dunkelheit auf), eines hängenden Augenlids und von Wärmegefühl in Kopf und Arm jeweils auf der betroffenen Seite.

Diese Erscheinungen halten etwa 1–3 Stunden an.

Als seltene Komplikationen neben all denen, die auch bei jeder anderen Narkose bzw. Regionalanästhesie beobachtet werden, können auftreten:

Heiserkeit (Husten fällt schwer, weil die Stimmritze nicht mehr ganz schließt – Vorsicht beim Essen und besonders beim Trinken), Atembeschwerden, teilweiser Ausfall der Armmotorik.

Nach 1–3 Stunden sind diese Erscheinungen in der Regel abgeklungen.

Wir haben versucht, Sie über die Durchführung und die Risiken der Stellatumblockade möglichst eingehend aufzuklären. Bitte stellen Sie uns Fragen, falls Sie noch etwas in diesem Zusammenhang interessiert. Wir geben Ihnen auf Ihren Wunsch auch Auskunft über seltene und seltenste Risiken. Durch Ihre Mitarbeit helfen Sie uns, das Beste für Ihre Sicherheit zu tun.

Mit den folgenden Fragen wollen wir mögliche Risiken erfassen und damit ein Höchstmaß an Sicherheit erreichen. Es sind so viele Fragen, weil wir auch seltenen und verhältnismäßig geringfügigen Risiken vorbeugen wollen.

Bitte weisen Sie uns in der Spalte „Sonstige Beschwerden" auf Umstände hin, die Ihnen wesentlich erscheinen.

Bitte sagen Sie es uns, wenn Sie bei der Beantwortung der Fragen Hilfe brauchen.

Fragen zur Anamnese

1. Alter...............Jahre   Größe..............cm
   Gewicht...........kg

2. Welchen Beruf üben Sie aus?

   ....

3. Befanden Sie sich in letzter Zeit in ärztlicher Behandlung?

                            O nein O ja

   Wegen welcher Erkrankungen?

   ....
   ....

4. Besteht eine Schwangerschaft?   O nein O ja

5. Nehmen Sie zur Zeit Medikamente ein? ○ nein ○ ja
   Welche? Geben Sie auch Schmerz-, Schlaf-, Beruhigungs-, Abführmittel, Ovulationshemmer („Antibabypille") und Medikamente zur Verzögerung der Blutgerinnung an.
   ....
   ....

6. Frühere Operationen (z. B.: „Galle 1974", „Leistenbruch 1978")?
   ....

   Ergaben sich bei der Anästhesie Besonderheiten?
   ○ nein ○ ja
   Welche?
   ....
   ....

   Kam es bei Blutsverwandten zu Zwischenfällen im Zusammenhang mit einer Anästhesie? ○ nein ○ ja

7. Frühere Schmerzbehandlung (z. B. Sakralanästhesien, Chordotomie)?
   ....

   Ergaben sich bei der Schmerzbehandlung Besonderheiten?
   ○ nein ○ ja
   Welche? ....
   ....

8. Muskelerkrankungen und Muskelschwäche? ○ nein ○ ja
   Gab oder gibt es eine solche Erkrankung bei Ihren Blutsverwandten?
   ○ nein ○ ja

9. Herzerkrankungen (z. B. Herzinfarkt, Angina pectoris, Herzfehler, Atemnot beim Treppensteigen, Herzmuskelentzündung, Herzrhythmusstörungen)?
   ○ nein ○ ja

10. Kreislauf- und Gefäßerkrankungen (z. B. Durchblutungsstörungen, Krampfadern, Thrombose, zu hoher oder zu niedriger Blutdruck)? ○ nein ○ ja

11. Lungen- und Atemwegserkrankungen (z. B. Tuberkulose, Staublunge, Lungenentzündung, Lungenblähung, Asthma, chronische Bronchitis)? ○ nein ○ ja

12. Lebererkrankungen (z. B. Gelbsucht, Leberverhärtung)? ○ nein ○ ja

13. Nierenerkrankungen (z. B. Nierenentzündung, Nierensteine)? ○ nein ○ ja

14. Stoffwechselerkrankungen (z. B. Zuckerkrankheit, Gicht)? ○ nein ○ ja

15. Schilddrüsenerkrankungen (z. B. Kropf)? ○ nein ○ ja

16. Augenerkrankungen (z. B. grüner Star)? ○ nein ○ ja

17. Nervenleiden (z. B. Krampfleiden, Lähmungen)? ○ nein ○ ja

18. Gemütsleiden (z. B. Depressionen)? ○ nein ○ ja

19. Erkrankungen des Skelettsystems (z. B. Wirbelsäulenschaden, Gelenkerkrankungen)? ○ nein ○ ja

20. Bluterkrankungen oder Blutgerinnungsstörungen (z. B. Neigung zu Blutergüssen, Nasenbluten)? ○ nein ○ ja

21. Allergien (z. B. Heuschnupfen, Überempfindlichkeit gegen Nahrungsmittel, Medikamente, Pflaster)? ○ nein ○ ja

22. Ergaben sich bei einer früheren Blutübertragung Komplikationen? ○ nein ○ ja

23. Leiden Sie an einer anderen nicht aufgeführten Erkrankung? ○ nein ○ ja
Welche? ....
....
....

24. Tragen Sie Zahnersatz (nicht festsitzende Prothese, Zahnbrücken, Stiftzähne)?
○ nein ○ ja

25. Rauchen Sie regelmäßig? ○ nein ○ ja

26. Trinken Sie regelmäßig Alkohol? ○ nein ○ ja

Sonstige Besonderheiten:
....
....
....
....

Bestätigung der Aufklärung und Einwilligungserklärung

Anhand der Ergebnisse der Voruntersuchungen und den Antworten zu den vorstehenden Fragen wurde mit mir ein Aufklärungsgespräch geführt über die geplante Blockade. Ich habe die Aufklärung verstanden und konnte alle mich interessierenden Fragen stellen.
Ich habe keine weiteren Fragen mehr ○
(bzw.) Ich habe noch folgende Fragen:

....
....

Wegen der möglichen Nachwirkungen der Anästhesie darf ich erst am nächsten Morgen nach der Blockade wieder aktiv am Straßenverkehr teilnehmen.
Ich erkläre mich damit einverstanden, daß bei mir eine............................
.... durchgeführt wird.

....
Datum   Unterschrift

Therapeutische Lokalanästhesie (TLA) in der Praxis

W. Linke

1 Grundlagen der therapeutischen Leitungsanästhesie (TLA)

Die TLA nimmt einen relativ breiten Raum in der weitgefächerten Palette der Schmerztherapie ein.
Einsatzbereiche: 1) = Diagnostik, 2) = Prognostik, 3) = Therapie.

1.1 Wirkungsmechanismus der TLA

1. Ausschaltung der Schmerzrezeptoren (Nozizeptoren) bei Blockade der afferenten nozizeptiven Impulsleitung – also Analgesie.
2. Ausschaltung der efferenten Motoneuronen, d.h. Unterdrückung pathologischer Reflexphänomene wie z.B. gesteigerte motorische Aktivität.
3. Sympathikusblockade, d.h.
   - Unterbrechung fehlgesteuerter sympathischer Reflexe (Vasospasmus),
   - optimale Durchblutung durch Vasodilatation, d.h. optimale Voraussetzungen für eine Restitutio der betroffenen Regionen.

Bei funktionellen Störungen klingen die Beschwerden nach einer Serie von 5–10 Blockaden oft völlig ab. Sinnvolle Kombinationen der TLA mit anderen therapeutischen Verfahren wie Rotlicht, Steambag, Krankengymnastik, Bindegewebsmassagen, isometrische Übungen im schmerzfreien Intervall oder autogenes Training tragen zum Therapieerfolg bei.

1.2 Voraussetzungen für Durchführung der TLA

a) *Indikationsstellung* nach ausführlicher Anamnese, Untersuchung und Schmerzanalyse.
b) *Aufklärung* des Patienten über
   Art der Blockade, Wirkung, Nebenwirkung, Komplikationsmöglichkeiten, schriftliche Einverständniserklärung v.a. bei invasiveren Verfahren.
c) Entsprechende *personelle* (eine ausgebildete Schwester oder Arzthelferin), *räumliche und apparative Voraussetzungen.*
d) Strengste *sterile Kautelen* bei jeder TLA.
e) Keine (invasivere) TLA ohne venösen Zugang.
f) Ständige Bereitstellung aller *Medikamente und Geräte* zur Therapie eines lokalanästhesiologischen Zwischenfalls.
   - Beatmungseinheit: Ambu-Beutel mit Maske und O_2-Quelle (besser Narkosegerät),
   - Intubationsset,
   - Absaugvorrichtung,
   - EKG-Monitor und Defibrillator,
   - Medikamente: Barbiturat (kurzwirksam), Diazepam, Vasokonstriktor, Vagolytikum, Muskelrelaxans, Orciprenalin (B-Stimulatoren), Solu-Decortin, Natriumhydrogenkarbonat, Infusionslösungen (Ringer, Plasmaexpander).

1.3 Komplikationsmöglichkeiten

Toxische Reaktionen: bei versehentlich intravasaler (i.v.- oder i.a.-)Injektion oder bei absoluter Überdosierung des Lokalanästhetikums (s. Maximaldosen, S. 173).
Beachte: Ablauf der Symptomatik stets auf 2 Ebenen zugleich:
- zentralnervöses System (ZNS),
- kardiovaskuläres System (CVS).

Verlauf stets in 2 Phasen:
- Erregung von ZNS und CVS (bei mittelgradiger Intoxikation, s. Tabelle 1),
- Depression von ZNS und CVS (bei hochgradiger Intoxikation, s. Tabelle 1).

Cave: bei Injektion in gehirnnahe Arterien (z.B. A. vertebralis bei Stellatumblockade) fulminanter Verlauf innerhalb von Sekunden.

Allergische Reaktionen (s. Tabelle 1): bei Lokalanästhetika aus der Amidgruppe wesentlich seltener (s. 1.4.1).

Tabelle 1: Symptomatik und Therapie des Lokalanästhesie-Zwischenfalls. (Mod. nach Auberger u. Niesel 1982)

Komplikationen	Symptome	Therapie
Mittelgradige Intoxikation Erregung (ZNS+CVS)	Unruhe, Angst, Zittern, Ohrensausen, Schwindel, metallischer Geschmack, Tachykardie, Hypertension, tiefe, unregelmäßige Atmung	O_2-Zufuhr (Maske), Sedierung: Diazepam (Valium) 2,5 bis 5 mg i.v. oder Pentothal (Trapanal) 25–50 mg i.v., evtl. wiederholt spritzen
	Übelkeit/Erbrechen	Dehydrobenzperidol
	Krämpfe	Wie oben, Beatmung/Relaxation (Maske/Intubation), Korrektur der metabolischen Azidose (150 mval $NaHCO_3$, weitere Korrektur nach Blutgasanalyse)
Schwere Intoxikation Depression (ZNS+CVS)	Sprachstörung, Desorientiertheit, Bewußtlosigkeit, Sphinkterlähmung, Atemlähmung	O_2-Zufuhr (Maske/Intubation), Beatmung
	Bradykardie, Hypotension	Atropin und/oder Orciprenalin (Alupent) Vasokonstriktor, Akrinor i.v.
	Asystolie	Kardiopulmonale Reanimation
Allergische Reaktionen	Erythem, Urtikaria, anaphylaktischer Schock, Hypotension, Tachykardie, Bronchospastik, Erbrechen	Antihistaminika i.v. (z.B. Tavegil), Kalziumglukonat 1 g i.v., Kortikoide i.v. (z.B. bis zu 1 g Solu-Decortin), Suprarenin (Einzeldosen 0,05–0,1 mg)
Totale Spinalanästhesie	Hypotension, Bradykardie, Übelkeit, Erbrechen, Atemstillstand	O_2-Zufuhr, Beine hochlagern, Vasokonstriktor, Infusion Atropin (u.o. Orciprenalin), Intubation (bis zur Rückkehr der Spontanatmung), vorsichtige Sedierung (Diazepam)

Totale Spinalanästhesie: bei versehentlich subarachnoidaler Injektion (z. B. bei geplanter Periduralanästhesie, zervicaler Plexusblockade oder Stellatumblockade); erfordert sofortiges Handeln (s. Tabelle 1), ist aber beherrschbar!

Hämatome
Ursachen: Punktion großer Gefäße (evtl. bedingt durch mangelhafte topographische Kenntnisse oder Gerinnungsstörungen).
Therapie: Heparinsalben, Hyaluronidase (lokale Infiltration).
Prophylaxe: exakte Kenntnisse der topographischen Anatomie ggf. Hyaluronidasezusatz zum Lokalanästhetikum, nach Gefäßpunktion sofortige Kompression, Gerinnungsstatus vor jeder Therapie.

Nervenläsionen
Ursachen: neurolytische Substanzen (z. B. Detergenzien), mechanische Nervenverletzungen (z. B. durch Widerhaken an der Kanülenspitze), intraneurale Injektion.
Therapie: neurotrope Vitamine, evtl. Ruhigstellung (insgesamt unbefriedigend).
Prophylaxe: keine neurotoxischen Desinfektionsmittel, kurzangeschliffene Kanülen [*cave:* nach Knochenkontakt oder Ampullenbodenkontakt (Widerhaken) – neue Kanüle verwenden].

Infektion
Ursachen: unsteriles Arbeiten.
Therapie: lokale und allgemein entzündungshemmende Maßnahmen.
Prophylaxe: strengste sterile Kautelen.

1.4 Wahl der Medikamente

1.4.1 Lokalanästhetika (LA)

Entsprechend der chemischen Bindungsart unterscheidet man 2 Gruppen von LA:

a) *Estertyp*
 – Procain (1000 mg)
 – Tetracain (200 mg)

b) *Amidtyp*
 – Lidocain (200 mg)
 – Mepivacain (350 mg)
 – Editocain (300 mg)
 – Bupivacain (200 mg)
 – Prilocain (400 mg)

(In Klammern die Maximaldosen der einzelnen LA ohne Adrenalinzusatz.)

In der Schmerztherapie kommt man in der Regel mit 2 Lokalanästhetika, einem kurz- und einem langwirksamen aus: z. B. Lidocain 1% für diagnostische und Bupivacain 0,125%–0,5% für therapeutische Blockaden. Vom Procain ist man aufgrund der erhöhten allergischen Reaktion und der etwas geringeren Penetrationsfähigkeit weitgehend abgekommen. Auch auf Vasokonstriktorzusätze kann in der Schmerztherapie in der Regel verzichtet werden.

1.4.2 Neurolytika

Definition: Neurolytika sind Substanzen, welche schmerzleitende Nervenfasern durch Zerstörung für einen längeren Zeitraum, u. U. sogar für immer, unterbrechen.

Indikation: schwerste, mit herkömmlichen Methoden nur unzureichend beherrschbare Schmerzzustände, v. a. bei Malignompatienten in fortgeschrittenem Stadium, bei welchen eine neurochirurgische Intervention (z. B. aufgrund des reduzierten Allgemeinzustands) kontraindiziert ist.

Neurolytische Substanzen:
a) *Alkohol:*
   – absoluter Alkohol (99%) für gemischte periphere Nerven und für intraspinale Blockaden,
   – 50% Alkohollösung für Sympathikusblockaden;
b) *Phenol:* 6% Lösungen für gemischte periphere Nerven sowie für Sympathikusblockaden.

Wirkungsdauer: Die Dauer neurolytischer Blockaden ist aufgrund der Regenerationsfähigkeit der Nervenfaser begrenzt. Sie liegt im Schnitt bei 1–6 Monaten, in Einzelfällen auch länger.

Komplikationen: In 10–15% der Fälle folgen den neurolytischen Blockaden Neuritiden. Ihre Ursache soll in der inkompletten Zerstörung der Nervenfaser liegen. Sie können von größerer Intensität sein und über mehrere Wochen anhalten.
  Auch partielle motorische Ausfälle sind beschrieben worden. Im übrigen ist die neurolytische Blockade ziemlich schmerzhaft. Für die exakte Aufsuchung des Nervs zur neurolytischen Blockade eignen sich besonders die Elektrodenkanülen. Jeder neurolytischen Blockade muß ein Testblock mit einem Lokalanästhetikum vorausgehen.

1.4.3 Zusätze

1. *Adrenalin* ist in der Schmerztherapie meist entbehrlich. Will man trotzdem aus bestimmten Gründen eine möglichst lang anhaltende Blockade erreichen, so verwendet man entweder die im Handel erhältlichen Lokalanästhetika mit Adrenalinzusatz, oder man mischt sich die Lösung selbst:

Dosierung: 0,05 ml Epinephrim 1:1000 auf 10 ml Lokalanästhetikum entspricht einer Konzentration von 1:200000.
Die Maximaldosis von 0,25 ml Epinephrin 1:1000 sollte nicht überschritten werden.

2. *Kortikoidzusätze* werden manchmal noch bei umschriebenen entzündlichen Veränderungen (z. B. Radikulitiden) beigemischt, sind jedoch bei der Behandlung chronischer Schmerzzustände sehr umstritten. Am Nerv kann Fortecortin solubile verwendet werden, im myofaszialen und ligamentären Bereich auch Kristallsuspensionen.

3. *Morphinderivate* werden ausschließlich bei Malignompatienten mit schwersten Schmerzzuständen peridural appliziert.
Dosierung: (individuell anpassen) etwa 0,5 mg Morphinhydrochlorid oder 0,3 mg Buprenorphin beim Erwachsenen.

2 Spezielle Techniken der TLA

Hier gilt der Grundsatz: So wenig invasiv wie möglich, soviel wie nötig. Und: Der peripherste Angriffspunkt ist der effektivste. Folglich wird man bei der diagnostischen wie therapeutischen Blockade von peripher nach zentral vorgehen.

2.1 Infiltrationsanästhesie

Die lokale Infiltration ist zweifellos die gebräuchlichste Schmerzbehandlungsmethode. Sie imponiert durch ihre einfache Technik, ihre geringe Komplikationsrate und nicht zuletzt durch ihre Effektivität.

Definition: Bei der lokalen Infiltration wird eine kleine Menge eines Lokalanästhetikums (LA) in das Irritationszentrum, z. B. in die Haut (intradermale Quaddelung), in das subkutane Gewebe, in die Muskulatur, die Faszien, in die Ligamente oder an die Gelenkkapsel injiziert. Dadurch erreicht man eine Blockade der feinverzweigten Nervenendigungen und hofft, den Circulus vitiosus von Irritation, afferenten Dauerimpulsen zum ZNS, efferente Reaktionen wie Muskel und Gefäßspasmen zu durchbrechen und so dem Organismus die Möglichkeit zu geben, seine Funktion zu normalisieren.

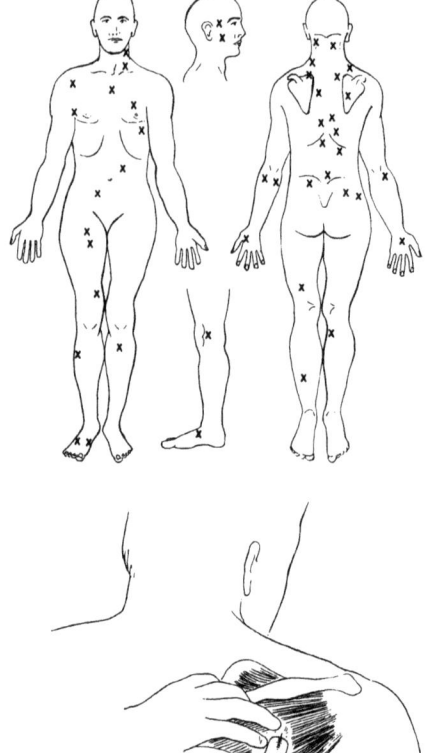

Abb. 1. Klassische Triggerpunkte bei myofaszialen Schmerzsyndromen. (Nach Bonica 1954)

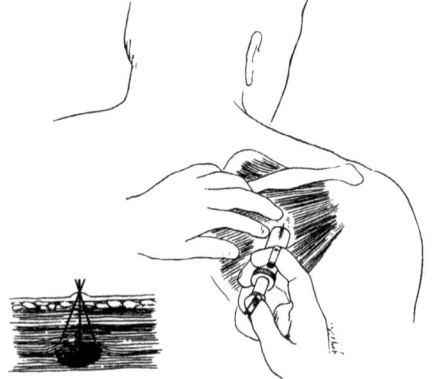

Abb. 2. Technik der Triggerpunktfiltration (M. infraspinatus). (Nach Bonica 1954)

Indikation: Narbenschmerzen, muskuloskelettale Schmerzen (Myalgien, Myogelosen), Schmerzen durch Irritation des ligamentären Bandapparates (Überdehnung, Lockerung, Entzündung), periartikuläre Schmerzen mit reaktiven Muskelverspannungen.

Injektionsstellen:
1. direkt am Irritationszentrum (Narbe, Myogelose etc.),
2. in sog. Triggerpunkten (Abb. 1); Triggerpunkte (TP) sind umschriebene, überempfindliche Bezirke, deren Reizung (z. B. durch Druck) an anderen Körperstellen Schmerzsensationen hervorruft. Diese Erfolgszonen haben keine segmentale oder direkte nervale Zuordnung zum TP.

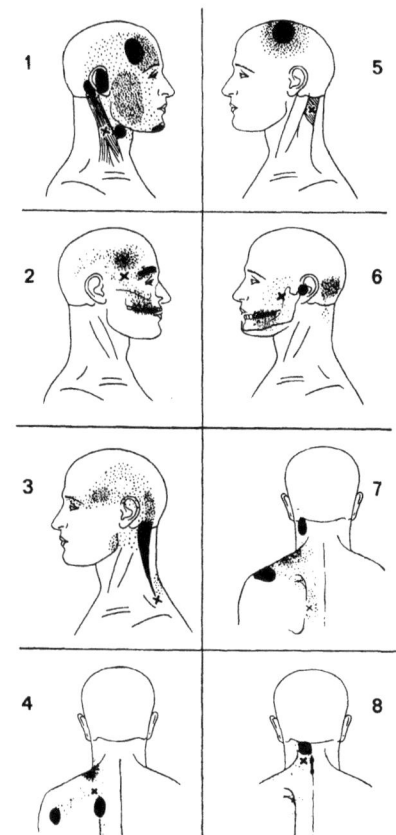

Abb. 3. Triggerpunkte im Kopf-Nakken-Bereich (x) und ihre korrespondierenden Schmerzzonen. (Nach Bonica 1954); ① M. sternocleido = mastoideus; ② M. temporalis; ③ M. trapezius; ④ M. levator scapulae; ⑤ M. splenius capitis; ⑥ M. masseter; ⑦ M. trapezius; ⑧ Mm. posteriores cerivicales

Man unterscheidet:
- myofasziale TP (z. B. skapulokostales Syndrom),
- ligamentäre TP [z. B. Lumbalgien aufgrund einer Irritation der Ligg. iliolumbale, sacroiliacum, sacrotuberale, sacrospinale, suprainterspinale (L 4/L 5, L 5/S 1)],
- Gelenk-TP (z. B. das sternale Syndrom).

Technik: Die Triggerpunkte werden durch Palpation sorgfältig aufgesucht und mit 1–5 ml LA infiltriert (Abb. 1). Ist der Triggerpunkt exakt getroffen, so resultiert Schmerzfreiheit.

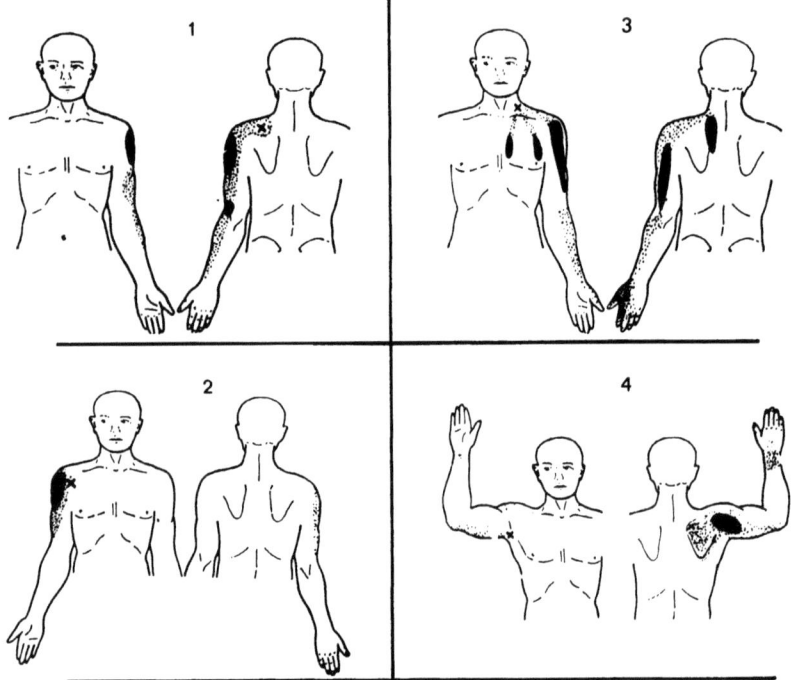

Abb. 4. Triggerpunkte im Schulterarm-Bereich (x) und ihre korrespondierenden Schmerzzonen. (Nach Bonica 1954); ① M. supraspinatus; ② M. deltoideus; ③ Mm. scaleni; ④ M. subscapularis

Material: Kanüle: dünn, Länge je nach Lokalisation des TP.
Medikamente: Bupivacain 0,5%, Procain 1%.
Dosierung: 1–5 ml.

Aufstellung klassischer Triggerpunkte und ihrer korrespondierenden Schmerzzonen (Bereiche):

- Kopf (Abb. 3),
- Schulter/Arm (Abb. 4 und 5),
- Unterarm/Hand (Abb. 6),
- Torax (Abb. 7),
- Lumbosakralbereich (Abb. 8),
- Gesäß/Oberschenkel (Abb. 9),
- Unterschenkel/Fuß (Abb. 10).

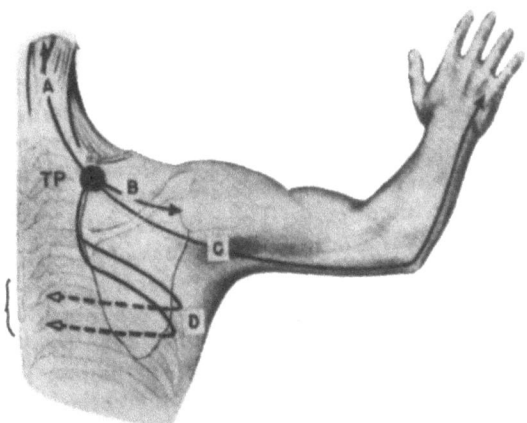

Abb. 5. Das skapulokostale Syndrom. Durch Kompression des Triggerpunktes *(TP)* am oberen medialen Skapulawinkel können bestimmte Schmerzausstrahlungen provoziert werden: *A* in den Nacken, *B* in das Schultergelenk, *C* in den Arm, *D* zum Sternum. (Nach Bonica 1954)

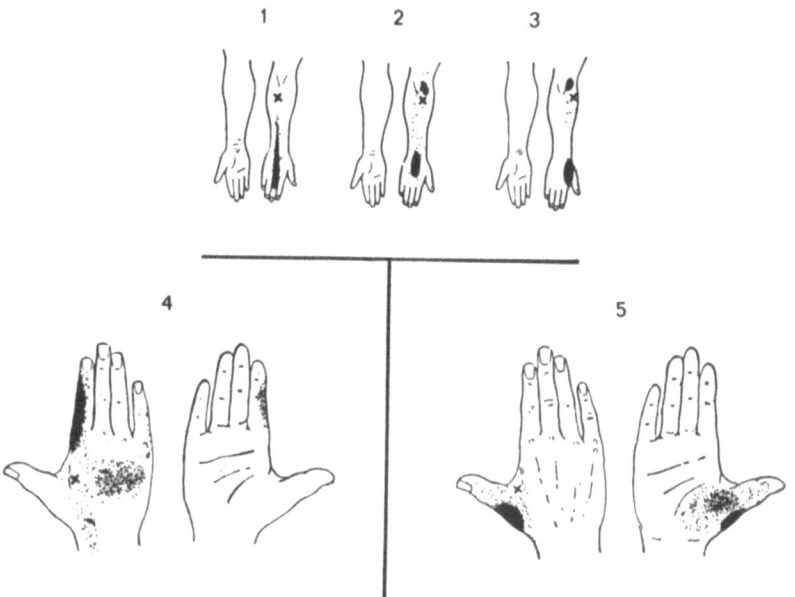

Abb. 6. Triggerpunkte im Unterarm-Hand-Bereich (x) mit Schmerzprojektionen. (Nach Bonica 1954); ① M. extensor digiti medii; ② M. extensor carpi radialis; ③ Mm. supinatores; ④ 1. M. interosseus palmaris; ⑤ M. adductor pollicis

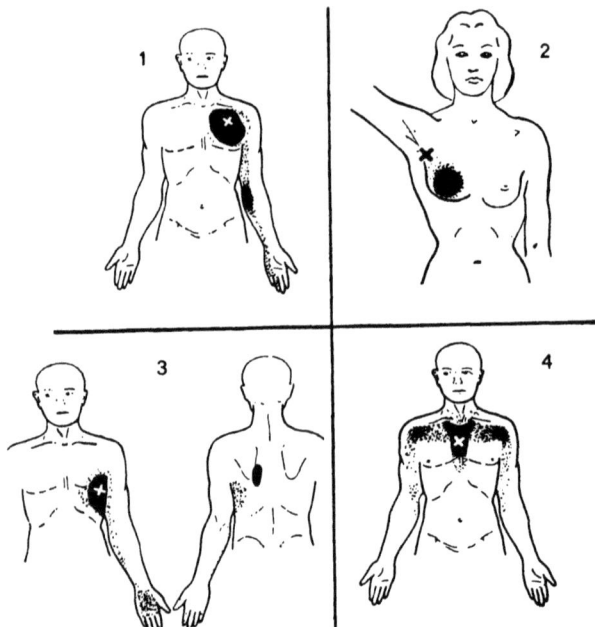

Abb. 7. Muskuläre Triggerpunkte (x) mit Schmerzprojektionen im Thoraxbereich. (Nach Bonica 1954); ① M. pectoralis; ② M. pectoralis major; ③ M. serratus anterior; ④ M. sternalis

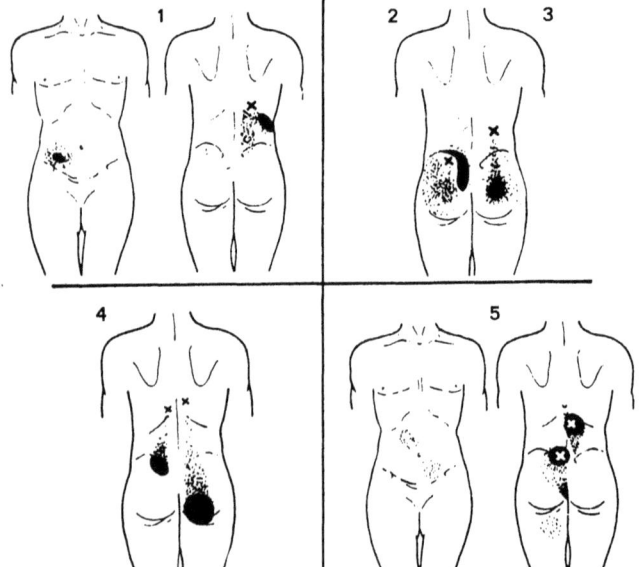

2.2 Periphere Nervenblockaden

2.2.1 TLA im Kopf- und Halsbereich einschließlich oberer Extremität

Siehe dazu Abb. 11.

- Blockaden des N. trigeminus (V. Hirnnerv)

Der Trigeminus ist der größte aller Hirnnerven (Abb. 12). Entsprechend seiner Ausbreitung (Abb. 13) hat er einen beachtlichen Anteil am Schmerzgeschehen im Gesichtsbereich. Häufigste Indikationen sind die Trigemi-

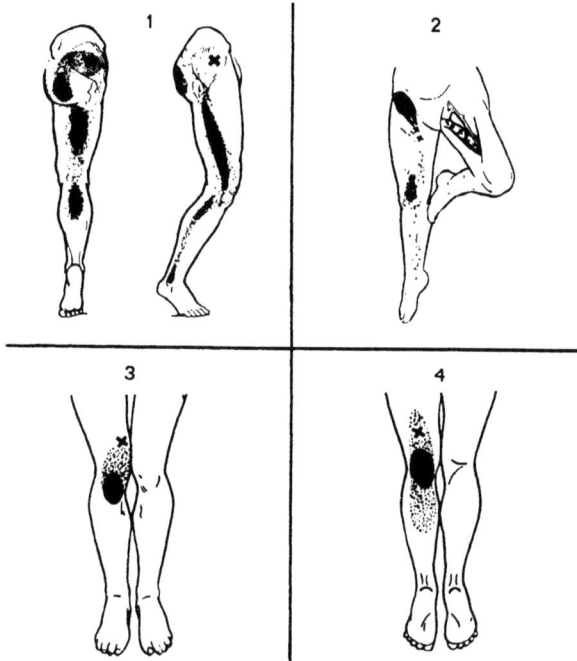

Abb. 9. Muskuläre Triggerpunkte (x) und ihre korrespondierenden Schmerzzonen im Glutäal-, Hüft- und Oberschenkelbereich. (Nach Bonica 1954); ① M. glutaeus minimus; ② M. adductor longus; ③ M. vastus medialis; ④ M. biceps femosis

◄ **Abb. 8.** Triggerpunkte im Lumbalbereich (x) mit korrespondierenden Schmerzzonen. (Nach Bonica 1954); ① M. iliocostalis; ② M. glutaeus medius; ③ M. intercostalis; ④ M. longissimus dorsi; ⑤ M. multifidus

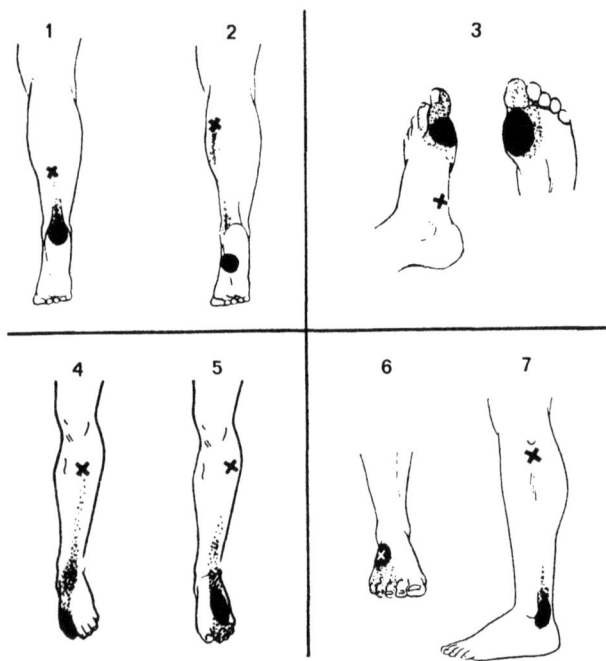

Abb. 10. Triggerpunkte (x) und ihre korrespondierenden Schmerzzonen im Unterschenkel- und Fußbereich. (Nach Bonica 1954); ① M. soleus; ② M. gastrocnemius; ③ M. abductor hallucis; ④ M. tibialis anticus; ⑤ Mm. extensores longi; ⑥ Mm. extensores breves; ⑦ M. peronaeus longus

nusneuralgien. Man unterscheidet die typische (primäre und sekundäre) sowie die atypische Trigeminusneuralgie (Tabelle 2).
Bei der TLA im Trigeminusbereich gilt wie bei allen Blockaden der Grundsatz: „So wenig invasiv wie möglich, soviel wie nötig". Man wird also zunächst versuchen, mit Blockaden peripherer Äste auszukommen, ehe man weiter proximal blockiert. Die Blockade des Ganglion Gasseri selbst ist für die ambulante Praxis nicht geeignet.

- *Blockade des N. supraorbitalis und N. supratrochlearis (Hirnnerv V_1)* (Abb. 14)

Anatomie (s. Abb. 12): Der N. supraorbitalis ist die Fortsetzung des N. frontalis. Noch in der Orbita teilt er sich in einen lateralen und medialen Ast, beide Äste verlassen im Bereich der Incisura supraorbitalis den knöchernen Schädel und ziehen nach kranial, wo sie die Stirn sensibel versorgen.

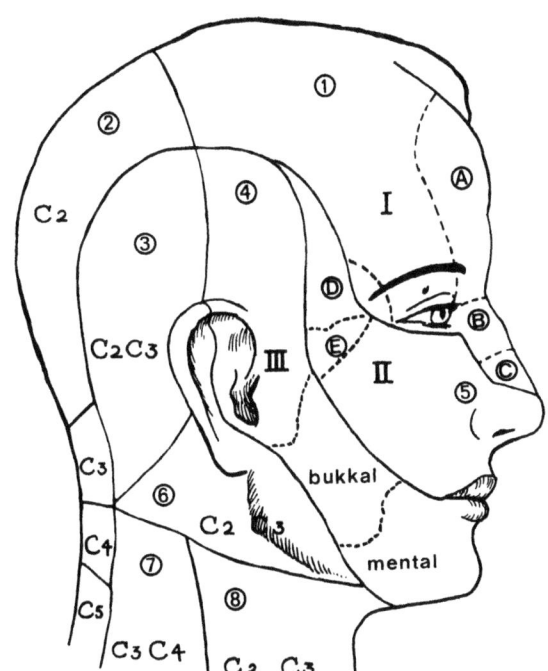

Abb. 11. Sensible Innervation von Kopf und Hals. (Nach Bonica 1954); ① N. supraorbitalis; ② N. occipitalis major; ③ N. occipitalis minor; ④ N. auricolotemporalis; ⑤ N. infraorbitalis; ⑥ N. auricularis major; ⑦ Nn. supraclaviculares; ⑧ N. anterior cutaneus cervicalis

Der N. supratrochlearis, ebenfalls ein Ast des N. frontalis, verläßt im medialen oberen Augenwinkel die Orbita und innerviert die mittlere Stirnpartie.

Indikation

Therapeutisch: typische Trigeminusneuralgien, Tic douloureux, Zosterneuralgien, frontale Zephalgien.

Diagnostisch: Liegt eine periphere Nervenirritation vor, oder sitzt sie weiter zentral?

Testblock vor neurolytischen Blockaden.

Technik

Lagerung: im Sitzen mit Nackenstütze oder besser in Rückenlage.

Injektionsstelle

unmittelbar über der Incisura supraorbitalis, die etwa 2,5 cm lateral der Mittellinie am oberen Orbitarand gut palpierbar ist.

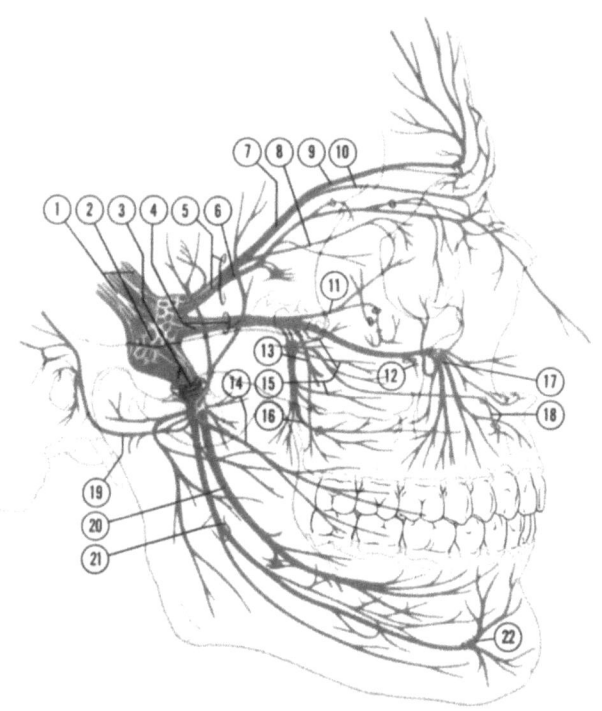

Abb. 12. Der N. trigeminus und seine Äste. (Nach Eriksson 1980); ① N. trigeminus; ② Ganglion Gasseri; ③ N. mandibularis et foramen ovale; ④ N. maxillaris et foramen rotundum; ⑤ N. ophthalmicus et fissura orbitalis superior; ⑥ N. nasociliaris; ⑦ N. frontalis; ⑧ N. lacrimalis; ⑨ N. supraorbitalis; ⑩ N. supratrochlearis; ⑪ N. zygomaticus; ⑫ Rr. alveolares superiores anteriores; ⑬ Rr. alveolares superiores posteriores; ⑭ N. buccalis; ⑮ Rr. nasales posteriores; ⑯ N. palatinus major; ⑰ N. infraorbitalis; ⑱ N. nasopalatinus; ⑲ N. autriculotemporalis; ⑳ N. lingualis; ㉑ N. alveolaris inferior; ㉒ N. mentalis

Praktische Durchführung: Durch eine Hautquaddel wird eine dünne Kanüle senkrecht zur Haut vorgeschoben, bis Parästhesien auftreten. Nach Aspiration Injektion von 1–2 ml Lokalanästhesielösung.

Ausdehnung der Blockade s. Abb. 13.

Material
Kanüle: 3 cm/24 gg
Spritze: 2 ml,
Medikamente: Bupivacain 0,5% oder Mepivacain 1%, ggf. Alkohol oder Phenol.

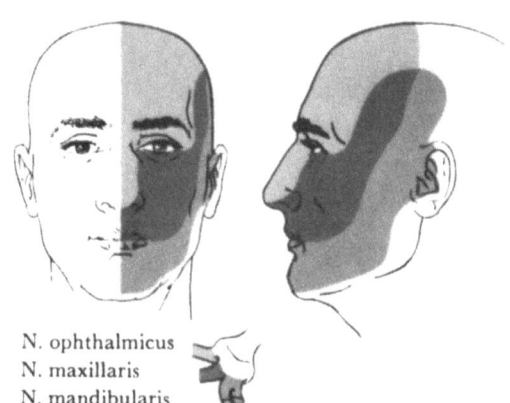

Abb. 13. Sensibles Verteilungsmuster der 3 Triggerminusäste. (Nach Eriksson 1980)

N. ophthalmicus
N. maxillaris
N. mandibularis

Tabelle 2. Klassifizierung der Trigeminusneuralgie *(TN)*

	Typische TN		Atypische TN
Ätiologie	a) *primäre TN* (= Tic douloureux) Unklar (idiopathische TN)	b) *sekundäre TN* Pathologische Veränderungen, z. B. Traumen, Neuritiden, Herpes zoster, Tumoren, Nebenhöhlenaffekte	Unklar, wahrscheinlich Fokuserkrankungen? Gefäßirritationen? Muskelverspannungen
Schmerzausbreitung	Im Innervationsgebiet des entsprechenden Nervenastes	Im Innervationsgebiet des oder der entsprechenden Nervenäste	Nicht auf das Innervationsgebiet eines Nervs beschränkt; oft vaskuläres Ausbreitungsmuster (s. Abb. 3)
Schmerzcharakter	Periodisch einschießender kurzer Schmerz, gut lokalisierbar	scharfer oder auch dumpfer Dauerschmerz	Diffuser, schwer lokalisierbarer Dauerschmerz in der Tiefe
Triggerpunkte	Vorhanden	Keine	Selten
Bevorzugte Altersgruppe	Ältere Patienten	Jedes Alter	Jüngere Patienten
Therapieerfolg – durch Blockade (pharmakologisch oder chirurgisch)	+	+	–
– durch Vasokonstriktion (Ergotamin)	–	–	+ (häufig)

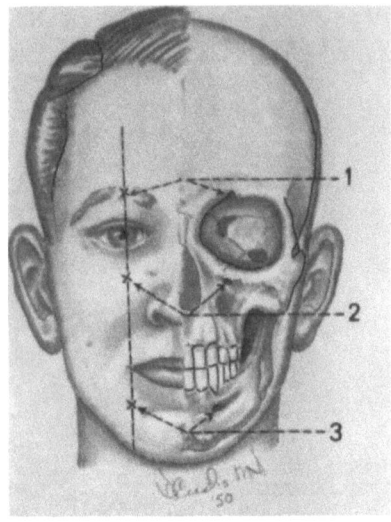

Abb. 14. Austrittspunkte der 3 Triggerminusäste. (Nach Moore 1973); ① Foramen supraorbitale; ② Foramen infraorbitale; ③ Foramen mentale

Komplikationsmöglichkeiten: keine wesentlichen.

Der N. supratrochlearis wird in gleicher Weise etwa 0,5–0,75 cm medial der Incisura supraorbitalis blockiert (Abb. 14).

- *Blockade des N. infraorbitalis (Hirnnerv V_2)*

Anatomie (Abb. 12): Der N. infraorbitalis ist die Fortsetzung des N. maxillaris. Er zieht durch die Fissura orbitalis inferior in die Orbita, verläuft auf deren Boden im Sulcus bzw. Canalis infraorbitalis und verläßt durch das Foramen infraorbitale die Maxilla, um das Unterlid, die untere laterale Nasenpartie einschließlich der Schleimhaut im Vestibulum und die Oberlippe sensibel zu versorgen.

Indikation
Therapeutisch: typische Trigeminusneuralgie, Zosterneuralgie.
Diagnostisch: Differentialdiagnose von Triggerzonen.

Technik
Lagerung: im Sitzen oder besser in Rückenlage.

Injektionsstelle: 1 cm lateral der Mitte des Nasenflügels (entspricht 2,5 cm von der Mittellinie).

Praktische Durchführung: Durch eine Hautquaddel wird eine feine Kanüle etwa im Winkel von 45° zur Hautoberfläche leicht lateral, kranial in Richtung Foramen infraorbitale vorgeschoben, welches etwa 1 cm unterhalb des unteren Orbitarandes palpierbar ist. Nach Auslösen von Parästhesien: Injektion von 1–2 ml Lokalanästhesielösung.

Die Kanüle soll nicht ohne besonderen Grund (z. B. Alkoholblockade) in das Foramen infraorbitale eingeführt werden (Gefahr der Nervenläsion).

Ausdehnung der Anästhesie s. Abb. 13.

Material: Wie bei Hirnnerv V_1.

Komplikationen: evtl. Hämatome.

– Blockade des N. mentalis *(Hirnnerv V_3)*

Anatomie (Abb. 12): Der N. mentalis bildet die Fortsetzung des N. alveolaris inferior, welcher wiederum ein Ast des N. mandibularis ist. Er verläßt die Mandibula durch das Foramen mentale, welches zwischen dem 1. und 2. Prämolaren liegt (Abb. 14) und versorgt sensibel das Kinn sowie Haut und Schleimhaut der Unterlippe.

Indikation
Therapeutisch: wie bei den Hirnnerven V_1 und V_2.
Diagnostisch: wie bei den Hirnnerven V_1 und V_2.

Technik
Lagerung: im Sitzen mit Nackenstütze oder besser in Rückenlage.

Injektionsstelle: unmittelbar medial-kaudal der Wurzelspitze des 2. Prämolaren.

Praktische Durchführung: Durch eine Hautquaddel wird eine feine Kanüle nach kaudal-medial in Richtung Foramen mentale vorgeschoben, bis Parästhesien auftreten. Nach Aspiration: Injektion von 1–2 ml Lokalanästhesielösung (Abb. 14).

Ausdehnung der Anästhesie s. Abb. 13.

Material: wie bei den Hirnnerven V_1 und V_2.

Komplikationen: keine wesentlichen.

– Blockade des N. alveolaris inferior und des N. lingualis.

Anatomie (Abb. 12): Beide Nerven sind Äste des N. mandibularis und ziehen zusammen mit der A. alveolaris inferior medial des M. pterygoideus auf der Innenseite des Unterkiefers in Richtung Foramen mandibulare. Der N. alveolaris zieht durch das Foramen mandibulare in den Unterkiefer und verläßt diesen erst wieder durch das Foramen mentale in Höhe des

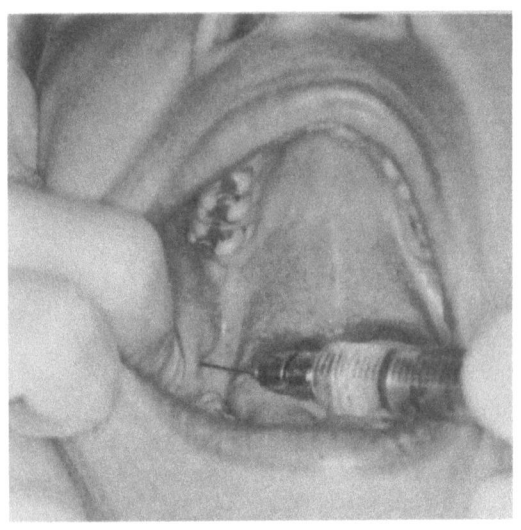

Abb. 15. Zugang zur intraoralen N.-alveolaris-inferior- und N.-lingualis-Blockade. (Nach Eriksson 1980)

lateralen Schneidezahns. Er innerviert die Zähne und das Zahnfleisch des Unterkiefers.

Der N. lingualis zieht in Höhe des Foramen mandibulare nach anterior medial zur Zunge und innerviert die vorderen zwei Drittel bis zur Mitte.

Indikation
Therapeutisch: Trigeminusneuralgien (Tic douloureux), Neuralgien nach Zahnextraktionen, Schmerzen im Unterkiefer.
Diagnostisch: Abgrenzung von Neuralgien des N. glossopharyngeus (hinteres Zungendrittel) gegenüber Neuralgien des Trigeminus (vordere ⅔ der Zunge).

Technik
Lagerung: im Sitzen mit Nackenstütze oder besser in Rückenlage.

Injektionsstelle: Die Vorderkante des Unterkieferastes wird intraoral mit dem linken Zeigefinger palpiert (Abb. 15). Unmittelbar medial dieser Stelle, etwa 1 cm über der Bißebene der Molaren, befindet sich die Injektionsstelle.

Praktische Durchführung: Durch eine Hautquaddel an der Injektionsstelle führt man die Kanüle parallel zur Kauebene, so daß ihre Verlängerung über den kontralateralen Eckzahn verläuft (Abb. 16.1). Nach Knochenkontakt schwenkt man die Spritze, bis sie parallel zur gleichseitigen Molarenreihe verläuft, und tastet sich vorwärts, bis die Kanülenspitze die mediale Kante des Unterkieferastes passiert (Abb. 16.2). Anschließend

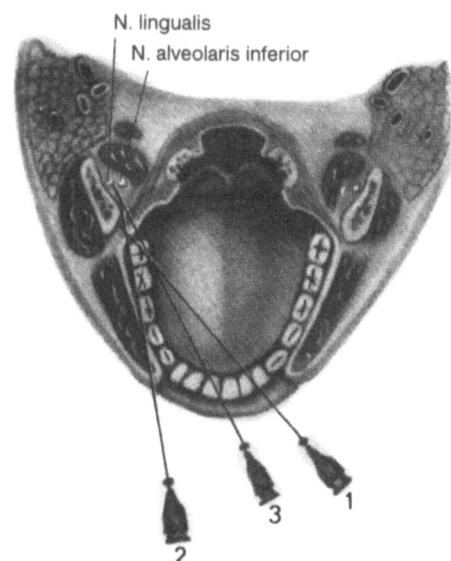

Abb. 16. Intraorale Technik der Blockade des N. alveolaris inferior und des N. lingualis. (Nach Bonica 1954)

schwenkt man wieder zurück, bis die Spritze über den 1. Dens incisivus der gleichen Seite verläuft. Nun schiebt man die Kanüle etwa 1,5 cm vor, so daß sie in der Mitte des Unterkieferastes unmittelbar vor dem Foramen mandibulare zu liegen kommt (Abb. 16.3). Nach Aspiration: Injektion von 2–4 ml Lokalanästhesielösung.

Ausdehnung der Anästhesie: Unterkieferbereich sowie vordere ⅔ der Zunge.

Material
Kanüle: 10 cm/22 gg.,
Spritze: 5 ml,
Medikamente: Bupivacain 0,5%, Mepivacain 1%, Neurolytika.

Komplikationsmöglichkeiten: intravasale Injektion.

– *Blockade des N. mandibularis (Hirnnerv V_3)*

Zeigen die Testblockaden der peripheren Trigeminusäste keinen Erfolg, so müssen die Blockaden weiter zentral erfolgen.

Anatomie (Abb. 12): Der N. mandibularis ist der längste aller 3 Trigeminusäste. Etwa 1,3 cm nach seinem Durchtritt durch das Foramen ovale gibt er einen kleinen motorischen Ast für die Kaumuskulatur und den sensiblen N. bucalis ab, der die Gingiva zwischen dem 2. Molaren und dem

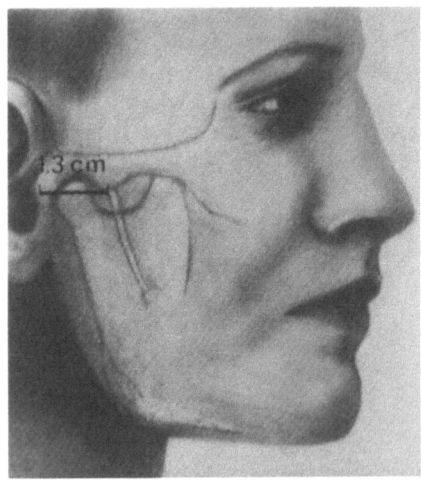

Abb. 17. Injektionsstelle zur N.-mandibularis-Blockade. (Nach Bonica 1954)

2. Prämolaren innerviert. In seinem weiteren Verlauf gibt er noch 3 sensible Äste ab:
1. den N. auriculotemporalis, welcher die Schläfe, den äußeren Gehörgang sowie Teile der Ohrmuschel versorgt,
2. den N. lingualis [s. oben Abschn. d)] und
3. den N. alveolaris inferior (s. dort).

Indikation:
Therapeutisch: alle Schmerzzustände im Unterkieferbereich, z. B. Trigeminusneuralgie (Tic douloureux), Neuralgien (z. B. nach Zahnextraktionen). Diagnostisch: Abgrenzung von Glossopharyngeusneuralgie (hinteres Zungendrittel) gegenüber Trigeminusneuralgie (vordere ⅔ der Zunge).

Technik
Lagerung: Rückenlage, Blick geradeaus.

Injektionsstelle: in der Mitte der Incisura mandibularis (läßt sich beim Öffnen und Schließen des Mundes gut palpieren), unmittelbar unterhalb des Jochbeinbogens, in der Regel 1,3 cm vor dem Tragus (Abb. 17).

Praktische Durchführung: Durch eine Hautquaddel führt man die Kanüle senkrecht zur Hautoberfläche ein, bis man in ca. 4 cm Tiefe Knochenkontakt mit der Lamina pterigopalatina lateralis hat. Dann wird die Kanüle zurückgezogen (subkutan) und die Spritze etwa 1 cm posterior dirigiert. In etwa 5 cm Tiefe löst man in der Regel Parästhesien aus. Nach sorgfältiger Aspiration injiziert man 3–5 ml Lokalanästhesielösung oder bei Bedarf

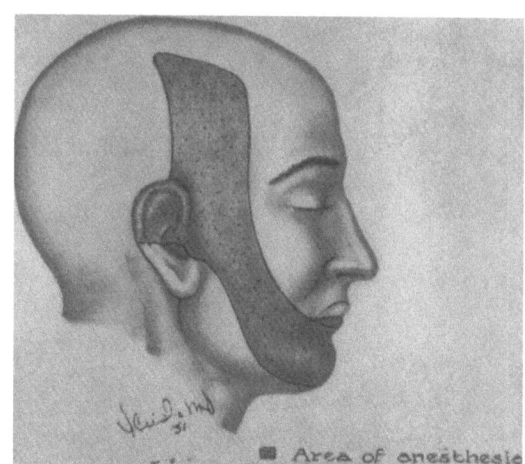

Abb. 18. Ausbreitung der Anästhesie nach Blockade des N. mandibularis. (Nach Moore 1973)

2 ml Alkohol. Findet man keine Parästhesie, so muß die Kanüle erneut korrigiert werden.
Ausbreitung der Anästhesie s. Abb. 18.
Material
Kanüle: 8 cm/22 gg. (evtl. mit Markierung),
Spritze: 5 ml,
Medikamente: Bupivacain 0,5%, Mepivacain 1% oder absoluter Alkohol.

Komplikationen: Hämatome im Wangenbereich sind relativ häufig, bedürfen aber keiner Behandlung. Intravasale sowie intraspinale Injektionen können durch exakte Technik vermieden werden.

– *Blockade des N. maxillaris (Hirnnerv V_2)*

Anatomie (Abb. 12): Der N. maxillaris ist ein rein sensibler Nerv. Er entspringt dem vorderen Bereich des Ganglion Gasseri zwischen N. ophthalmicus und N. mandibularis, verläßt die Schädelhöhle durchs Foramen rotundum, kreuzt die Fossa pterygopalatina und zieht durch die Fissura orbitalis inferior in die Orbita, wo er zum N. infraorbitalis wird. Dieser zieht am Orbitaboden weiter nach vorne und verläßt sie schließlich durch das Foramen infraorbitale.

Die wichtigsten Äste sind:
1. der N. zygomaticus, welcher die Vorderpartie der Schläfe sowie den lateralen Augenwinkel versorgt,
2. die Rami nasales posteriores, welche die Schleimhaut der unteren und hinteren Nase innervieren. Dazu gehört auch der N. nasopalatinus, wel-

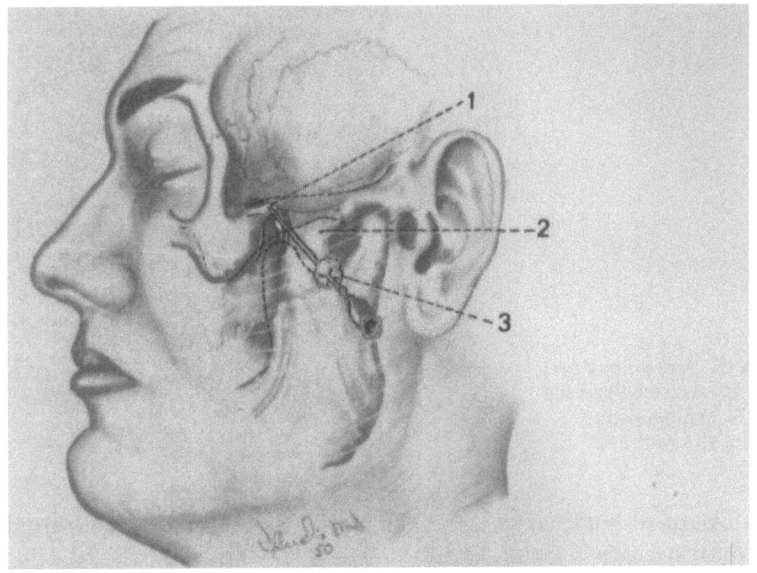

Abb. 19. Blockade des N. maxillaris. (Nach Moore 1973); ① N. maxillaris in der Fossa petrigopalatina; ② Lamina lateralis Processus pterigoidei; ③ Hautquaddel

cher durch den Canalis incisivus zum vordersten Anteil des Gaumens zieht und diesen sowie das angrenzende Zahnfleisch innerviert,
3. der N. palatinus major. Dieser innerviert die Schleimhaut des harten Gaumens sowie das benachbarte Zahnfleisch.
4. der N. infraorbitalis [s. oben Abschn. b)].

Indikation
Therapeutisch: Schmerzzustände in der Maxillarisregion wie Tic douloureux, Neuralgien nach Zahnextraktionen und anderer Genese.

Technik
Lagerung: Rückenlage mit Blick geradeaus.

Injektionsstelle: am unteren hinteren Rand der Incisura mandibularis (welche sich bei Öffnen und Schließen des Mundes gut palpieren läßt; s. Abb. 19).

Praktische Durchführung: Die Kanüle wird in einem Winkel von annähernd 45° zur Hautoberfläche eingeführt, so daß die Spitze auf die imaginäre Einmündungsstelle des N. opticus in den Augapfel zielt. In einer Tiefe von 4,5–5 cm trifft man auf den vorderen Anteil der Lamina lateralis des Processus pterygoideus. Nun prägt man sich die Injektionstiefe ein, zieht

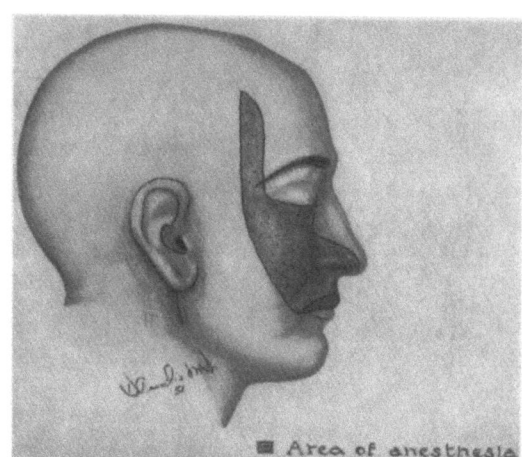

Abb. 20. Ausbreitung der Anästhesie nach Blockade des N. maxillaris. (Nach Moore 1973)

die Kanüle zurück und korrigiert die Spitze leicht nach anterior-superior, bis die Kanüle in die Fossa pterygopalatina gleitet. Nun geht man etwa 0,5–1 cm tiefer als beim ersten Knochenkontakt und löst in der Regel Parästhesien aus. Nach Aspiration: Injektion von 5 ml Lokalanästhesielösung.
Ausbreitung der Anästhesie s. Abb. 20.

Material
Kanüle: 7,5 cm/22 gg. (evtl. mit Markierung),
Spritze: 5 oder 10 ml,
Medikamente: Bupivacain 0,5%, Lidocain 1% 5 ml, Alkohol 99% 1–1,5 ml.

Komplikationsmöglichkeiten: Intravasale und subarachnoidale Injektion kann durch sorgfältige Aspiration vermieden werden.
   Wangenhämatome sind relativ häufig, da die Region stark vaskularisiert ist.

Intraorbitale Injektion
Symptome: Schmerzen in der Orbita, Exophthalmus, Diplopie, Visusverlust.

Ursachen: Hämatome (Therapie symptomatisch; Analgetika, Umschläge); intraorbitale LA-Injektion (Therapie: keine, da Symptome passager); intraorbitale Alkoholinjektion (keine Behandlung möglich, Ophthalmologen hinzuziehen).
   Bei Schmerz oder Parästhesien in der Orbita Anästhesieversuch abbrechen!

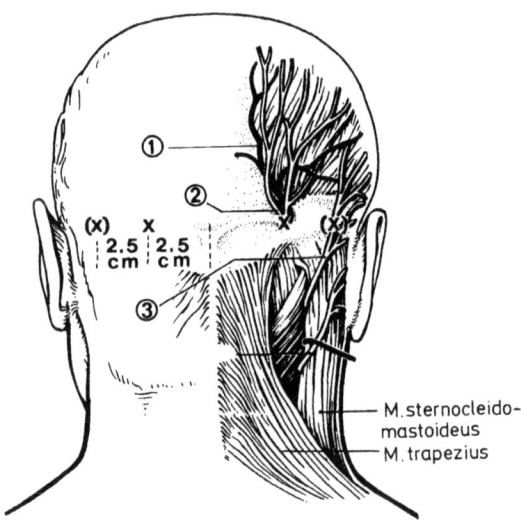

Abb. 21. Innervation des Hinterkopfes mit Injektionsstellen (x) für den N. occipitalis major und den N. occipitalis minor. (Nach Auberger 1971); ① A. occipitalis; ② N. occipitalis major; ③ N. occipitalis minor

Die Maxillarisblockade ist eine relativ komplikationsträchtige Methode und sollte daher (wie auch die Mandibularisblockade) dem erfahrenen Kollegen vorbehalten bleiben!

Die Blockade des N. ophthalmicus in seinem Ursprungsgebiet ist aufgrund des schwierigen Zugangs nicht zu empfehlen. Ebenso ist die Blokkade des Ganglion Gasseri für die Praxis nicht geeignet.

- **Blockade des N. occipitalis**

Anatomie: Der N. occipitalis major ist ebenso wie der N. occipitalis minor ein sensibler Ast des Plexus cervicalis. Beide versorgen den hinteren Skalp.

Indikation: okzipitale Zephalgie, Okzipitalneuralgie, Zervikalsyndrom.

Technik
Lagerung: im Sitzen, Kopf nach vorne gebeugt.

Injektionsstelle: 2,5–3 cm lateral der Protuberantia occipitalis auf der Linea nuchae (gut palpierbar) tastet man die A. occipitalis. Unmittelbar medial davon liegt die Injektionsstelle für den N. occipitalis major.

Die Injektionsstelle für den N. occipitalis minor liegt 2,5 cm lateral davon (Abb. 21).

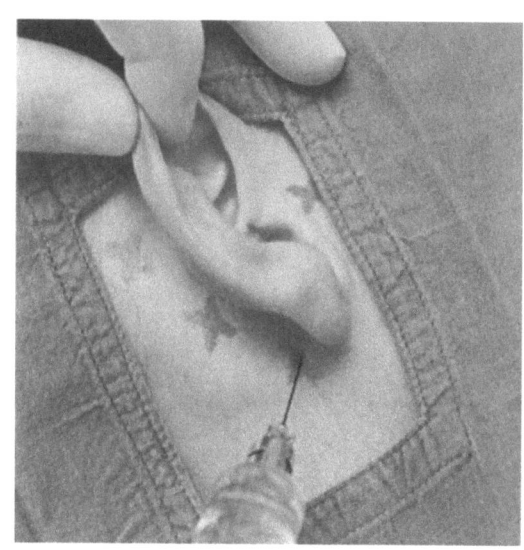

Abb. 22. Blockade des N. auricularis magnus. (Nach Eriksson 1980)

Praktische Durchführung: In beiden Fällen sucht man mit einer feinen Kanüle durch eine Hautquaddel Parästhesien auf. Nach Aspiration: Injektion von 1–2 ml Lokalanästhesielösung.
Ausbreitung der Anästhesie: im gesamten okzipitalen Skalpbereich.

Material
Kanüle: 3 cm/24 gg.,
Spritze: 2 ml,
Medikamente: Bupivacain 0,5%, Mepivacain 1%, ggf. Neurolytika.

Komplikationsmöglichkeiten: keine besonderen.

- **Blockade des N. auricularis magnus**

Anatomie: Der N. auricularis magnus ist rein sensibel und kommt aus C 3. Er versorgt terminal mit seinen R. anterior das Ohrläppchen und den unteren äußeren Rand der Ohrmuschel und mit dem R. posterior die Außenseite der Ohrmuschel.

Indikation: schmerzhafte Erkrankungen im Versorgungsgebiet.

Technik
Lagerung: im Sitzen.

Injektionsstelle: unmittelbar vor dem Mastoid (Abb. 22).

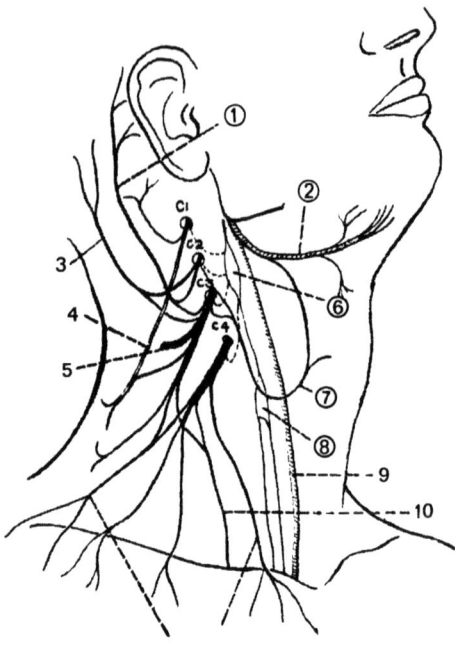

Abb. 23. Anatomie des Plexus cervicalis. (Nach Bonica 1954); ① N. auricularis magnus; ② N. hypoglossus; ③ N. occipitalis minor; ④ N. spinalis accessorius; ⑤ N. cervicalis superficiale; ⑥ Ganglion cervicale superior; ⑦ Ansa cervicalis (N. hypoglossus); ⑧ Ganglion cervicale medium; ⑨ N. vagus; ⑩ N. phrenicus

Praktische Durchführung: nach Knochenkontakt, Injektion von 1–2 ml Lokalanästhesielösung.
Ausbreitung: s. Anatomie.

Material
Kanüle: 3 cm/23 gg.,
Spritze: 2 ml,
Medikamente: Bupivacain 0,5%, Mepivacain 1%.

Komplikationsmöglichkeiten: keine besonderen.

- **Blockade des Plexus cervicalis**

Anatomie: Der Plexus cervicalis wird von den vorderen Ästen der oberen 4 Zervikalnerven gebildet. Nach dem Durchtritt der Äste durch das entsprechende Foramen intervertebrale ziehen sie hinter der A. vertebralis durch den Sulcus des jeweiligen Querfortsatzes. Unmittelbar nach dem

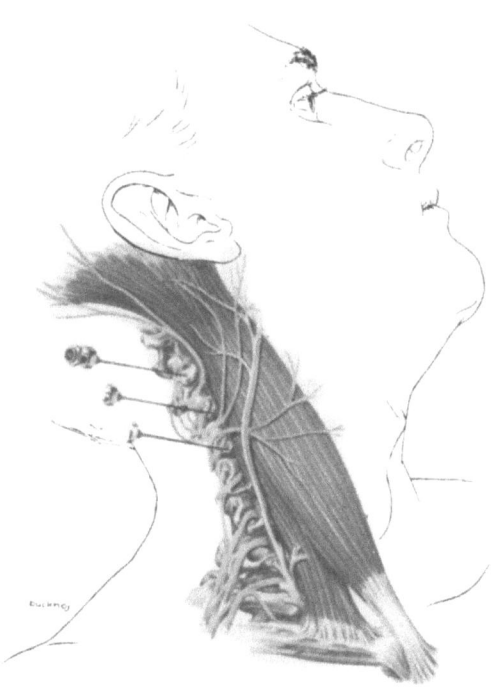

Abb. 24. Blockade des Plexus cervicalis. (Nach Eriksson 1980)

Austritt aus dem Sulcus vereinigen sich die Äste zum Plexus cervicalis, und zwar in einen tiefen Anteil, welcher die tieferen Strukturen des Nakkens versorgen und in einen oberflächlicheren, den sog. Plexus cervicalis superficialis, welcher die Haut und die oberflächlicheren Strukturen innerviert (Abb. 23).

Indikation: Zervikalsyndrom, okzipitale Zephalgien und Nackenschmerzen, Neuralgien, Malignomschmerz.

Technik
Lagerung: auf dem Rücken, den Kopf zur kontralateralen Seite gedreht.

Injektionsstelle: Die Leitgebilde für eine gute Orientierung sind der Processus mastoideus und der Querfortsatz des 6. Halswirbels, der wegen seiner Prominenz am Hinterrand des M. sternocleidomastoideus besonders leicht palpiert werden kann. Nun zieht man eine Verbindungslinie durch die beiden Markierungspunkte. Etwa 1,5 cm unterhalb der Mastoidspitze und 0,7 cm dorsal der gezogenen Linie läßt sich gewöhnlich der Querfortsatz von C 2 palpieren. In gleichen Abständen (1,5 cm) lassen sich die Querfortsätze von C 3 und C 4 palpieren. Über diesen liegen die Injektionspunkte (Abb. 24).

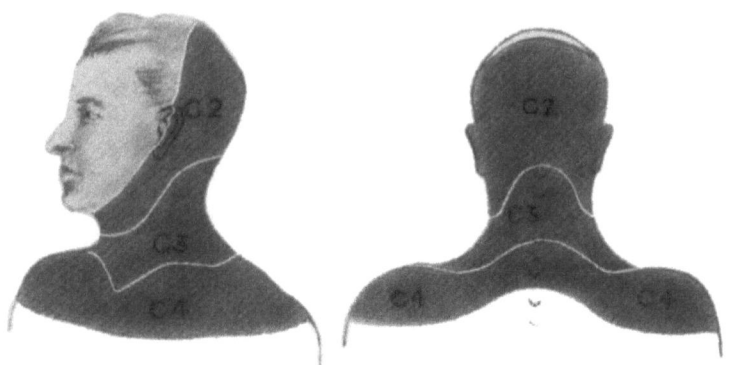

Abb. 25. Ausbreitung der Anästhesie nach Blockade des Plexus cervicalis. (Nach Moore 1973)

Praktische Durchführung: Man palpiert mit D 2, D 3 und D 4 der linken Hand die Querfortsätze von C 2, C 3 und C 4 und führt die Kanüle durch eine Hautquaddel senkrecht zur Haut, leicht kaudal in Richtung auf den entsprechenden Querfortsatz. Dieser findet sich gewöhnlich in 1,5–3,5 cm Tiefe. Sobald Parästhesien auftreten, injiziert man 3 ml Lokalanästhesielösung. Lassen sich keine Parästhesien auslösen, so injiziert man bei ständigem Kontakt mit dem Querfortsatz 7 ml und beim Zurückgehen nochmals 3 ml.

Ausbreitung der Anästhesie s. Abb. 25 (entsprechend sind auch die Parästhesien verteilt).

Material
Kanüle: 5 cm/22 gg.,
Spritze: 10 ml (am besten Dreiringspritze, ermöglicht Aspiration und Injektion ohne umzugreifen),
Medikamente: Bupivacain 0,25%, Mepivacain 1%.

Komplikationsmöglichkeiten
- intravasale Injektion (der Hals ist stark vaskularisiert! *Cave:* A. vertebralis, sorgfältig aspirieren!),
- intraspinale Injektion (sorgfältige Aspiration),
- Sympathikusblockade (Horner-Syndrom; keine therapeutische Konsequenz),
- Phrenikusblockade (keine therapeutische Konsequenz),
- Rekurrensparese (Symptomatik: Heiserkeit! Keine Nahrungsaufnahme bis zum Abklingen der Blockade, Aspirationsgefahr).

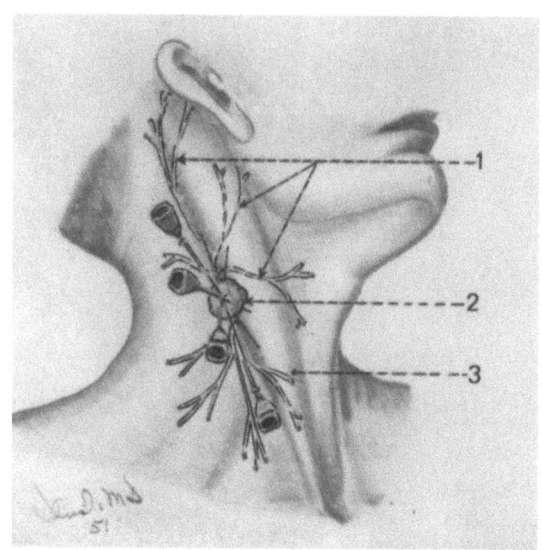

Abb. 26. Blockade des Plexus cervicalis superficialis. (Nach Bonica 1954); ① Plexus cervicalis superficialis; ② Hautquaddel über dem Processus; ③ M. sternocleidomastoideus

– *Selektive Blockade des Plexus cervicalis superficialis*

Die Hautäste des Plexus cervicalis lassen sich relativ einfach durch eine subcutane und subfasziale Infiltration im Bereich des dorsalen Randes des mittleren Drittels des M. sternocleidomastoideus blockieren.

Indikation: Schmerzzustände besonders Neuralgien im Nackenbereich.

Technik
Lagerung: Rückenlage, den Kopf zur kontralateralen Seite gedreht.

Injektionsstelle: in Höhe der Mitte des Sternocleidomastoideus an dessen dorsalen Rand (entspricht dem 3. Querfortsatz).

Praktische Durchführung: Durch eine Hautquaddel injiziert man fächerförmig subkutan sowie subfaszial 15–20 ml Lokalanästhesielösung (Abb. 26).
Ausbreitung der Anästhesie s. Abb. 25.

Material
Kanüle: 5 cm/22 gg.,
Spritze: 20 ml (evtl. Dreiringspritze),
Medikamente: Bupivacain 0,5%, Mepivacain 1%.

Komplikationsmöglichkeiten: Intravasale Injektion läßt sich durch sorgfältige Aspiration vermeiden.

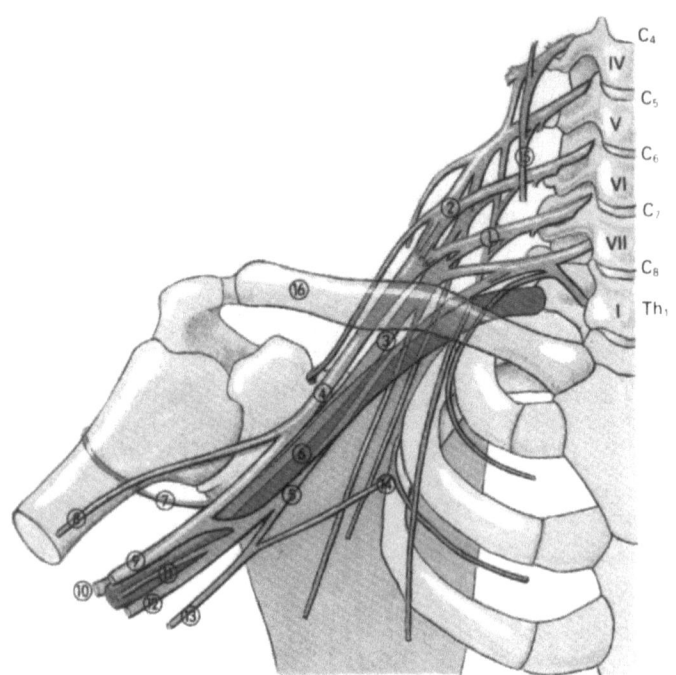

Abb. 27. Anatomie des Plexus brachialis. (Nach Astra Chem. 1981); ① Truncus medius; ② Truncus superior; ③ Fascia posterior; ④ Fascia lateralis; ⑤ Fascia media; ⑥ A. axillaris; ⑦ N. axillaris; ⑧ N. musculocutaneus; ⑨ N. medianus; ⑩ N. radialis; ⑪ N. cutaneus medianus antebrachii; ⑫ N. ulnaris; ⑬ N. cutaneus medianus brachii; ⑭ N. intercostobrachialis; ⑮ N. phrenicus; ⑯ Klavikula

- **Blockaden des Plexus brachialis**

Anatomie (Abb. 27): Der Plexus brachialis wird von den vorderen Wurzeln der unteren 4 Zervikalnerven (C 5–C 8) und dem ersten Thoraxnerven (Th 1) gebildet. In der Regel erhält der Plexus noch einen kleinen Ast von C 4 sowie Th 2. Der Plexus zieht von der Halswirbelsäule zusammen mit der A. subclavia zwischen dem M. scalenus medius und dem M. scalenus anterior in Richtung Axilla. Er bildet zunächst 3 Primärstränge, den Truncus superior (aus C 5 und C 6), den Truncus medialis (aus C 7) und den Truncus inferior (aus C 8–Th 1). Diese teilen sich unter der Klavikula wiederum in anteriore und posteriore Fasern auf, überqueren so die 1. Rippe und vereinigen sich unmittelbar dahinter in drei Faszikel (Fasciculi lateralis, medialis und posterior). Aus diesen Faszikeln entspringen dann schließlich die 5 Hauptnerven: N. musculocutaneus, N. medianus, N. ulnaris, N. radialis und N. axillaris.

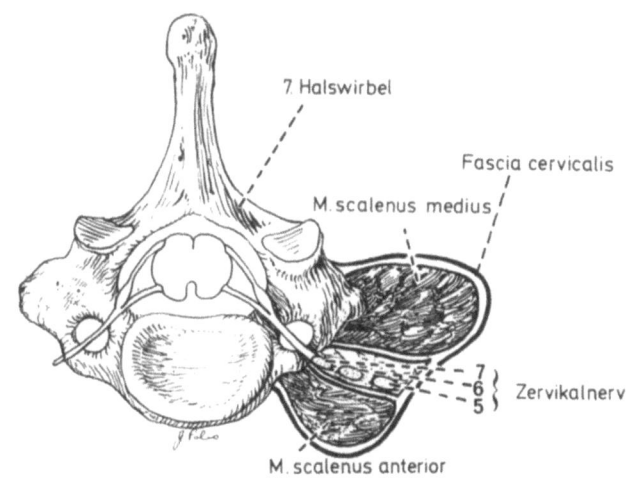

Abb. 28. Verlauf des Plexus brachialis in der Skalenuslücke. (Nach Bonica 1954)

Indikation

Therapeutisch: Schmerzzustände der oberen Extremität einschließlich Schulter (z. B. Radikulitiden), Neuralgien, Kausalgien oder Malignomschmerz.

Diagnostisch: zur Differenzierung organischer und funktioneller Beschwerden.

Prognostisch: z. B. vor neurochirurgischen Maßnahmen.

– *Interskalenusblock nach Winnie*

Topographische Anatomie: die vorderen Wurzeln der Spinalnerven C 5–Th 1 ziehen als Plexus brachialis zwischen dem M. scalenus anterior und medius in lateral-kaudaler Richtung und zusammen mit der A. subclavia durch die hintere Skalenuslücke unter der Klavicula über die 1. Rippe. Da der Plexus brachialis zusammen mit der A. subclavia in einem durch Faszien begrenzten Raum verlaufen (Abb. 28), läßt sich die Blockade relativ einfach durch Injektion des Lokalanästhetikums in diesen von Faszien umscheideten Bindegeweberaum bewerkstelligen.

Technik

Lagerung: flach auf dem Rücken, den Kopf zur kontralateralen Seite gedreht.

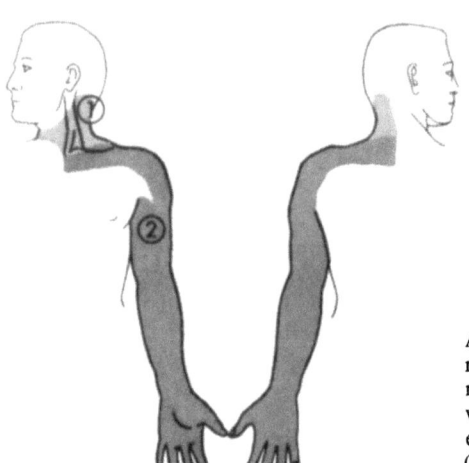

Abb. 29. Ausbreitung der Analgesie nach Interskalenusblock. (Nach Bonica 1954); 1 C 3 (wird nur bei Verwendung extrem hoher Volumina erfaßt); 2 C 4–Th 1 (Nach Astra Chem. 1981)

Injektionsstelle: Die Injektionsstelle liegt in der Skalenuslücke in Höhe des Krikoides (durch aktives Anheben des Kopfes läßt sich dorsal des M. sternocleidomastoideus der M. scalenus anterior palpieren und die Skalenuslücke zwischen ihm und dem M. scalenus medius tasten).

Praktische Durchführung: Durch eine Hautquaddel wird die Kanüle nach medial, kaudal und leicht dorsal in Richtung Querfortsatz von C 6 (läßt sich gut palpieren) vorgeschoben. Sobald Parästhesien auftreten, werden nach Aspiration ca. 30 ml Lokalanästhesielösung injiziert.
Ausbreitung der Analgesie s. Abb. 29.

Material
Kanüle: 5 cm/22 gg.,
Spritze: 20 ml,
Medikamente: Bupivacain 0,125%.

Komplikationsmöglichkeiten: intravasale Injektion (V. jugularis, A. carotis, A. vertebralis, A. subclavia; Folge: toxische Reaktion); subarachnoidale Injektion (totale Spinalanästhesie). Phrenikus-Stellatum- und Rekurrensblockade, Hämatome, (Therapie s. S. 172).

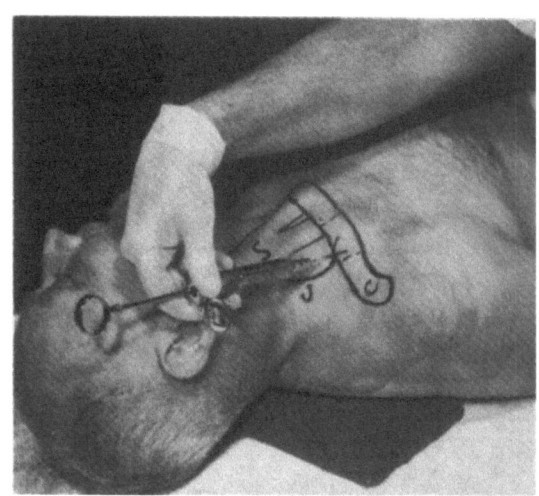

Abb. 30. Supraklavikuläre Plexusblockade. (Nach Moore 1973)

– *Supraklavikuläre Plexusblockade*

Topographische Anatomie: Der Plexus brachialis zieht zusammen mit der A. subclavia aus der Skalenuslücke unter der Klavikula über die 1. Rippe (Abb. 27).

Technik
Lagerung: flach auf dem Rücken, die Arme seitlich angelegt. Ein flaches Polster zwischen den Schulterblättern verringert die Entfernung zwischen Haut und Plexus. Der Kopf ist zur kontralateralen Seite gedreht, die entsprechende Schulter möglichst nach unten gezogen (Hilfsperson).

Injektionsstelle: Durch aktives Anheben des Kopfes tritt der M. sternocleidomastoideus mit seinem sternalen und klavikulären Ansatz deutlich hervor. Unmittelbar lateral davon palpiert man den M. scalenus anterior. Exakt am lateralen Rand dieses Muskels, unmittelbar über der Klavikula, befindet sich die Injektionsstelle (Abb. 30). Bei adipösen Patienten mit dikkem, kurzem Hals, läßt sich der M. scalenus anterior oft nur schwer tasten. Die Injektionsstelle liegt dann etwa 1,5 cm lateral des klavikulären Ansatzes des M. sternocleidomastoideus. Ein weiterer guter topographischer Bezugspunkt ist die A. subclavia. Sie zieht zusammen mit dem Plexus durch die Skalenuslücke und kann dort palpiert werden.

Praktische Durchführung: Durch eine Hautquaddel an der Injektionsstelle führt man die Kanüle kaudalwärts, etwa parallel zum Hals, leicht dorsal medial gerichtet, bis man die 1. Rippe erreicht. Nun läßt man die Nadel entlang der 1. Rippe nach lateral-dorsal wandern, bis man Parästhesien auslöst. Nach negativem Aspirationstest injiziert man 30 ml Lokalanästhe-

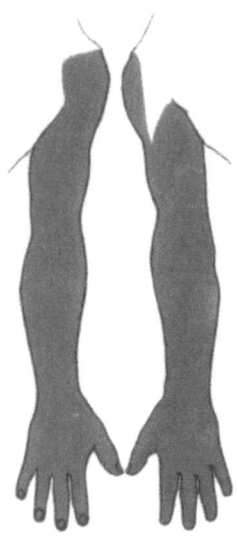

Abb. 31. Ausbreitung der Analgesie nach supraklavikulären Plexusblockade. (Nach Astra Chem. 1981)

sielösung. Anhand der Lokalisation der Parästhesien kann man Rückschlüsse auf die tangierten Nervenfasern des Plexus ziehen.
Ausbreitung der Anästhesie s. Abb. 31.

Material
Kanüle: 5 cm/22 gg.,
Spritzen: 20 ml (evtl. Dreiringspritze),
Medikamente: Bupivacain 0,125%.

Komplikationsmöglichkeiten: intravasale Injektion, Pneumothorax, Hämatome, direkte Nervenläsionen, Phrenikusblockade, Stellatumblockade (Horner-Syndrom).

Die supraklavikuläre Plexusblockade sollte dem versierten Arzt vorbehalten sein.

– *Axilläre Plexusblockade*

Topographische Anatomie: Der Plexus brachialis zieht nach Kreuzung der 1. Rippe zusammen mit der A. und V. subclavia in einer Gefäßnervenscheide armwärts (Abb. 32). Noch unter dem M. pectoralis gibt er den N. axillaris und den N. thoracodorsalis ab. In der Axilla bilden die Faszikel des Plexus die 3 großen Armnerven.

Bei abduziertem Oberarm liegt der N. radialis kranial-dorsal der A. axillaris, der N. medianus auf und der N. ulnaris dorsal-kaudal der Arterie (Abb. 33).

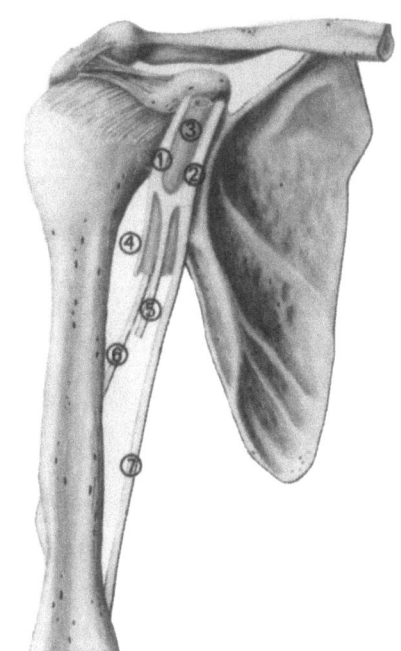

Abb. 32. Topographie des Plexus brachialis im axillären Bereich. (Nach Astra Chem. 1981); ① Fascia lateralis; ② Fascia media; ③ A. axillaris; ④ N. musculocutaneus; ⑤ N. medianus; ⑥ N. radialis; ⑦ N. ulnaris

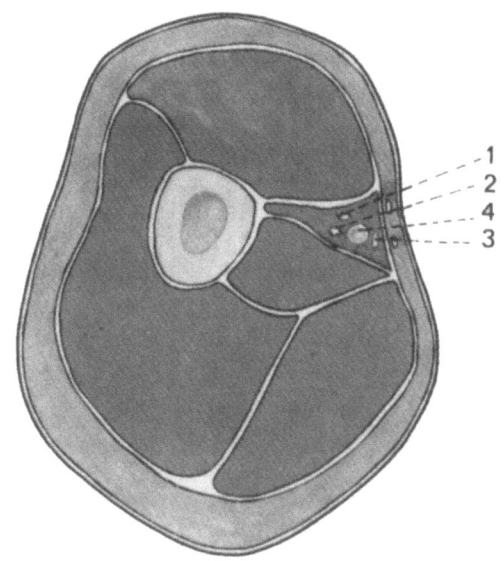

Abb. 33. Topographie der großen Armnerven (Querschnitt im Injektionsbereich); ① N. radialis; ② N. ulnaris; ③ N. medianus; ④ A. axillaris

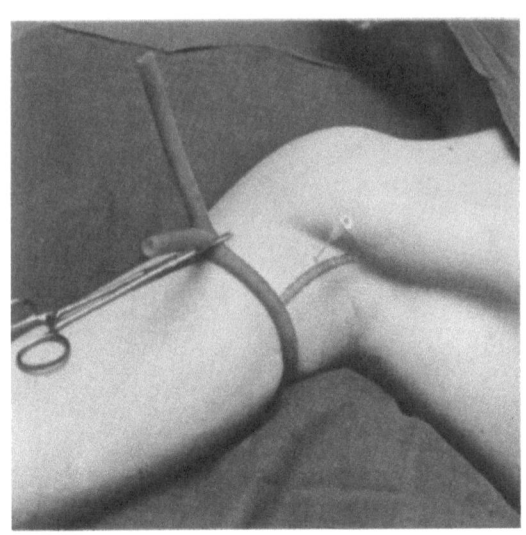 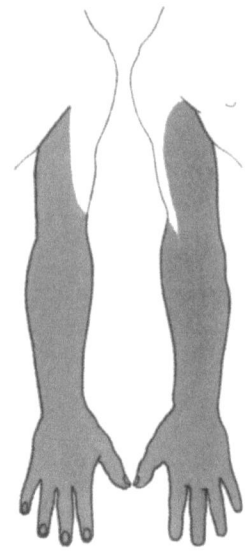

Abb. 34. *(links):* Axilläre Plexusblockade. (Nach Eriksson 1980)

Abb. 35. *(rechts):* Ausbreitung der Analgesie nach axillärer Plexusblockade. (Nach Astra Chem. 1981)

Technik
Lagerung: auf dem Rücken. Der Oberarm ist um ca. 90° abduziert.
Injektionsstelle: wo der M. pectoralis major die A. axillaris kreuzt, unmittelbar kranial der Arterie (Abb. 34).
Praktische Durchführung: Durch eine Hautquaddel führt man die Kanüle unmittelbar kranial der palpierten A. axillaris vertikal zur Haut in Richtung N. radialis, bis Parästhesien auftreten. Nach negativem Aspirationstest injiziert man 10 ml einer Lokalanästhesielösung. In gleicher Weise werden kaudal der Arterie Parästhesien im Ulnarisbereich aufgesucht und ebenfalls mit 10 ml einer Lokalanästhesielösung injiziert. Der N. medianus (direkt auf der Arterie) wird ebenfalls mit 10 ml einer Lokalanästhesielösung infiltriert.
Ausbreitung der Analgesie s. Abb. 35.

Material
Kanüle: 3 cm/25 gg.,
Spritze: 20 ml,
Medikamente: Bupivacain 0,125%.

Komplikationsmöglichkeiten: intravasale Injektion, Hämatom, direkte Nervenläsion.

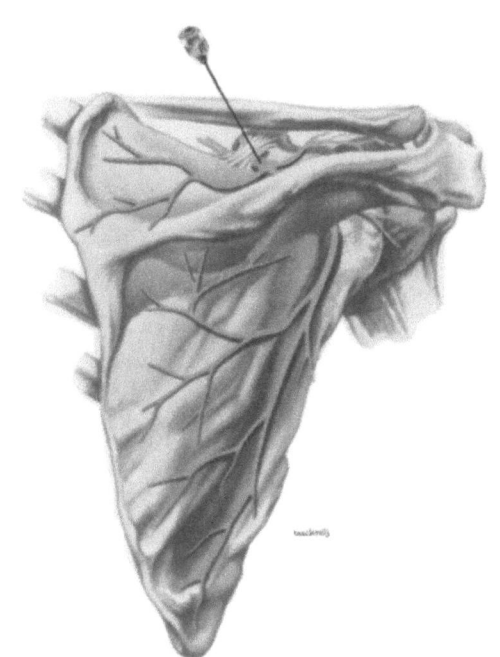

Abb. 36. Versorgungsgebiet des N. suprascapularis. (Nach Eriksson 1980)

- **Blockade der peripheren Äste des Plexus brachialis**
- *Blockade des N. suprascapularis*

Anatomie: Der N. suprascapularis ist ein gemischter Nerv. Er kommt aus C 4, C 5 und C 6 und zieht durch die Incisura scapulae zur Fossa supraspinata. Dort innerviert er den M. supraspinatus. Dann zieht er um den Collum scapulae in die Fossa infraspinata, wo er den M. infraspinatus versorgt. Bedeutend für die Schmerztherapie ist die sensible Versorgung des Schultergelenks und seine Umgebung (Abb. 36).

Indikation: diagnostisch und therapeutisch bei Schmerzzuständen in der Schulter und im Schultergelenk, z. B. Periarthritis, Bursitis und Arthritis.

Technik
Lagerung: im Sitzen, die Arme locker angelegt.

Injektionsstelle: Die Länge der Spina scapulae wird markiert und eine Vertikale parallel zur Wirbelsäule durch ihre Mitte gelegt. Die Injektionsstelle liegt auf der Winkelhalbierenden des lateralen oberen Sektors, etwa 2,5 cm vom Schnittpunkt entfernt (Abb. 37).

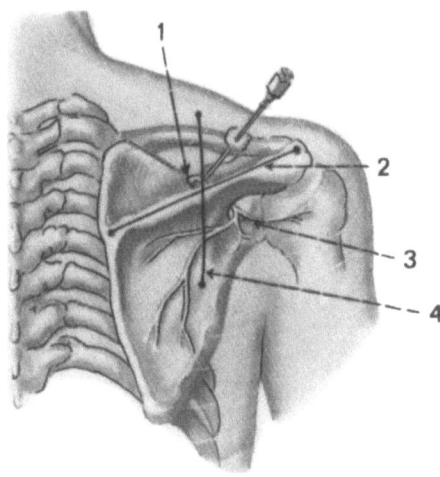

Abb. 37. Blockade des N. suprascapularis. (Nach Moore 1973); ① Incisura scapulae; ② Spina scapulae; ③ N. suprascapularis; ④ Horizontale durch die Mitte der Spinascapulae

Praktische Durchführung: Die Kanüle wird durch eine Hautquaddel senkrecht zur Haut vorgeschoben, bis man Knochenkontakt hat (in 5–6 cm Tiefe). Die Nadelposition wird dann solange korrigiert, bis die Spitze in die Incisura scapulae gleitet. Nach negativem Aspirationstest injiziert man ca. 5 ml einer Lokalanästhesielösung.

Ausbreitung der Analgesie: keine oberflächliche Analgesie der Haut, aber schmerzfreie Schulter und eingeschränkte Abduktion und Rotation des Arms.

Material
Kanüle: 8 cm/22 gg.,
Spritze: 10 ml,
Medikamente: Bupivacain 0,25%.

Komplikationsmöglichkeiten: intravasale Injektion, Pneumothorax (Nadel nie mehr als 6 cm vorschieben!).

- *Blockade der peripheren Armnerven im Ellbogenbereich*

– *Blockade des N. radialis*

Anatomie: Der N. radialis kommt aus den hinteren Anteilen des Plexus brachialis und zieht auf der Medialseite des Humerus abwärts. Etwa in der Mitte des Oberarms zieht er im Sulcus nervi radialis von der medialen zur lateralen Seite und läuft vor dem Ellbogengelenk zwischen M. biceps bra-

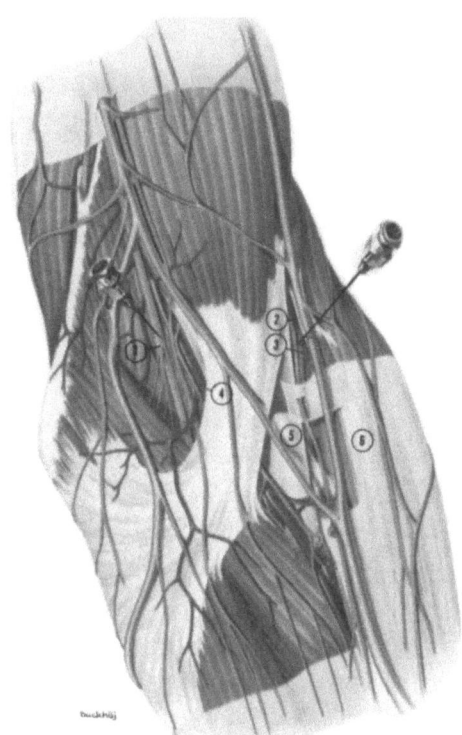

Abb. 38. Blockade des N. medianus und des N. radialis. (Nach Eriksson 1980); ① N. medianus; ② N. cutaneus antebrachii lateralis; ③ N. radialis; ④ A. brachialis; ⑤ Tendo musculi bicipitis; ⑥ M. brachioradialis

chii und M. brachioradialis zum Radiusköpfchen. Dort teilt er sich in einen überwiegend motorischen R. profundus und in einen sensiblen R. superficialis (Abb. 38).

Indikation: diagnostische und therapeutische Maßnahmen im Versorgungsgebiet (Neuralgien, Kausalgien, Durchblutungsstörung).

Technik
Lagerung: am besten in Rückenlage bei gestrecktem Ellbogengelenk, die Hand in Supinationsstellung.

Injektionsstelle: in der Ellenbeuge zwischen Bizepssehne und M. brachioradialis, 1 cm lateral des lateralen Bizepsrandes (Abb. 38).

Praktische Durchführung: Durch eine Hautquaddel wird die Kanüle senkrecht zur Haut vorgeschoben, bis Parästhesien auftreten oder bis man Knochenkontakt hat. Nun infiltriert man fächerförmig längs der Humerusachse 10–15 ml einer Lokalanästhesielösung.

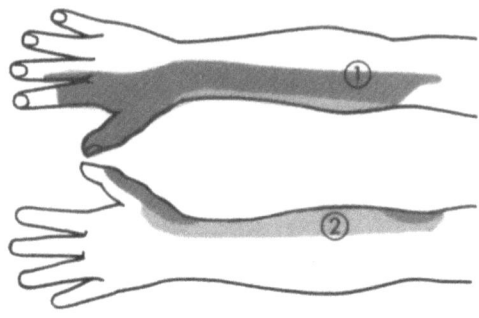

Abb. 39. Innervationsgebiet des N. radialis 1 und des N. cutaneus antebrachii lateralis 2. (Nach Astra Chem. 1981)

Durch subkutane Infiltration der Bizepssehne und des M. brachioradialis erreicht man eine zusätzliche Blockade des N. cutaneus antebrachii lateralis.

Ausbreitung der Anästhesie s. Abb. 39.

Material
Kanüle: 5 cm/25 gg.,
Spritze: 20 ml,
Medikamente: Bupivacain 0,125%, Mepivacain 0,5%.

Komplikationsmöglichkeiten: keine Besonderheiten.

– *Blockade des N. medianus*

Anatomie: Der N. medianus kommt aus den lateralen und medialen Faszikeln des Plexus brachialis. Er zieht auf der Innenseite des Oberarms zusammen mit den Armgefäßen nach ventral und läuft in der Ellenbeuge unmittelbar medial der A. brachialis. Im weiteren Verlauf zieht er, bedeckt von der Bizepsaponeurose, zwischen den Köpfen des M. pronator teres hindurch zur Beugeseite des Unterarms (Abb. 38).

Indikation: diagnostische und therapeutische Maßnahmen im Versorgungsgebiet (Neuralgien, Kausalgien, Durchblutungsstörungen).

Technik
Lagerung: am besten in Rückenlage bei gestrecktem Ellbogengelenk, die Hand in Supinationsstellung.

Injektionsstelle: auf der Verbindungslinie beider Epikondylen, 0,5 cm medial der A. brachialis.

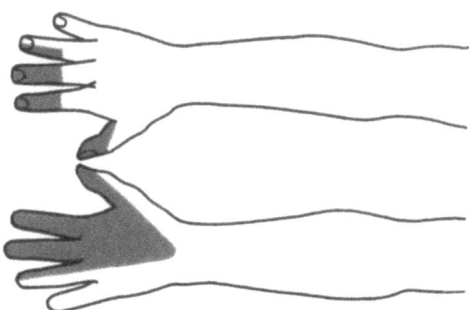

Abb. 40. Innervationsgebiet des N. medianus. (Nach Eriksson 1980)

Praktische Durchführung: Eine feine Kanüle wird durch eine Hautquaddel an der Injektionsstelle eingeführt. Bereits in 0,5 cm Tiefe löst man in der Regel Parästhesien aus. Nach negativem Aspirationstest injiziert man 5 ml eines Lokalanästhetikums. Findet man primär keine Parästhesien, so erfolgt eine fächerförmige Infiltration (Abb. 38).
Ausbreitung der Anästhesie s. Abb. 40.

Material
Kanüle: 3 cm/22 gg.,
Spritze: 10 ml,
Medikamente: Bupivacain 0,125%.

Komplikationsmöglichkeit: intravasale Injektion.

- *Blockade des N. ulnaris*

Anatomie: Der N. ulnaris ist ein gemischter Nerv und kommt aus den medialen Anteilen des Plexus brachialis. Er zieht zunächst unmittelbar medial der A. axillaris auf der medialen Oberarmseite abwärts bis etwa zur Oberarmmitte. Dort perforiert er das Septum intermusculare mediale, läuft über den Kopf des Trizeps und zieht im Sulcus ulnaris über das Ellbogengelenk. Im weiteren Verlauf zieht er zwischen den Köpfen des M. flexor carpi ulnaris an der Beugeseite des Unterarms abwärts und teilt sich in Höhe des Handgelenks in einen dorsalen und volaren Ast (Abb. 41).

Indikation: diagnostische und therapeutische Maßnahmen im Versorgungsgebiet (Neuralgien, Kausalgien, Durchblutungsstörungen).

Technik
Lagerung: Rückenlage, rechtwinklig gebeugtes Ellbogengelenk.

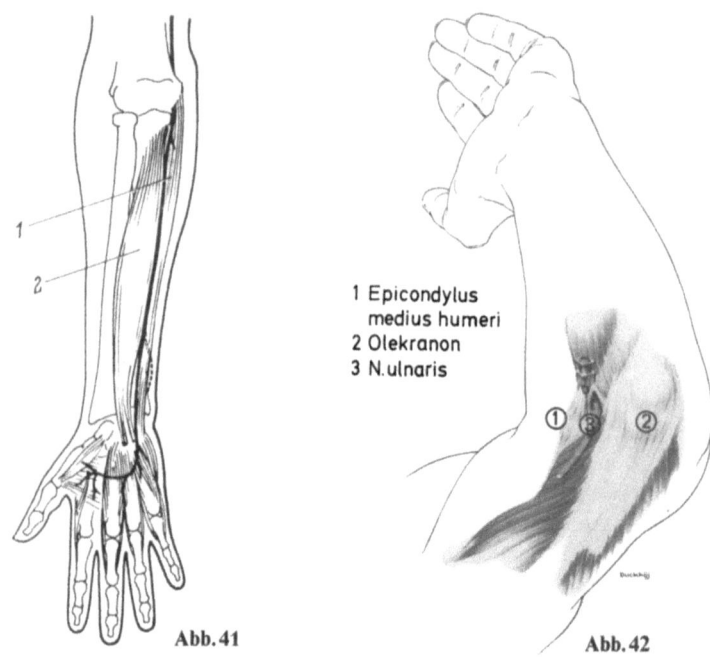

Abb. 41. *(links):* Topographischer Verlauf des N. ulnaris. (Nach Mumenthaler u. Schliack 1977); ① M. flexor carpi ulnaris; ② M. flexor digitorum profundus III–IV

Abb. 42. *(rechts):* Injektionsstelle des N. ulnaris. (Nach Eriksson 1980)

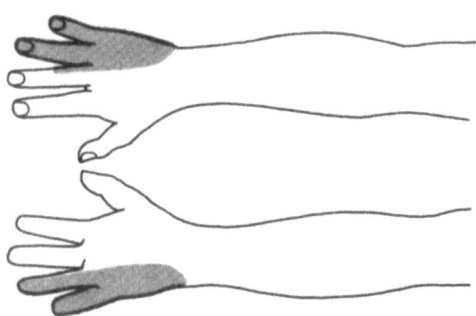

Abb. 43. Innervationsgebiet des N. ulnaris. (Nach Eriksson 1980)

Injektionsstelle: im Sulcus zwischen Olekranon und Epicondylus medialis läßt sich der Nerv meist gut palpieren. Etwa 1 cm proximal vom Sulcus liegt die Injektionsstelle (Abb. 42).

Praktische Durchführung: Durch eine Hautquaddel wird eine feine Kanüle in Richtung Nerv vorgeschoben. Sobald Parästhesien auftreten, werden nach negativem Aspirationstest ca. 5 ml Lokalanästhesielösung injiziert. Ausbreitung der Anästhesie s. Abb. 43.

Material
Kanüle: 3 cm/22 gg.,
Spritze: 5 ml,
Medikamente: Bupivacain 0,125%, Dosierung 5 ml.

Komplikationsmöglichkeiten: keine speziellen.

- *Blockaden der peripheren Armnerven im Handgelenkbereich*
- *Blockade des N. Radialis*

Anatomie (Abb. 44): Der R. superficialis des N. radialis läuft am Unterarm zusammen mit der A. radialis medial des M. brachioradialis. Etwa 7–8 cm proximal vom Handgelenk unterkreuzt er die Sehne des M. brachioradialis und gelangt auf die Streckseite des Unterarms, wo er sich in Höhe der Handgelenkwurzel in seine Endäste aufzweigt.

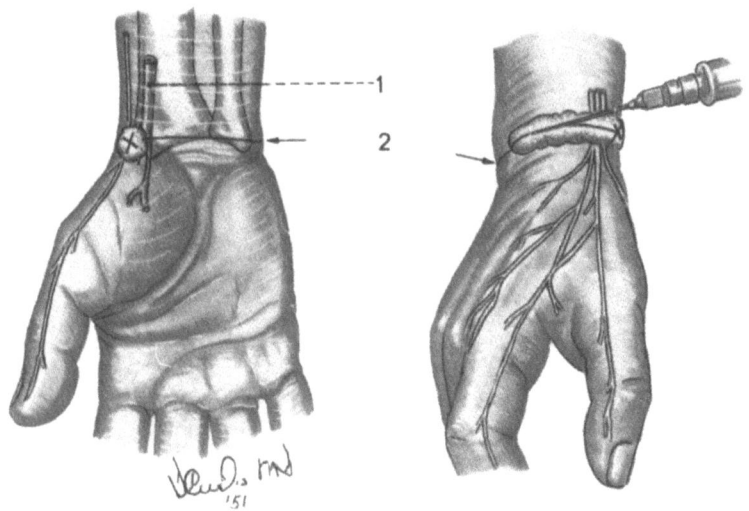

Abb. 44. Blockade des N. radialis. ① A. radialis; ② Linie über dem Processus styloideus. (Nach Moore 1973).

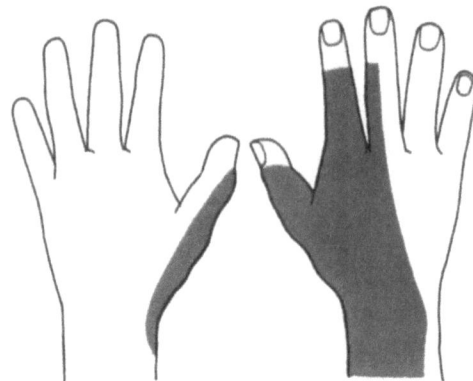

Abb. 45. Innervationsgebiet des N. radialis. (Nach Eriksson 1980)

Indikation: diagnostische und therapeutische Maßnahmen im Versorgungsgebiet (Neuralgien, Kausalgien, Durchblutungsstörungen).

Technik (Abb. 44)
Lagerung: am besten Rückenlage, die Hand in Supinationsstellung.

Injektionsstelle: In Höhe des Processus styloideus wird eine Linie um das Handgelenk gezogen. Unmittelbar lateral der A. lateralis auf dieser Linie liegt die Injektionsstelle.

Praktische Durchführung: Durch eine Hautquaddel wird eine dünne Kanüle senkrecht zur Hautoberfläche eingeführt, bis Parästhesien auftreten. Nach sorgfältiger Aspiration, Injektion von 3 ml Lokalanästhesielösung. Weitere 5 ml infiltriert man subkutan um den radialen Handgelenkbereich (Abb. 44).
Ausdehnung der Anästhesie s. Abb. 45.

Material
Kanüle: 3 cm/23 gg.,
Spritze: 10 ml,
Medikamente: Bupivacain 0,125%–0,25%, Mepivacain 1%, Dosierung ungefähr 10 ml.

Komplikationsmöglichkeiten: intravasale Injektion.

– *Blockade des N. medianus*

Anatomie: Der N. medianus verläuft im Handgelenkbereich unmittelbar unter und radial der Sehne des M. palmaris longus nur von Faszie und Haut bedeckt (Abb. 46).

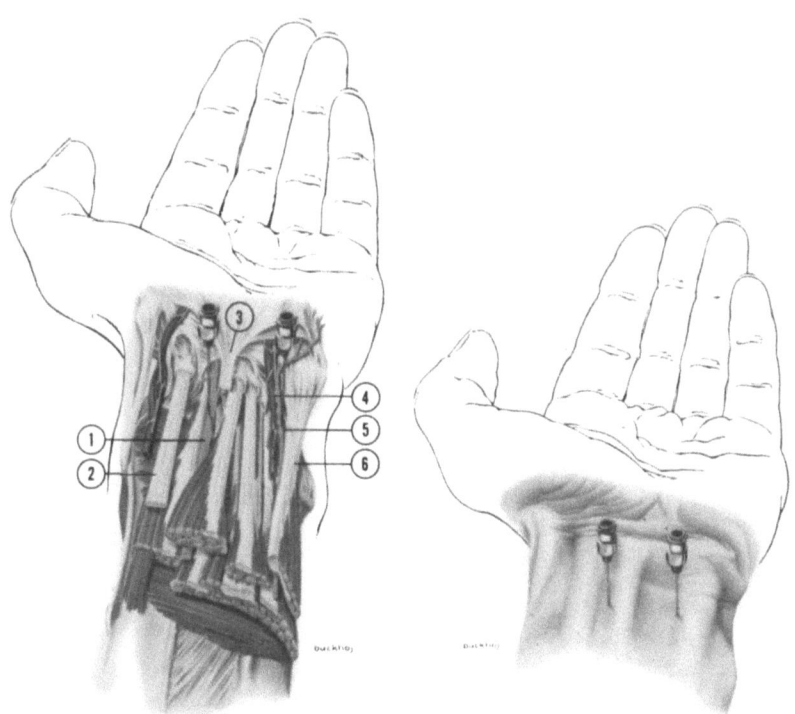

Abb. 46. *(links):* Verlauf des N. medianus im Handgelenkbereich. (Nach Eriksson 1980); ① N. medianus; ② Tendo musculi flexoris carpi radialis; ③ Tendo musculi palmaris longi; ④ A. ulnaris; ⑤ N. ulnaris; ⑥ Tendo musculi flexoris carpi ulnaris

Abb. 47. *(rechts):* Blockade des N. medianus. (Nach Eriksson 1980)

Indikation: diagnostische und therapeutische Maßnahmen im Versorgungsgebiet (Neuralgien, Kausalgien, Durchblutungsstörungen), Karpaltunnelsyndrom.

Technik

Lagerung: Rückenlage, Hand in Supinationsstellung

Injektionsstelle: in Höhe der proximalen Handwurzelbeugefalte zwischen den Sehnen des M. flexor palmaris longus und des M. flexor carpi radialis (Abb. 47).

Praktische Durchführung: Durch eine Hautquaddel wird eine dünne Kanüle senkrecht zur Haut eingeführt, bis Parästhesien auftreten. Nach Aspi-

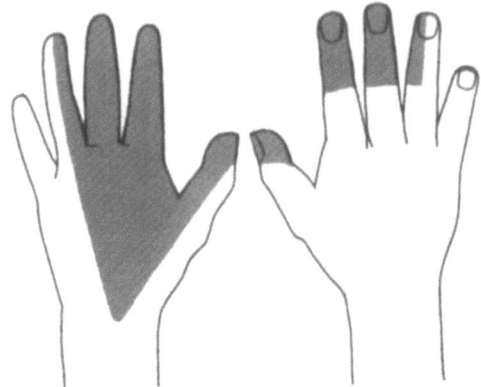

Abb. 48. Innervationsgebiet des N. medianus. (Nach Eriksson 1980)

ration: Injektion von 3–5 ml Lokalanästhesielösung (s. Abb. 47); evtl. fächerförmiges Aufsuchen der Parästhesien.
Ausdehnung der Anästhesie s. Abb. 48.

Material
Kanüle: 3 cm/23 gg.,
Spritze: 5 ml,
Medikamente: Bupivacain 0,125%–0,25%, Mepivacain 1%, Dosierung ca. 5 ml.

Komplikationsmöglichkeiten: keine besonderen.

– *Blockade des N. ulnaris*

Anatomie (Abb. 46): Der N. ulnaris zieht an der Beugeseite des Unterarms zunächst unter dem M. flexor carpi ulnaris, dann radial von dessen Sehne zur Hand. Etwa 5 cm proximal der Handwurzel zweigt er sich in seine beiden Endäste, den R. dorsalis und den R. palmaris auf.

Indikation: diagnostische und therapeutische Maßnahmen im Versorgungsgebiet (Neuralgien, Kausalgien, Durchblutungsstörungen).

Technik
Lagerung: Rückenlage, Hand in Supinationsstellung.

Injektionsstelle: (palmarer Ulnaris), proximale Handwurzelfalte (in Höhe des Processus styloideus), unmittelbar medial von der Sehne des M. flexor carpi ulnaris und unmittelbar lateral der A. ulnaris (Abb. 49a).

Praktische Durchführung: Durch eine Hautquaddel wird eine feine Kanüle senkrecht zur Hautoberfläche eingeführt, bis man in 1–2 cm Tiefe Paräs-

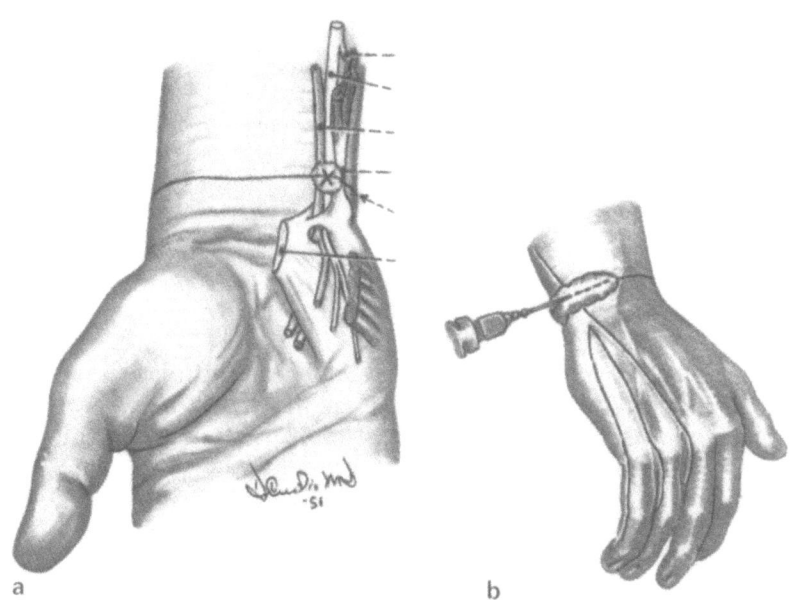

Abb. 49a, b. Blockade des N. ulnaris im Handgelenkbereich. **a** volarer Ast, **b** dorsaler Ast. (Nach Moore 1973)

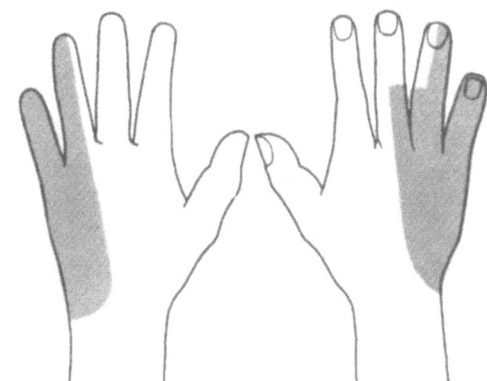

Abb. 50. Innervationsgebiet des N. ulnaris. (Nach Eriksson 1980)

thesien auslöst. Nach sorgfältiger Aspiration Injektion von 3–5 ml Lokalanästhesielösung. Findet man keine Parästhesien, so wird die Kanüle bis zum Knochenkontakt vorgeschoben und während dem Zurückziehen infiltriert. Der dorsale Ast kann durch einen subkutanen Lokalanästhesiewall (5–10 ml Lokalanästhesielösung) um den ulnaren Teil der Handwurzel blockiert werden (Abb. 49b).
Ausdehnung der Anästhesie s. Abb. 50.

Material
Kanüle: 3 cm/23 gg.,
Spritze: 10 ml,
Medikamente: Bupivacain 0,125%–0,25%, Mepivacain 1%, Dosierung 10–15 ml.

Komplikationsmöglichkeiten: keine besonderen.

2.2.2 TLA im Stammbereich einschließlich unterer Extremität

- **Blockade der thorakalen Spinalnerven**

Anatomie (Abb. 51): Die ventralen Äste der thorakalen Spinalnerven verlaufen als Interkostalnerven zusammen mit den Interkostalgefäßen segmental unter der entsprechenden Rippe – im dorsalen Bereich im Sulcus costae und im lateralen und ventralen Bereich im Interkostalraum zwischen dem M. intercostalis externus und internus. Unmittelbar nach dem Durchtritt durch das Foramen intervertebrale gibt jeder Interkostalnerv einen R. dorsalis ab, welcher mit seinen beiden Ästen die Haut und die Muskulatur des Rückens sowie das Periost der Wirbel versorgt. Die Interkostalnerven 1–12 geben im Bereich der Axillarlinie jeweils einen R. cu-

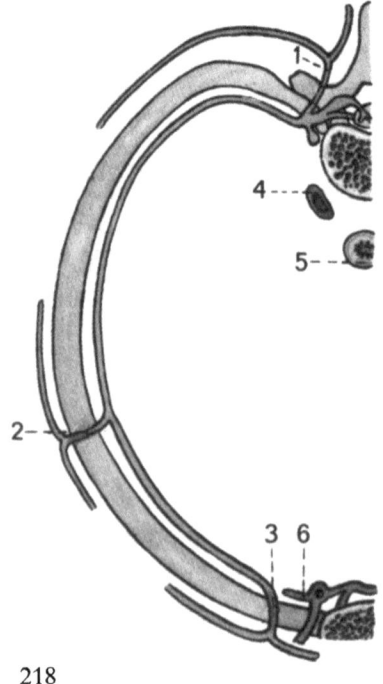

Abb. 51. Topographie eines thorakalen Spinalnervs. ① R. dorsalis nervi spinalis; ② R. cutaneus lateralis nervi intercostalis; ③ R. cutaneus lateralis nervi intercostali; ④ V. azygos; ⑤ Osophagus; ⑥ A. thoracica interna. (Nach Astra Chem. 1981 und Moore 1973)

taneus lateralis ab. Während die oberen 6 Interkostalnerven ausschließlich die Brustwand versorgen, innervieren die unteren 6 die vordere Brustwand (Haut, Muskulatur und parietales Peritoneum; Abb. 52).

Die thorakalen Spinalnerven können je nach Bedarf in verschiedenen Abschnitten blockiert werden:

– *Paravertebralblockade*

Definition: Blockade der thorakalen spinalen Wurzeln.

Indikation: postoperative und posttraumatische Schmerzzustände (z. B. nach Thorakotomie, Oberbaucheingriffen, Rippenserienfrakturen), Malignomschmerz, Zosterneuralgien, BWS-Syndrom.

Technik

Lagerung: 1. Bauchlagerung Arme über dem Kopf verschränkt, verstärkte Kyphosierung der Wirbelsäule durch Unterlage eines festen Kissens; 2. Seitenlagerung (auf kontralateraler Seite) in Embryonalhaltung zusammengekrümmt; 3. im Sitzen (immer mit Hilfsperson).

Injektionsstelle: Man zieht eine Horizontale durch den Oberrand des Dornfortsatzes über den zu blockierenden Segmenten. Etwa 3 cm lateral

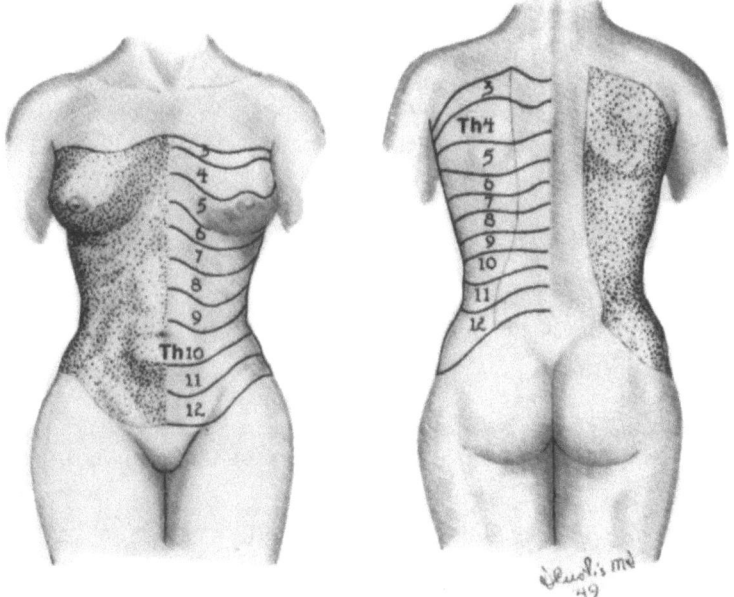

Abb. 52. Innervationsgebiet der einzelnen thorakalen Spinalnerven. (Nach Moore 1973)

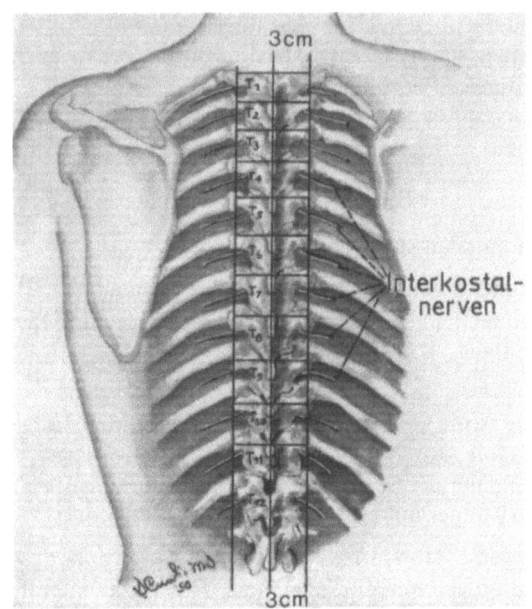

Abb. 53. Aufsuchen der Injektionsstellen für die Paravertebralblockade. (Nach Moore 1973)

von der Mittellinie zieht man eine Vertikale. Die Schnittpunkte der Linien sind die Injektionsstellen (Abb. 53).

Hilfe zur Höhenorientierung: Man palpiert die Beckenkämme beiderseits und verbindet sie mit einer Horizontalen. Diese kreuzt die Wirbelsäule bei L 4 oder bei L 4/L 5.

Praktische Durchführung: Eine 8 cm lange Kanüle wird durch eine Hautquaddel senkrecht eingeführt, bis man auf den Querfortsatz trifft (durchschnittlich in 2,5–3,5 cm Tiefe!). Die Distanz wird festgehalten, dann wird die Kanüle etwas zurückgezogen, etwa um 10° nach kaudal geneigt, bis sie den Unterrand des Querfortsatzes passiert. Nach weiteren 2–2,5 cm löst man in der Regel Parästhesien aus. Nach sorgfältiger Aspiration (Blut, Liquor!) injiziert man 5–10 ml eines Lokalanästhetikums.

Ausbreitung der Anästhesie im entsprechenden Segment s. Abb. 52. – Th. 1 wird teilweise vom Plexus brachialis und Th 2 vom Plexus cervicalis versorgt.

Material
Kanüle: 8 cm/21 gg., kurz angeschliffen, evtl. mit Markierung,
Spritze: 10 cm,
Medikamente: Bupivacain 0,5%, Mepivacain 1%.

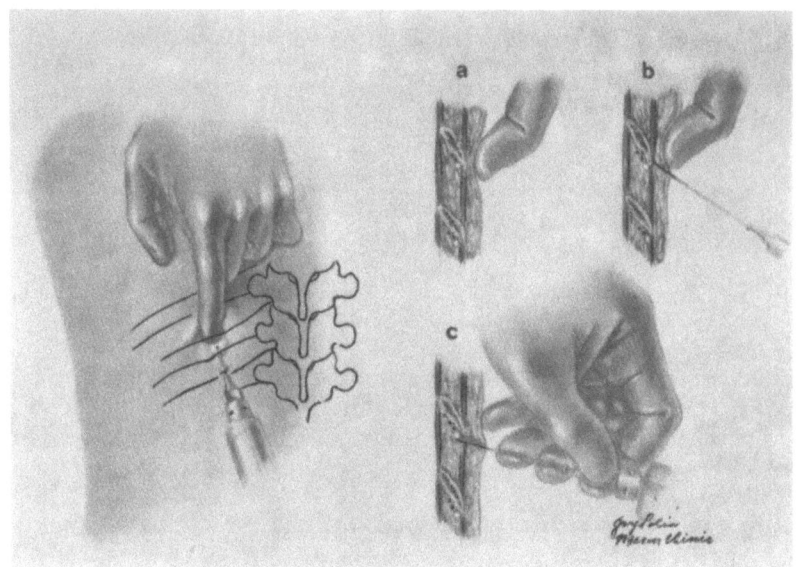

Abb. 54 a–c. Technik der Interkostalblockade. (Nach Moore 1973)

Komplikationsmöglichkeiten: toxische Reaktionen (intravasale Injektion); subarachnoidale Injektionen (gelegentlich finden sich Duraaussackungen längs der Spinalwurzeln); Pneumothorax (die Kanüle soll nicht tiefer als 2,5 cm jenseits des Querfortsatzes vorgeschoben werden). *Cave:* Husten, Pleurareiz: Nadel sofort zurückziehen. Bei Ateminsuffizienz Röntgenkontrolle, bei Bedarf Saugdrainage.

– *Interkostalblockade*

Anatomie und Indikationen (s. S. 218 f.)

Technik: Die Blockade kann je nach Bedarf an jeder beliebigen Stelle des Rippenbogens vorgenommen werden (s. Abb. 51). Üblicherweise blockiert man jedoch im Bereich des Angulus costae unmittelbar lateral des M. erector trunci.

Lagerung: Bauchlage, die Arme seitlich herabhängend.

Injektionsstelle: Man zieht eine Linie parallel zur Mittellinie im Abstand von 7 cm. Die Schnittpunkte der Linien mit dem Unterrand der Rippen bilden die Injektionsstellen.

Praktische Durchführung: Man setzt eine Hautquaddel auf die entsprechende Stelle, zieht diese mit dem Zeigefinger nach kranial, so daß die eingeführte Kanüle auf die Rippe trifft. Nun läßt man die Quaddel los, so daß die Kanülenspitze unter den Rippenrand gleitet. Sie wird nun etwa 3 mm nach kranial in den Sulcus costae eingeführt. Nach Aspiration injiziert man etwa 3 ml eines Lokalanästhetikums pro Segment (Abb. 54).

Ausbreitung der Anästhesie: in den entsprechenden Segmenten (Abb. 52).

Material
Kanüle: 3 cm/23 gg.,
Spritze: 10 ml,
Medikamente: Bupivacain 0,5%, Mepivacain 1%, bei Bedarf Neurolytika (absoluter Alkohol).

Komplikationsmöglichkeiten: toxische Reaktion, Pneumothorax. *Cave:* Husten, Pleurareiz: Kanüle sofort zurückziehen. Ein Pneumothorax kann schleichend verlaufen, bei zunehmender Ateminsuffizienz; Röntgenkontrolle, bei Bedarf Saugdrainage.

- **Epiduralanästhesie (Periduralanästhesie, PDA)**

Topographische Anatomie: Der Epiduralraum ist der Raum zwischen dem äußeren Durablatt (entspricht dem Periost des Vertebralkanals) und der Dura mater spinalis (Abb. 55). Er erstreckt sich vom Foramen magnum bis zum Lig. sacrococcygicum. Sein Durchmesser variiert je nach Wirbelsäulenabschnitt zwischen 3 und 6 mm. Am weitesten ist der Thorakalbereich,

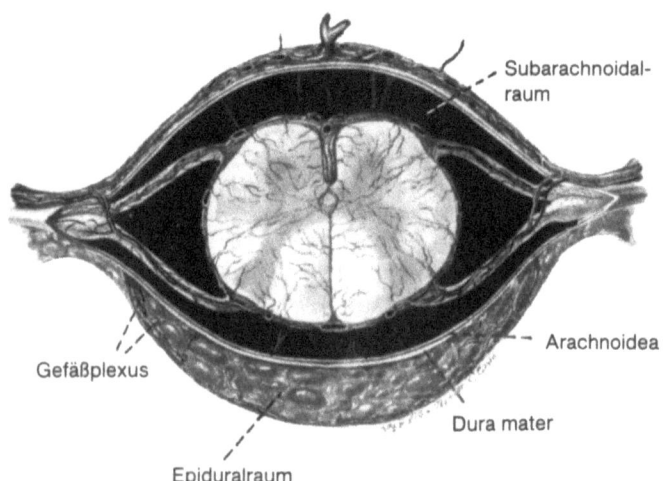

Abb. 55. Querschnitt durch das Rückenmark und angrenzende Regionen. (Nach Moore 1973)

dann folgt der Lumbalbereich, und am engsten ist er im Zervikalbereich. Der Periduralraum enthält v. a. lockeres Binde- und Fettgewebe sowie reichlich Venenplexus.

Indikation: Schmerzzustände der unteren Extremität, des Perineums, der Abdominal- und Thoraxwand, z. B. bei posttherapeutischen Neuralgien, Kausalgien, Reflexdystophien, Phantomschmerzen, Ischialgien, Lumbalgien, Radikulitiden, Kokzygodynien sowie Malignomschmerzen.

Da die PDA auch eine ausgezeichnete Sympathikusblockade bewirkt, bei Zirkulationsstörungen wie M. Raynaud, M. Buerger, Arteriosklerose, diabetische Angiopathien, Erfrierungen.

Die segmentale PDA hat therapeutische und diagnostische Bedeutung, z. B. bei akuter Pankreatitis, Gallen- und Nierenkoliken u. a. thorakoabdominalen Schmerzzuständen.

Technik
a) Einzeitige PDA
Lagerung: 1. im Sitzen, die Füße durch einen Hocker unterstützt, die Unterarme auf die Oberschenkel gestützt, bei maximaler Kyphosierung der Wirbelsäule (der Patient muß immer von einer Hilfsperson gehalten werden; Abb. 56), 2. in Seitenlage mit angezogenen Knien, bei maximaler Kyphosierung der Wirbelsäule. Bei einseitiger Blockade liegt der Patient immer auf der betreffenden Seite (Abb. 57).

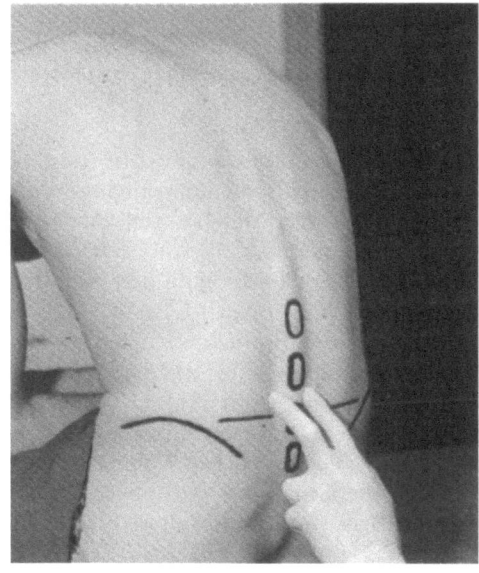

Abb. 56. Periduralblockade im Sitzen. (Nach Astra Chem. 1981)

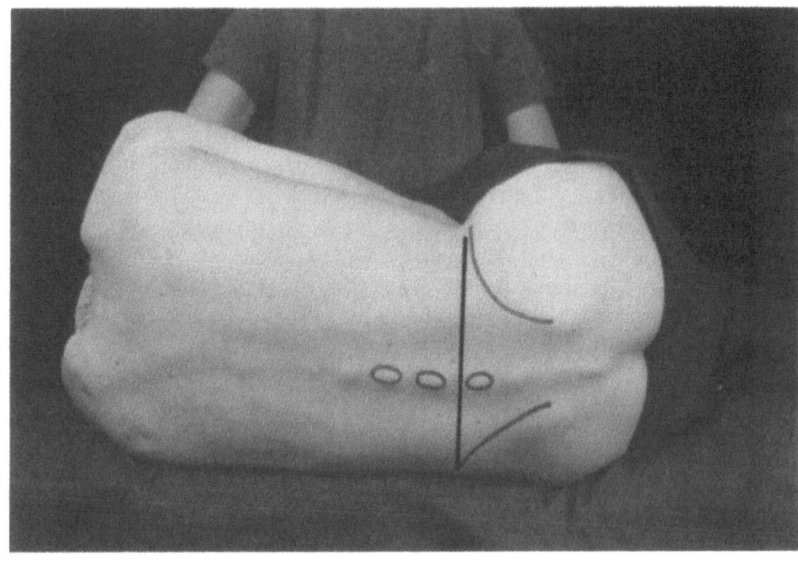

Abb. 57. Periduralblockade im Liegen. (Nach Astra Chem. 1981)

Injektionsstelle: Man palpiert die Dornfortsätze. Die Injektionsstelle liegt unmittelbar über dem kranialen Rand des unteren Dornfortsatzes in der Mittellinie.

Hilfe zur Höhenorientierung: man palpiert die Beckenkämme beiderseits und verbindet sie mit einer Horizontalen. Diese kreuzt die Wirbelsäule bei L 4 oder bei L 4/L 5.

Praktische Durchführung („Loss-of-resistance-Technik"): Keine PDA ohne Infusion! (relativer Volumenmangel durch Sympathikusblockade).

Strengste sterile Kautelen! Einführen der Periduralkanüle mit Mandrin durch eine Hautquaddel leicht nach kranial gerichtet, bis in das Lig. interspinosum. Nach Entfernung des Mandrins: Aufsetzen einer 5-ml-Glasspritze mit 0,9%iger NaCl-Lösung.

Während eine Hand den Kolben ständig unter Druck hält, schiebt die andere die Kanüle unter ständiger Abstützung am Körper des Patienten langsam vorwärts (Abb. 58a). Der Injektionswiderstand im Lig. interspinosum sowie im Lig. flavum ist außerordentlich groß. Nach Perforation des Lig. flavum plötzlicher Widerstandsverlust. Der Periduralraum ist erreicht (Abb. 58b). Nach sorgfältiger Aspiration in 2 Ebenen: Injektion einer Testdosis von 2 ml Lokalanästhesielösung. Nach 5 min Restdosis injizieren.

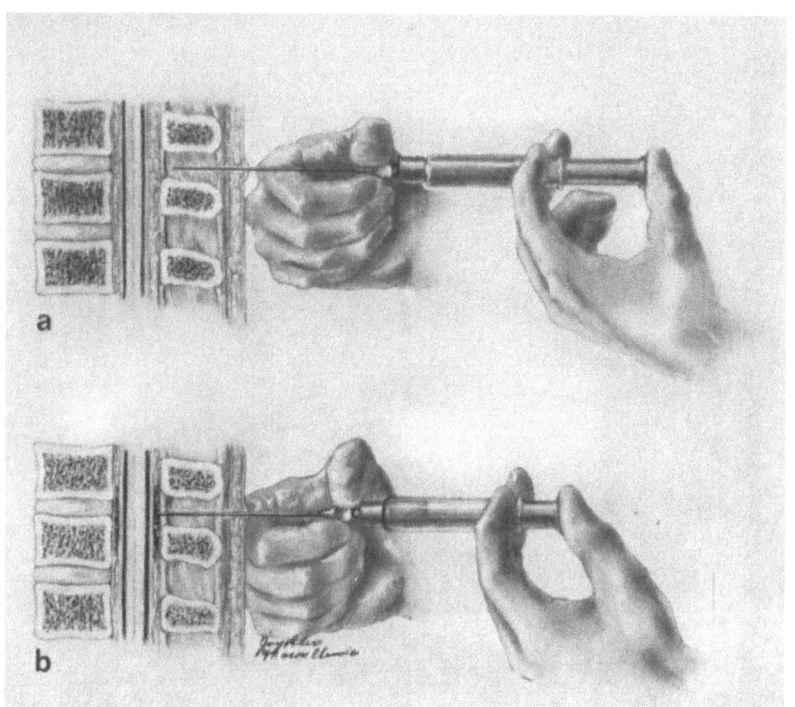

Abb. 58 a, b. Technik der Periduralblockade. (Nach Eriksson 1980); **a** Die Nadelspitze liegt im Lig. interspinosum, dicht vor dem Lig. flavum. **b** Das flavum ist perforiert, die Nadelspitze liegt im Epiduralraum

Ständiger Kontakt mit dem Patienten erleichtert das Erkennen von Frühsymptomen bei evtl. intraspinaler Injektion oder toxischer Reaktion.

b) Kathetermethode
Technik wie vorher, nur wird eine sog. „Tuohy-Kanüle" mit gebogener Spitze (Abb. 59) verwendet. Durch diese Kanüle wird ein Periduralkatheter eingeführt, ca. 3–4 cm über die Kanülenspitze hinaus.

Cave: Katheter nie bei liegender Kanüle zurückziehen (kann abscheren).

Nach Entfernung der Nadel, Fixierung des Katheters, steriler Verband.

Ausbreitung der Anästhesie: in den entsprechenden Segmenten s. Abb. 60, je nach Lagerung des Patienten Applikationsort und Lokalanästhesiemenge. 1–1,5 ml Lokalanästhesielösung blockieren etwa 1 Segment.

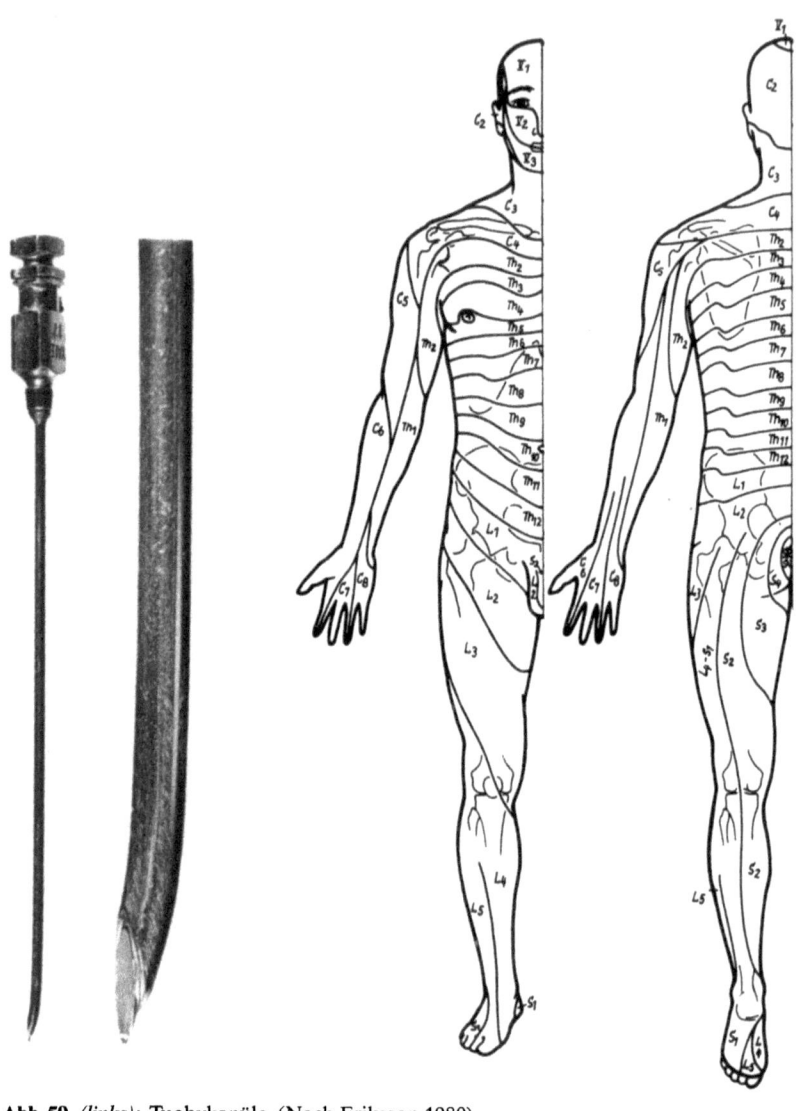

Abb. 59. *(links):* Tuohykanüle. (Nach Eriksson 1980)

Abb. 60. *(rechts):* Segmentale Ausbreitung der Anästhesie nach PDA. (Nach Mumenthaler u. Schliack 1977)

Material
Infusion 500–1000 ml Ringer-Lösung,
1 Periduralkanüle bzw. Tuohy-Kanüle mit Polyvinylkatheter,
1 Kanüle 3 cm/23 gg. (zur Infiltration),
1 Spritze 5 ml (zur Infiltration),
1 Glasspritze 10 ml (leichtgängig),
1 Spritze 20 ml,
Kochsalzlösung 0,9%,
Bupivacain 0,25% wird mit Kochsalz auf 0,125% verdünnt (bei dieser Konzentration keine motorischen Ausfälle).

Komplikationsmöglichkeiten:
- Kreislaufkollaps durch relativen Volumenmangel (Sympathikusblockade),
- totale Spinalanästhesie (s. S. 172),
- toxische Reaktion (s. S. 171),
- epidurales Hämatom (bei Gerinnungsstörung),
- Kopfschmerzen (v. a. infolge intraspinaler Injektion; Therapie: flach lagern, reichlich Infusionen, evtl. „Bloodpatch" im punktierten Zwischenwirbelraum mit 5–8 ml Eigenblut),
- Blasenstörung,
- Katheterabriß,
- Infektion (Arachnoiditis).

Kontraindikationen: Gerinnungsstörung, Infektion im Injektionsgebiet.

c) Sakral- oder Kaudalanästhesie
Definition: Die Sakralanästhesie ist eine Periduralanästhesie, bei der die Injektion durch den Hiatus sacralis erfolgt.

Topographische Anatomie (vgl. S. 222): Der sakrale Periduralraum enthält Nerven aus der Cauda equina. Der Duralsack reicht beim Erwachsenen bis S 2, d. h. etwa 1 cm unter die Verbindungslinie der beiden Spinae iliacae dorsales craniales.

Indikation: wie S. 223, auf den Lumbalbereich beschränkt.

Technik
Lagerung: Bauchlage, das Becken durch ein Kissen angehoben, die Beine leicht gespreizt und außenrotiert.

Injektionsstelle: Der Hiatus sacralis liegt etwa 5 cm kranial der Steißbeinspitze, oder an der Spitze des gleichseitigen Dreiecks, welches man zwischen den Spinae iliacae dorsales craniales konstruiert (Abb. 61). Lateral des Hiatus sind die Cornua sacralia palpierbar.

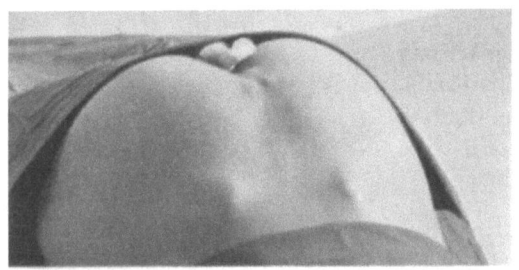

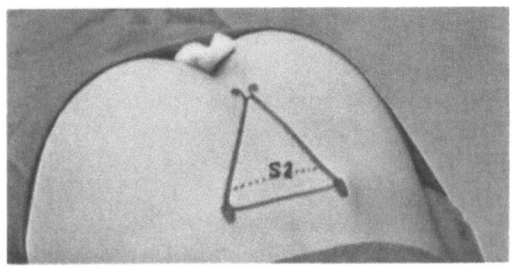

Abb. 61. Injektionsstelle für die Sakralanästhesie. (Nach Eriksson 1980)

Praktische Durchführung: Nach Setzen einer Hautquaddel und subkutaner Infiltration führt man eine 5-cm-/21-gg.-Kanüle mit dem Schliff nach kranial etwa im Winkel von 70° durch das Ligament in den Hiatus sakralis. Nach Knochenkontakt leichtes Zurückziehen und Drehen der Kanüle um 180°, dann vorschieben in den Canalis sacralis (ca. 3 cm). Nach sorgfältiger Aspiration (Blut, Liquor): Injektion einer Testdosis von 3 ml einer Lokalanästhesielösung. Nach 5 min Injektion der Restdosis.
Ausdehnung der Analgesie s. Abb. 62, abhängig vom Volumen des Lokalanästhetikums:
20 ml: Anästhesie von S 5–L 2 (Reithosenanästhesie),
25 ml: Anästhesie von S 5–Th 12,
30 ml: Anästhesie von S 5–Th 10.

Material
Infusion: 500–1000 ml Ringer-Lösung.
Kanüle: 3 cm/23 gg. (zur Infiltration),
Kanüle: 5 cm/21 gg. (Sakralkanüle),
Spritze: 2 ml,
Spritze: 20 ml,
Medikamente: Bupivacain 0,125%, Mepivacain 1% (zur Infiltration).

Komplikation: s. S. 14 ff., 171 f., 227.

Kontraindikation: s. S. 227.

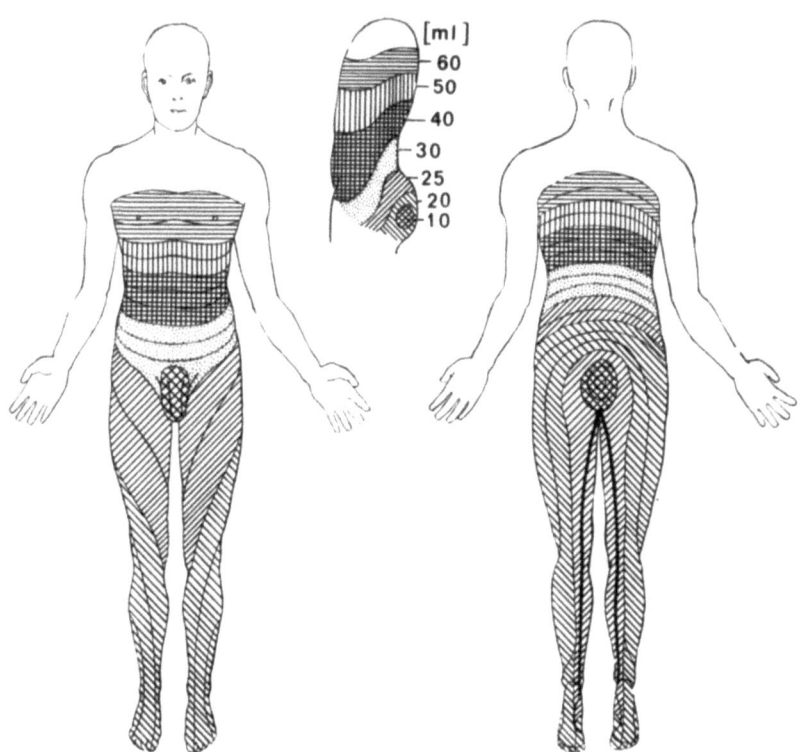

Abb. 62. Ausbreitung der Anästhesie nach Sakralblockade. (Nach Bonica 1954)

- **Blockaden des Plexus lumbosacralis**

Der Plexus lumbosacralis wird von den Rr. ventrales der Lumbal- und Sakralnerven gebildet (L 1–S 3 und partiell S 4); folgende Nerven werden ihm zugeordnet: N. iliohypogastricus, N. ilioinguinalis, N. genitofemoralis, N. cutaneus femoralis lateralis, N. femoralis, N. obturatorius, N. ischiadicus.

– *Blockade des N. iliohypogastricus und N. ilioinguinalis*

Anatomie (Abb. 63): Beide Nerven kommen aus L 1 und haben einen ähnlichen Verlauf, so daß man sie schwerlich isoliert blockieren kann.

Indikation: Herpes zoster, posttherpetische Neuralgien, Leistenschmerzen nach Herniotermien.

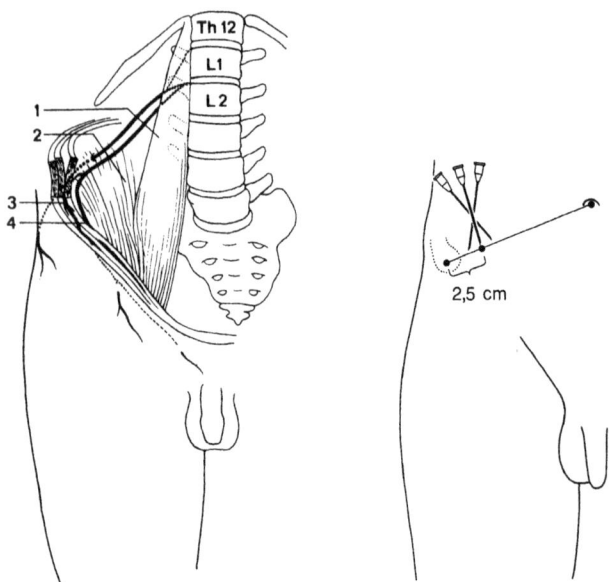

Abb. 63. *(links):* N. iliohypogastricus (Th 12–L 1) und N. ilioinguinalis (L 1). (Nach Mumenthaler u. Schliack 1977); ① M. psoas major; ② M. iliacus; ③ N. iliohypogastricus; ④ N. ilionguinelis

Abb. 64. *(rechts):* Blockade des N. iliohypogastricus mit N. ilioinguinalis

Technik: beide Nerven werden am besten paravertebral bei L 1 blockiert (s. S. 219 ff.); sie können jedoch auch im Bereich der Spina iliaca anterior blockiert werden.
Lagerung: Rückenlage.

Injektionsstelle: Man verbindet die Spina iliaca anterior mit dem Nabel. Die Injektionsstelle liegt 2,5 cm von der Spina entfernt auf dieser Linie.

Praktische Durchführung (Abb. 64): Durch eine Hautquaddel wird längs der Verbindung Spina–Nabel fächerförmig subkutan, subfaszial und intramuskulär infiltriert (ca. 20 ml Lokalanästhetikum).
Ausdehnung der Anästhesie s. Abb. 65.

Material
Kanüle: 3,8 cm/21 gg.,
Spritze: 20 ml,
Medikament: Bupivacain 0,5%.

Komplikationen: keine besonderen.

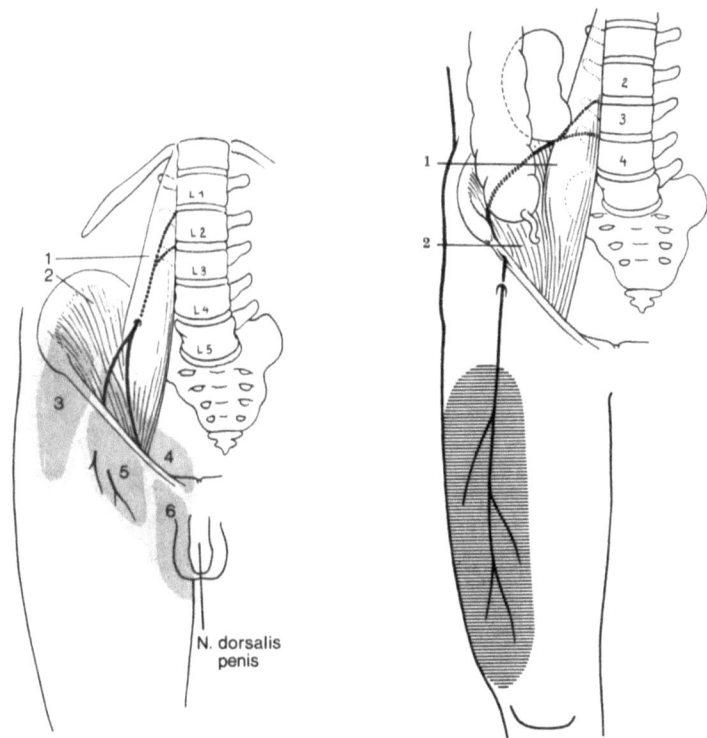

Abb. 65. *(links):* Sensible Innervation der Leistengegend. (Nach Mumenthaler u. Schliack 1977)

Abb. 66. *(rechts):* N. cutaneus femoralis mit sensiblem Versorgungsgebiet. (Nach Mumenthaler u. Schliack 1977); ① M. psoas major; ② M. iliacus

– *Blockade des N. cutaneus femoralis lateralis*

Anatomie: s. Abb. 66.

Indikation: Meralgia paraesthetica, Zosterneuralgie.

Technik: Der N. cutaneus femoralis lateralis kommt aus L 2 und L 3 und kann dort auch paravertebral blockiert werden (s. S. 219 ff.). Er kann jedoch ebenfalls weiter peripher im Bereich der Spina iliaca anterior superior blockiert werden, wo er dicht unter der Fascia lata verläuft.
Lagerung: Rückenlage.

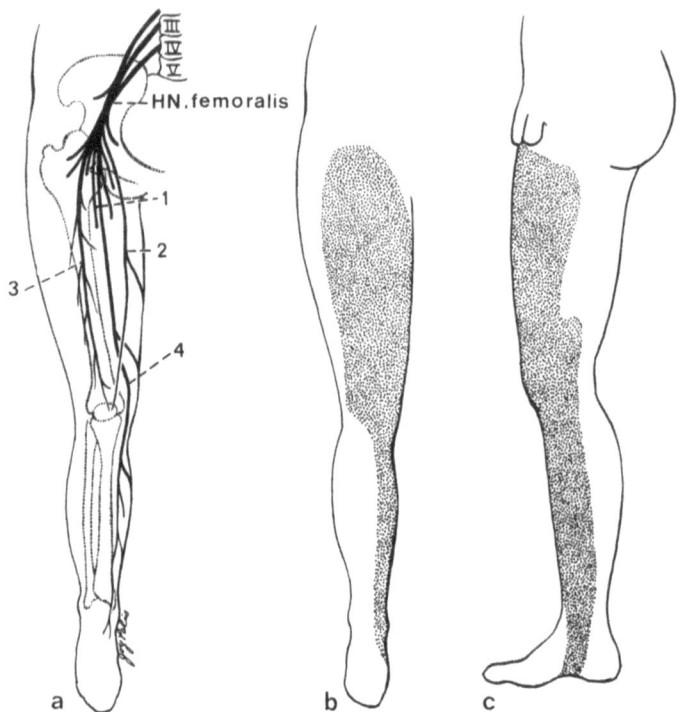

Abb. 67 a–c. Verlauf des N. femoralis und seine sensible Versorgung. (Nach Bonica 1954); ① N. cutaneus femoris intermedius; ② N. cutaneus femoris medius; ③ muskulärer Ast; ④ N. saphenus

Injektionsstelle: 2,5 cm medial und kaudal der Spina iliaca anterior superior, unmittelbar unterhalb des Lig. inguinale.

Praktische Durchführung: Durch eine Hautquaddel wird die Kanüle senkrecht zur Haut eingeführt, sie perforiert die Fascia lata. Anschließend infiltriert man fächerförmig unter die Faszie längs dem Leistenband. Parästhesien müssen nicht aufgesucht werden.

Ausdehnung der Anästhesie: im lateralen Oberschenkelbereich (s. Abb. 66).

Material
Kanüle: 5 cm/22 gg.,
Spritze: 20 ml,
Medikamente: Bupivacain 0,5%, Dosierung 10 ml.

Komplikationen: keine wesentlichen.

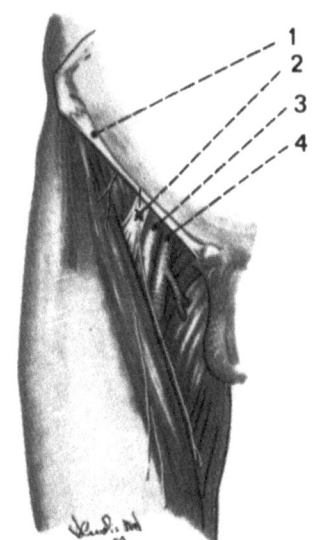

Abb. 68. Injektionsstelle zur Blockade des N. femoralis (x). (Nach Moore 1973); ① Lig. inguinale; ② N. femoralis; ③ A. femoralis; ④ V. femoralis

– *Blockade des N. femoralis*

Anatomie (Abb. 67): Der N. femoralis kommt aus L 2, L 3 und L 4 und zieht als Bestandteil des Plexus lumbalis mit diesen in der Faszienloge zwischen M. psoas major und dem M. iliacus abwärts. Im weiteren Verlauf zieht er zur Vorderseite des Oberschenkels und unterquert das Leistenband lateral von der A. femoralis. Unmittelbar hinter dem Leistenband fächert er sich auf in einen ventralen und einen dorsalen Anteil. Während die vorderen Äste die ventrale Oberschenkelhaut sowie den M. sartorius versorgen, innervieren die hinteren Äste den M. quadriceps und den medialen Bereich des Kniegelenks. Dort gibt er einen Hautast an den N. saphenus ab, welcher die Medialseite des Unterschenkels bis zum Knöchel innerviert.

Indikation: Neuralgien oder Kausalgien im Innervationsgebiet; Differentialdiagnose: Wurzelirritation oder Neuralgie, Schmerzzustände bei chronischem Ulcus cruris.

Technik
Lagerung: Rückenlage.

Injektionsstelle (Abb. 68): 1 cm lateral der A. femoralis unmittelbar kaudal des Lig. inguinale.

Praktische Durchführung: Durch eine Hautquaddel wird die Kanüle senkrecht vorgeschoben, bis Parästhesien auftreten. Nach Aspiration: Injektion von 5 ml Lokalanästhesielösung. Findet man keine Parästhesien, fächerförmige Infiltration längs dem Leistenband.

Ausdehnung der Anästhesie s. Abb. 67 b, c.

Material
Kanüle: 5 cm/21 gg.,
Spritze: 10 ml,
Medikament: Bupivacain 0,125%, Dosierung 5–10 ml.

– *3-in-1-Block*

Definition: Bei dieser Technik werden von einer Injektionsstelle 3 Nerven des Plexus lumbalis blockiert:
1. N. femoralis (aus L 2–L 4),
2. N. cutaneus femoralis lateralis (aus L 2–L 3),
3. N. obturatorius (aus L 2–L 4).

Topographische Anatomie (Abb. 69): Der Plexus lumbalis läuft in der Faszienloge zwischen M. psoas major und M. quadratus lumborum nach kaudal.

Indikation: Schmerzzustände im Bereich der Hüfte, des Oberschenkels und des Knies. Schmerztherapie bei Beckenfrakturen. Adduktorenspasmus bei Paraplegien.

Technik: wie bei der Femoralisblockade (s. S. 233 f.), lediglich das Volumen des Lokalanästhetikums ist größer, damit es in die Faszienloge aufsteigen kann (25–30 ml Bupivacain 0,125%). Kompression unterhalb der Injektionsstelle verhindert ein distales Abfließen des Lokalanästhetikums.

Material
Kanüle: 5 cm/22 gg.,
Spritze: 20 ml,
Medikament: Bupivacain 0,125%, Dosierung 25–30 ml.

Komplikationen: intravasale Injektion, Hämatom.

– *Blockade des N. ischiadicus*

Anatomie (Abb. 70): Der N. ischiadicus wird aus den ventralen Ästen von L 4, L 5 sowie S 1, S 2 und S 3 gebildet. Er verläßt das kleine Becken durch das Foramen piriforme und läuft zwischen Tuber ischiadicum und Trochanter major zur Oberschenkelrückseite. Etwa in der Kniekehle teilt er sich in seine beiden Endäste, den N. tibialis und den N. fibularis.

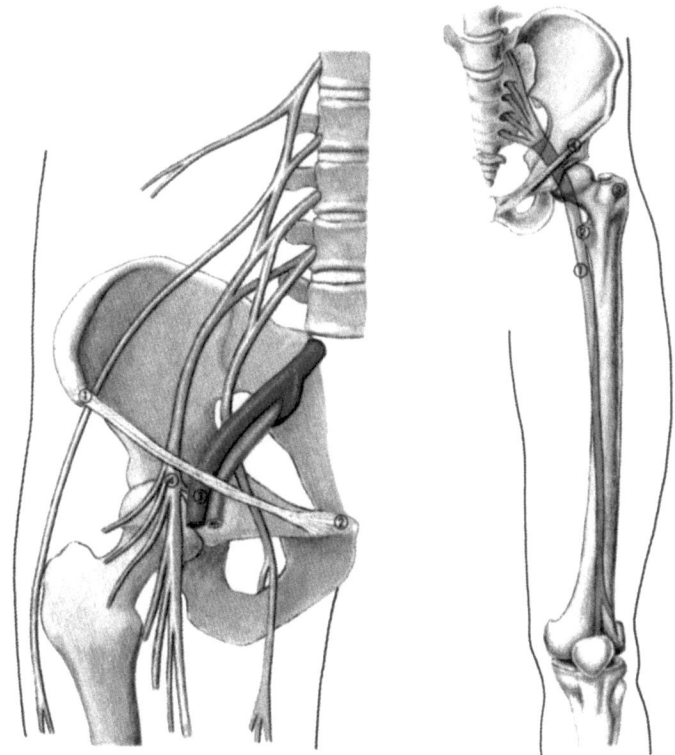

Abb. 69. *(links):* Topographie des Plexus lumbalis. (Nach Astra Chem. 1981); ① Spina iliaca anterior superior; ② Tuberculum publicum; ③ A. femoralis; ④ N. femoralis

Abb. 70. *(rechts):* N. ischiadicus. (Nach Astra Chem. 1981); ① N. ischiadicus; ② Trochanter minor; ③ Trochanter major; ④ Leistenband

Indikation: Neuralgien, posttherapeutische Neuralgien und andere Schmerzzustände im Innervationsgebiet. Malignomschmerz. Differentialdiagnose: Diskusprolaps.

Technik (dorsaler Zugang)
Lagerung (Abb. 71): Seitenlagerung auf der kontralateralen Seite, das Hüftgelenk leicht gebeugt, das Knie im Winkel von 90° abgebogen.

Injektionsstelle: Man verbindet die Spina iliaca posterior superior und den Trochanter major. Durch den Mittelpunkt dieser Strecke legt man eine Senkrechte. Etwa 4 cm kaudal vom Schnittpunkt liegt die Injektionsstelle (s. Abb. 71).

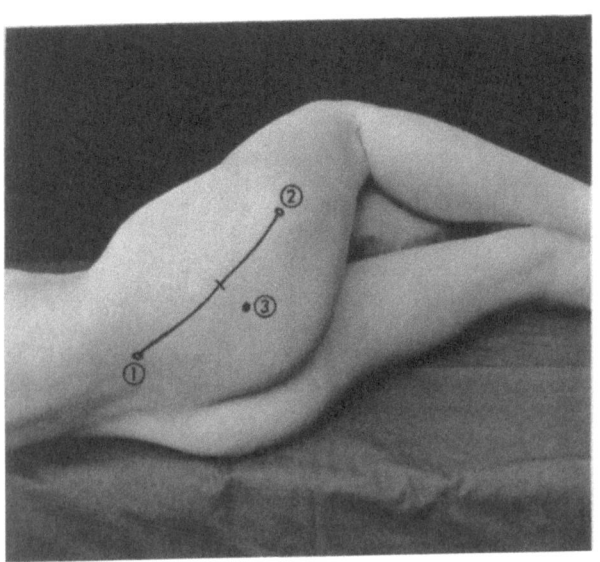

Abb. 71. Injektionsstelle für die Ischiadikusblockade. ① Spina iliaca posterior superior; ② Trochanter major; ③ Injektionsstelle. (Nach Astra Chem. 1981)

Praktische Durchführung: Durch eine Hautquaddel wird eine 10-cm-Kanüle senkrecht zur Haut vorgeschoben. Auslösen von Parästhesien in 6–8 cm Tiefe. Nach Aspiration: Injektion von 10–20 ml einer Lokalanästhesielösung.

Material
Kanüle: 10–12 cm,
Spritze: 20 ml,
Medikamente: Bupivacain 0,125%, Dosierung 10–20 ml.

Komplikationen: keine besonderen.

– *Blockade des N. tibialis*

Anatomie: Im oberen Anteil der Kniekehle teilt sich der N. ischiadicus in zwei große Äste, den N. tibialis und den N. peroneus (fibularis) communis. Der wesentlich stärkere N. tibialis zieht durch die Mitte der Kniekehle dorsal-fibular von den Gefäßen, läuft zusammen mit der A. tibialis zwischen der tiefen und oberflächlichen Schicht der Flexoren des Unterschenkels abwärts und spaltet sich hinter dem Malleolus medialis in seine Endäste, den N. plantaris medialis und lateralis auf.

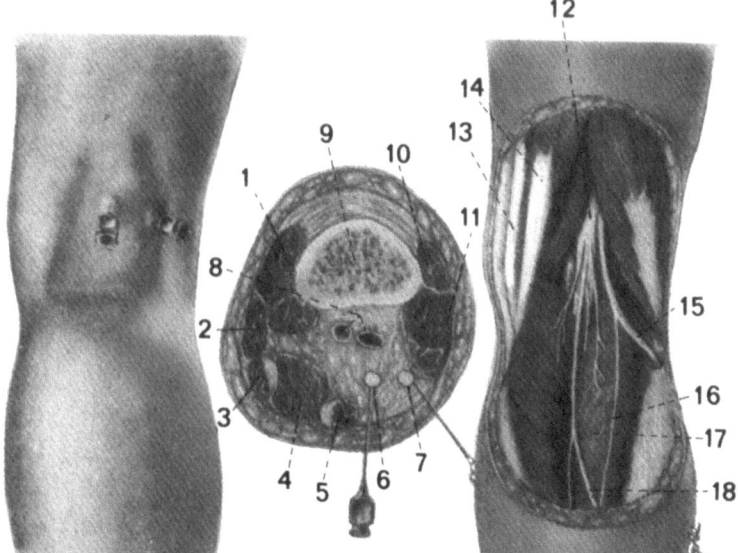

Abb. 72. Blockade des N. tibialis sowie des N. peroneus communis im Popliteabereich. ① M. vastus intermedius; ② M. sartorius; ③ M. gracilis; ④ M. semimembranosus; ⑤ M. semitendinosus; ⑥ N. tibialis; ⑦ N. peronaeus communis; ⑧ A./V. poplitea; ⑨ Femur; ⑩ M. vastus lateralis; ⑪ M. biceps femoris; ⑫ M. ischiadicus; ⑬ M. semimembranosus; ⑭ M. semitendinosus; ⑮ N. peronaeus communis; ⑯ N. suralis cutaneus lateralis; ⑰ gastrocnemius; ⑱ N. suralis cutaneus medius. (Nach Bonica 1954)

Indikation: therapeutische und diagnostische Maßnahmen im Versorgungsgebiet.

Technik
Lagerung: Seitenlage, das Knie um 90° abgewinkelt.

Injektionsstelle: 2 cm über der Kniegelenkfalte, unmittelbar lateral der A. poplitea.

Praktische Durchführung: Durch eine Hautquaddel über der Injektionsstelle wird eine dünne Kanüle senkrecht vorgeschoben, bis Parästhesien auftreten (ggf. fächerförmig längs der Kniegelenkfalte nach Parästhesien suchen). Nach sorgfältiger Aspiration: Injektion von 5 ml Lokalanästhesielösung (Abb. 72).
Ausbreitung der Anästhesie: dorsaler Unterschenkelbereich sowie die Fußsohle.

Material
Kanüle: 3–5 cm/23 gg.,
Spritze: 5 ml,
Medikamente: Bupivacain 0,125%, Mepivacain 0,5%, Dosierung 5 ml.

Komplikationsmöglichkeiten: intravasale Injektion.

– **Blockade des N. peroneus (fibularis) communis**

Anatomie: Im oberen Anteil der Kniekehle spaltet sich der N. ischiadikus in 2 große Äste, den N. tibialis (s. S. 54) und den etwas schwächeren N. peroneus communis (Abb. 72). Letzterer läuft längs der Innenseite der Bizepssehne zum Fibulaköpfchen und zieht über die Außenseite des Collum fibulae in den M. peroneus, wo er sich in einen R. superficialis und einen R. profundus teilt.

Indikation: therapeutische und diagnostische Maßnahmen im Versorgungsgebiet.

Technik
Lagerung: Seitenlage.

Injektionsstelle: über der Kniegelenkfalte am posteromedialen Rand des Biceps femoris (Abb. 72).

Praktische Durchführung: Durch eine Hautquaddel über der Injektionsstelle wird eine feine Kanüle vorgeschoben, bis Parästhesien auftreten. Nach negativem Aspirationstest: Injektion von 3–5 ml Lokalanästhesielösung.
Ausbreitung der Anästhesie: anterolaterale Partie des Unterschenkels sowie der dorsolaterale Bereich des Fußes.

Material
Kanüle: 3–5 cm/23 gg.,
Spritze: 5 ml,
Medikament: Bupivacain 0,125%, Mepivacain 0,5%, Dosierung 3–5 ml.

Komplikationsmöglichkeiten: keine besonderen.

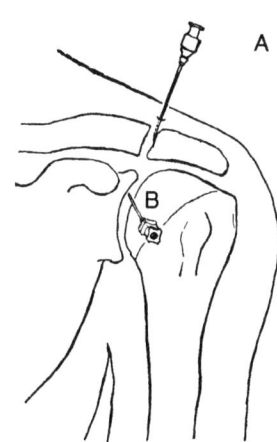

Abb. 73. Intraartikuläre Infiltration des Akromioklavikulargelenks A und des Schultergelenks B. (Nach Bonica 1954)

2.2.3 Intraartikuläre Injektionen

Voraussetzungen: strenge Indikationsstellung sowie strengste sterile Kautelen bei der Durchführung.

- **Akromioklavikulargelenk**

Indikation: arthrotisch bedingte Schmerzzustände, akute und chronische Arthritis, posttraumatische Schmerzzustände.

Läsionen des Akromioklavikulargelenks sind häufig Ursachen für Schulterschmerzen.

Symptomatik: Schmerz im Schulterbereich, oft in den Arm zum Ellbogen ausstrahlend. Druckschmerz über dem Gelenk und Schwellung. Keine Bewegungseinschränkung im Schultergelenk (Differentialdiagnose: Schultergelenkläsion).

Therapie: intraartikuläre Injektion.

Technik (Abb. 73 A): Der Gelenkspalt wird palpiert und eine feine Kanüle durch eine Hautquaddel von oben leicht nach ventral vorgeschoben, bis sie zwischen die Gelenkflächen gleitet. Nach Aspiration: Infiltration von 1–2 ml Lokalanästhesielösung.

Material
Kanüle: 3 cm/23 gg.,
Spritze: 2 ml,
Medikamente: Bupivacain 0,5%, Dosierung 1–2 ml.

Komplikationen: keine.

- **Schultergelenk**

Das Schultergelenk wird vom Plexus cervicalis, vom N. suprascapularis sowie vom Plexus brachialis (N. axillaris) sensibel versorgt.

Indikation: arthrotisch bedingte Schmerzzustände, Periarthropathia humeroscapularis, posttraumatische Schmerzzustände.

Technik (Abb. 73 B): Eine feine Kanüle wird von ventral durch eine Hautquaddel, unmittelbar medial vom Caput humeri, lateral-kaudal der Spitze des Processus coracoideus eingeführt. Der Gelenkspalt läßt sich in der Regel gut palpieren. Nach Penetration der Gelenkkapsel gleitet die Kanüle frei ins Gelenk. Gelenkflüssigkeit kann aspiriert werden.

Material
Kanüle: 5 cm/23 gg.,
Spritze: 5 ml,
Medikamente: Bupivacain 0,25%, Dosierung 2–3 ml.

Komplikationen: keine besonderen (strenge sterile Kautelen).

- **Ellbogengelenk**

Indikation: akute und chronische Arthritis. Arthrotisch bedingte Schmerzzustände, posttraumatische Schmerzzustände.

Technik (Abb. 74): Das Ellbogengelenk ist maximal gestreckt. Eine feine Kanüle wird durch eine Hautquaddel unmittelbar lateral des Olekranon,

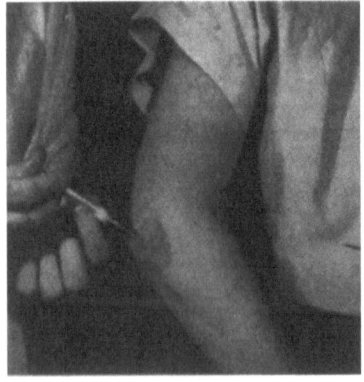
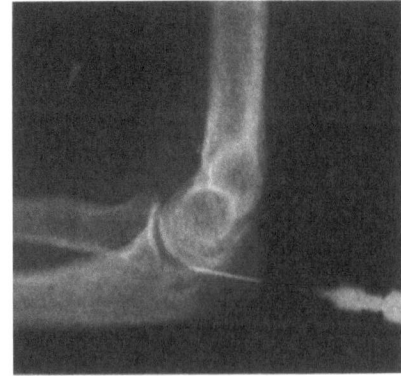

Abb. 74. Intraartikuläre Infiltration des Ellbogengelenks. (Nach Bonica 1954)

unmittelbar unter dem lateralen Epikondylus, leicht nach medial distal eingeführt. In ca. 2 cm Tiefe kann Gelenkflüssigkeit aspiriert werden.

Material
Kanüle: 3-4 cm/23 gg.,
Spritze: 2 ml,
Medikamente: Bupivacain 0,25%, Dosierung 1-2 ml.

Komplikationen: keine besonderen (strenge Sterilität!).

- **Handgelenk**

Indikation (wie beim Ellenbogengelenk).

Technik (Abb. 75), Zugänge:
- von dorsal ulnar, unmittelbar medial des Processus styloideus,
- von dorsal, unmittelbar medial der Tabatiere
- von dorsal, in das Daumengrundgelenk (Gelenkspalt gut palpierbar).

Material
Kanüle: 3 cm/23 gg.,
Spritze: 2 ml,
Medikamente: Bupivacain 0,25%, Dosierung 1 ml.

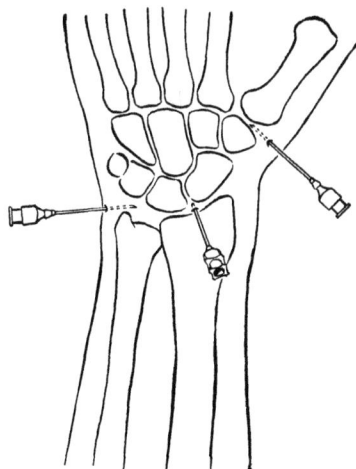

Abb. 75. Intraartikuläre Infiltration des Handgelenks (3 Zugangsmöglichkeiten). (Nach Bonica 1954)

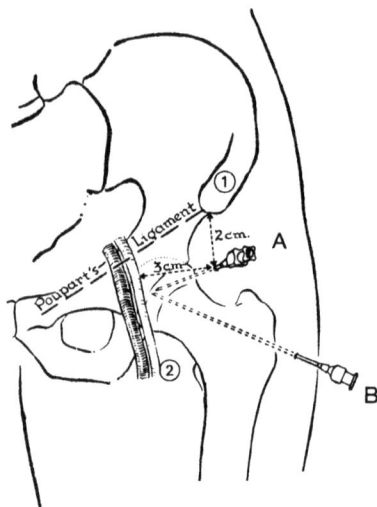

Abb. 76. Intraartikuläre Infiltration des Hüftgelenks (Zugänge: A ventral, B lateral). ① Spina iliaca anterior superior; ② Gefäßbündel. (Nach Bonica 1954)

- **Hüftgelenk**

Indikation: arthrosebedingte Schmerzzustände, akute und chronische Arthritis, posttraumatische Schmerzzustände.

Technik

- *Ventraler Zugang* (Abb. 76 A):

Durch eine Hautquaddel 2,5 cm kaudal der Spina iliaca anterior superior und lateral der A. femoralis wird die Kanüle in einem Winkel von 60° nach dorsal-kranial vorgeschoben, bis man Knochenkontakt hat. Anschließend leichtes Zurückziehen der Kanüle, bis man Gelenkflüssigkeit aspiriert. Injektion von 2-3 ml Lokalanästhesielösung.

Material
Kanüle: 8-10 cm/21 gg.,
Spritze: 5 ml,
Medikamente: Bupivacain 0,25%, Dosierung 2-3 ml.

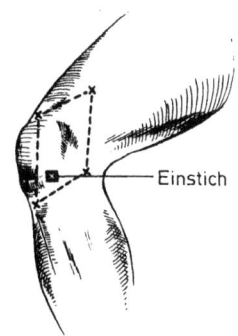

Abb. 77. Intraartikuläre Infiltration des Kniegelenks. (Nach Auberger 1971)

– *Lateraler Zugang* (Abb. 76 B):

Hier liegt die Injektionsstelle dicht medial vom Trochanter major. Die Kanüle folgt dem Schenkelhals, wobei sie auf die Mitte des Leistenbandes gerichtet ist.

Material: wie bei A).

Komplikationen: keine besonderen (strenge sterile Kautelen).

• **Kniegelenk**

Indikation: arthrotisch bedingte Schmerzzustände.

Technik (Abb. 77): Die Injektionsstelle liegt bei leicht gebeugtem Knie, wahlweise auf der Innen- oder Außenseite, direkt über dem Gelenkspalt, etwa 1–2 cm von der Patella entfernt. Aspiration von Gelenkflüssigkeit bestätigt die korrekte Nadelposition.

Material
Kanüle: 5 cm/21 gg.,
Spritze: 5 ml,
Medikamente: Bupivacain 0,5%, Dosierung 2 ml.

Komplikationen: keine besonderen (strenge sterile Kautelen!)

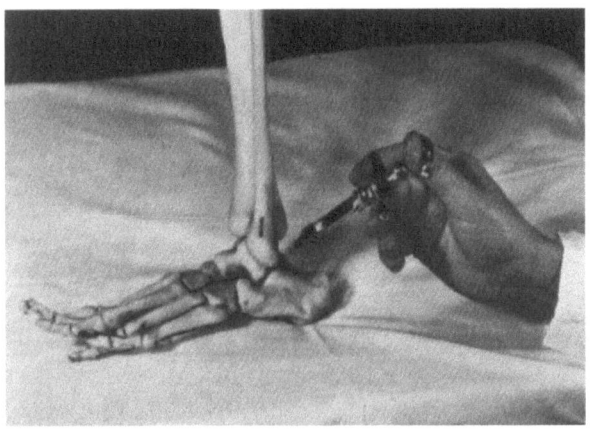

Abb. 78. Intraartikuläre Infiltration des Sprunggelenks. (Nach Gross 1972)

- **Sprunggelenk**

Indikation: arthrotische Beschwerden, akute und chronische Arthritis, posttraumatische Schmerzzustände.

Technik (Abb. 78): Durch eine Hautquaddel hinter dem Malleolus fibularis, 1 Querfinger über äußeren Knöchel (Tuberculum fibulare) wird eine feine Kanüle leicht nach kaudal vorgeschoben. In etwa 1 cm Tiefe Aspiration von Gelenkflüssigkeit, Injektion von 1–2 ml Lokalanästhesielösung.

Material
Kanüle: 3 cm/23 gg.,
Spritze: 2 ml,
Medikamente: Bupivacain 0,5%, Mepivacain 1%.

Literatur

Auberger HG (1971) Regionale Schmerztherapie. Thieme, Stuttgart
Auberger HG, Niesel HC (1982) Praktische Lokalanästhesie. Thieme, Stuttgart
Astra Chemicals GmbH (Hrsg) (1981) Regionalanästhesie. Fischer, Stuttgart New York
Baar HA, Gerbershagen HU (1974) Schmerz, Schmerzkrankheit, Schmerzklinik. Springer, Berlin Heidelberg New York
Bonica JJ (1954) The management of pain. Lea & Febinger, Philadelphia
Eriksson E (1980) Atlas der Lokalanästhesie. Springer, Berlin Heidelberg New York
Frey R, Gerbershagen HU (1977) Schmerz und Schmerzbehandlung heute. Fischer, Stuttgart New York
Gross D (1972) Therapeutische Lokalanästhesie. Hippokrates, Stuttgart
Moore DC (1955) Complications of regional anesthesia. Blackwell, Oxford
Moore DC (1973) Regional block (4th ed). Thomas, Springfield
Mumenthaler M, Schliack H (1977) Läsionen peripherer Nerven. Thieme, Stuttgart

Hausärztliche Betreuung von Malignompatienten

M. Pahde

1 Allgemeines

In der Onkologie waren bis 1981 11000 Seiten über Diagnose und Therapie des Krebses veröffentlicht worden. Diesen 11000 Seiten standen 17 Seiten gegenüber, die der Therapie des Krebsschmerzes gewidmet sind (Gross 1981).

Leider ist es nicht möglich, diese Aussage zu beweisen; aber selbst wenn man annimmt, daß die 17 Seiten das Wesentlichste enthalten oder daß diesem Thema mehr Seiten gewidmet worden wären, so zeigt sich doch ein deutliches Mißverhältnis in der Bewertung von Diagnose und Therapie einerseits und dem, was den Tumorpatienten unmittelbar belastet, nämlich Schmerz.

Hat der Patient sich entschieden, nachdem ihm sein unentrinnbares Schicksal offenbart wurde, sein Leben weiterhin in vertrauter Umgebung fortzuführen, bringt dieser Entschluß für alle Familienangehörigen und für den betreuenden Hausarzt besondere Anforderungen. Sicherlich bleibt die Frage, ob dem Patienten die Diagnose mitgeteilt werden soll, diskussionswürdig.

In der Literatur besteht weitgehend Einigkeit darüber, daß der Patient die Diagnose erfahren soll. Es bleibt heute in dieser Frage schon deshalb keine andere Wahl, weil der Patient die Diagnose über Mitpatienten, andere Ärzte, klinisches Personal oder durch eigene Schlußfolgerungen ohnehin erfährt (Schmeling u. Koch 1983).

Wenn der Arzt seinen Patienten führen will, dann muß er diese Aufklärung übernehmen, damit zwischen ihm und dem Patienten ein gemeinsamer Bewußtheitskontext entsteht und ein von beiden getragenes Behandlungskonzept entwickelt werden kann.

Bei der Diagnoseermittlung gelten die Kriseninterventionsregeln uneingeschränkt. Der Arzt sollte sich in die Vorstellungswelt des Patienten hineindenken, bevor er ihm seine Krankheit erklären will. Er sollte die „Eckdaten" der jetzt notwendigen Behandlungsschritte klar nennen, aber dem

Patienten nicht mehr sagen, als dieser direkt oder indirekt erfragt. Und er sollte ihm Möglichkeiten der Eigeninitiative anbieten (Bettex 1983).

Der letzte Lebensabschnitt ist von unterschiedlicher Dauer (einige Tage bis zu mehreren Monaten) und meist gekennzeichnet durch einen stadienhaften Verlauf. In den folgenden Abschnitten sollen die rechtlichen, ethischen und moralischen Aspekte, der stadienhafte Ablauf der Erkrankung und v. a. auch die Schmerztherapiemöglichkeiten erörtert werden, um dem nicht auf Algesiologie spezialisierten Arzt Hinweise zu geben, wie er seinem schmerzgequälten Malignompatienten Erleichterung verschaffen kann.

2 Rechtliche Aspekte

2.1 Sterbehilferichtlinien der Bundesärztekammer (1979)

1. Bei der Behandlung ist nach angemessener Aufklärung der Wille des urteilsfähigen Patienten zu respektieren, auch wenn er sich nicht mit der vom Arzt für geboten angesehenen Therapie deckt.
2. Beim bewußtlosen oder sonst urteilsunfähigen Patienten sind die im wohlverstandenen Interesse des Kranken medizinisch erforderlichen Behandlungsmaßnahmen unter dem Gesichtspunkt einer Geschäftsführung ohne Auftrag durchzuführen. Hinweise auf den mutmaßlichen Willen des Patienten sind dabei zu berücksichtigen. Dem Patienten nahestehende Personen müssen angehört werden; rechtlich aber liegt die letzte Entscheidung beim Arzt, es sei denn, daß nach den Vorschriften des BGB ein Pfleger zu bestellen und dessen Einwilligung einzuholen ist.
3. Bestehen bei einem dem Tode nahen Kranken oder Verletzten Aussichten auf Besserung, setzt der Arzt diejenigen Behandlungsmaßnahmen ein, die der möglichen Heilung und Linderung des Leidens dienen.
4. Beim Sterbenden, einem dem Tode nahe Erkrankten oder Verletzten, bei dem das Grundleiden mit infauster Prognose einen irreversiblen Verlauf genommen hat und der kein bewußtes und umweltbezogenes Leben mit eigener Persönlichkeitsgestaltung wird führen können, lindert der Arzt die Beschwerden. Er ist aber nicht verpflichtet, alle der Lebensverlängerung dienenden therapeutischen Möglichkeiten einzusetzen.

In dem Kommentar zu den Richtlinien für die Sterbehilfe wird der Arzt aufgefordert, dem Sterbenden so beizustehen, daß er in Würde zu sterben vermag. Die Sterbehilfe betrifft den im Sterben liegenden Menschen. Ein

Sterbender ist ein Kranker oder Verletzter, bei dem der Arzt aufgrund einer Reihe klinischer Zeichen zu der Überzeugung kommt, daß die Krankheit irreversibel über die traumatische Schädigung infaust verläuft und der Tod in kurzer Zeit eintreten wird. In solchen Fällen kann der Arzt auf weitere technisch evtl. noch mögliche Maßnahmen verzichten. Sterbehilfe ist die Beschränkung auf eine Linderung von Beschwerden bei gleichzeitigem Verzicht auf lebensverlängernde Maßnahmen beim Todkranken. Die gezielte Lebensverkürzung durch künstliche Eingriffe in die restlichen Lebensvorgänge, um das Eintreten des Todes zu beschleunigen, ist nach dem Strafgesetzbuch strafbare vorsätzliche Tötung (§ 212 StGB). Sie bleibt gemäß § 216 StGB strafbar, selbst wenn sie auf Verlangen des Patienten erfolgt. Ärztlich ist Sterbehilfe begründet, wenn ein Hinausschieben des Todes für den Sterbenden eine nicht zumutbare Verlängerung des Lebens bedeutet und das Grundleiden mit infauster Prognose einen irreversiblen Verlauf angenommen hat. Beim Sterbenden hängt die bestmögliche Hilfe von einer Anzahl von Gegebenheiten ab, deren angemessene Würdigung und Abwägung den Arzt vor schwere Entscheidungen stellen kann. Der Sterbeprozeß beginnt, wenn die elementaren körperlichen Lebensfunktionen erheblich beeinträchtigt sind oder völlig ausfallen. Sind diese Lebensgrundlagen derart betroffen, daß jegliche Fähigkeit entfällt, Subjekt oder Träger eigener Handlungen zu sein, d.h. sein Leben selbst zu bestimmen, steht der Tod wegen lebensgefährdender Komplikation bevor, so ist dem Arzt ein breiter Ermessensspielraum für sein Handeln zuzugestehen.

In der rechtlichen Beurteilung beruht die Sterbehilfe auf der Verpflichtung des Arztes, bei der Übernahme der Behandlung eines Patienten alles in seinen Kräften Stehende zu unternehmen, um Gesundheit und Leben des Kranken zu fördern und zu bewahren. Entscheidend ist, ob der Patient sich in einem urteilsfähigen oder in einem bewußtlosen Zustand befindet.

1. Der Wille des urteilsfähigen Patienten, der über die Erkrankung, deren Behandlung und die damit verbundenen Risiken aufgeklärt ist, bindet den Arzt. Weil der urteilsfähige Patient darüber zu entscheiden hat, ob er behandelt werden will, kann er die Behandlung abbrechen lassen. Unter diesen Umständen entfällt die rechtliche Grundlage zur Behandlung mit denjenigen Maßnahmen, welche der Patient nicht mehr wünscht. In diesem Fall darf sich der Arzt dem Wunsch des Patienten gemäß darauf beschränken, nur noch leidenmildernde Mittel zu geben oder eine in anderer Weise beschränkte Behandlung durchzuführen, ohne daß er deswegen rechtlich verantwortlich wird.
2. Ist der tödlich erkrankte Patient nicht mehr urteilsfähig und deswegen nicht in der Lage, seinen Willen zu äußern, so wird die Pflicht des Arztes zivilrechtlich nach den Regeln der Geschäftsführung ohne Auftrag

bestimmt, wobei die Vorschriften über die Bestellung eines Pflegers zu beachten sind (§ 1910 BGB). Die Heilbemühungen sind dann entsprechend dem mutmaßlichen Willen des Patienten auszuführen. Dieser Wille ist nicht einfach als auf bloße Verlängerung von Schmerzen und Leiden zielend anzusehen. Vielmehr kann der Respekt vor der Persönlichkeit des Sterbenden die Anwendung medizinischer Maßnahmen als nicht mehr angezeigt erscheinen lassen. Ist diese Voraussetzung gegeben, so kann sich der Arzt strafrechtlich auf einen der Geschäftsführung ohne Auftrag entsprechenden Rechtfertigungsgrund berufen (Bundesärztekammer 1979).

Diese Ausführungen sind als Richtlinien aufzufassen und sollen dem Arzt helfen, eine vertretbare humane Entscheidung zu treffen. In der Resolution zur Behandlung Todkranker und Sterbender der Deutschen Gesellschaft für Chirurgie wird unter anderem der folgende therapeutische Grundsatz aufgestellt:
Bei manchen zum Tode führenden Erkrankungen steht die notwendige Leidensminderung so stark im Vordergrund, daß die Möglichkeit einer Lebensverkürzung als Nebenwirkung in Kauf genommen werden darf. Maßnahmen zur Lebensverlängerung dürfen beendet werden, wenn bei einer unausweichlich in kurzer Zeit zum Tode führenden Krankheit die vitalen Funktionen des ZNS, der Atmung, der Herzaktion und des Kreislaufs offensichtlich schwer beeinträchtigt sind und der fortschreitende allgemeine Verfall nicht aufzuhalten ist oder nicht beherrschbare Infektionen vorliegen. In solchen Fällen sollte der Arzt Komplikationen nicht mehr über das Maß, das die Leidensminderung erfordert, behandeln. Entscheidend ist dabei der Umfang der ärztlichen Behandlungspflicht, nicht die rechtliche Einordnung als Handeln oder Unterlassen.

2.2 Aufklärungspflicht

Im Grenzbereich zwischen Leben und Tod ist die Aufklärung des Patienten vor Ergreifung ärztlicher Maßnahmen besonders problematisch. Der wahre Zustand soll dem Kranken insoweit eröffnet werden, als es nach den persönlichen Umständen erforderlich und menschlich tragbar erscheint. Die volle Wahrheit kann inhuman sein. Der Arzt muß insbesondere abwägen, ob die Mitteilung der Wahrheit im Einzelfall erforderlich ist, um dem Kranken notwendige Entscheidungen zu ermöglichen. Die Verantwortung trägt der behandelnde Arzt. Sie ist nicht teilbar. Die 3 von der Deutschen Gesellschaft für Chirurgie hierzu verabschiedeten Verlautbarungen stimmen in ihren grundsätzlichen Feststellungen mit den Ausführungen der Bundesärztekammer überein.

Die hausärztliche Betreuung beinhaltet die Aufklärung der Familie über den wahrscheinlichen Krankheitsverlauf sowie eine gezielte Krisenintervention. Den Angehörigen kann es leichter fallen, den Patienten zu pflegen und zu führen, wenn sie über die verschiedenen Stadien, die der Patient durchwandert (s. unten), unterrichtet sind. Krisenintervention bedeutet für den Therapeuten, dem Patienten Hilfestellung geben durch: 1. aktives Zuhören, 2. realitätsgerechtes Verhalten, 3. patientenorientiertes und 4. geplantes Vorgehen (Bettex 1983).

3 Stadienablauf

Die 5-Phasen-Theorie (nach Kübler u. Ross 1974) ist sicher nicht eine allumfassende Aussage über die Phasen der Sterbensabwehr, sie erscheint aber als Arbeitshypothese brauchbar.

1. Phase: Abwehr, Verleugnung, Nichtwahrhabenwollen.
2. Phase: Zorn, Auflehnung, Aggression.

Die 2. Phase stellt für die Angehörigen und auch oft für den Arzt ein schwieriges Stadium dar. Da in den meisten Fällen bis zu diesem Zeitpunkt sowohl von seiten des Arztes als auch von seiten der pflegenden Familienangehörigen meist viel Energie für den kranken Patienten aufgewendet worden ist, wird dieses Verhalten vielfach als Undankbarkeit interpretiert. Im Extremfall kann diese Situation zu einem Bruch zwischen dem kranken Patienten und den behandelnden Mitmenschen führen und für den Patienten den Anfang einer verbitterten Isolation bedeuten. Die Überwindung dieser Phase stellt für alle Beteiligten hohe Anforderungen, sie verlangt von den Angehörigen ein hohes Maß an Toleranz und Menschenliebe.

3. Phase: Verhandeln.
4. Phase: Depression.
5. Phase: Zustimmung und Ablösung.

In der folgenden Tabelle werden die Phasen der Sterbensabwehr nach Kübler-Ross (1974) den Grundformen der Angstabwehr nach Riemann (1975) gegenübergestellt.

Tabelle 1. Phasen der Angstabwehr

Phasen der Sterbensabwehr (nach Kübler-Ross)	Grundformen der Angstabwehr (nach Riemann)
1. Nichtwahrhabenwollen und Isolierung	„Widerstand und Verdrängung"
2. Zorn	Zwanghafte Form
3. Verhandeln	Hysterische Form
4. Depression	Depressive Form
5. Zustimmung	Schizoide Form

4 Ärztlicher Beistand

Die Kenntnis der Phasen der Angstabwehr sind zwar nützlich, eine menschliche Sterbehilfe setzt aber mehr voraus. Zu den wichtigsten Bedingungen zählt eine ehrlich gemeinte innere Anteilnahme des behandelnden Arztes, deren Fehlen oft zu leicht „entschuldigt" wird: „Wir Ärzte kennen uns in menschlicher Zuwendung eben nicht aus!" Der Selbsterfahrungsbericht einer krebskranken Ärztin, der den Vorwurf enthält, menschlich versagende Ärzte anzutreffen, muß bei jedem praktisch tätigen Arzt Anlaß zu Eigenkritik geben (Tausch 1980). In der Endphase findet der Hausarzt meist einen resignierten, von vielen anderen Kollegen schon behandelten, oft auch durch zu radikale Methoden oder zu stark beeinträchtigende Nebenwirkungen „mißhandelten" Patienten vor. Das Vertrauen des Patienten zur Medizin und zum behandelnden Arzt ist häufig gestört, der Arzt seinerseits steht oft recht hilflos vor dem schicksalhaften Erkrankungsverlauf. Eine kausale Therapie ist nicht mehr möglich; es gilt jetzt, dem Patienten in seinem letzten Lebensabschnitt ein menschenwürdiges, möglichst schmerzfreies Leben zu gewähren und ihm bis zum Tod helfend beizustehen. In diesem Behandlungszeitraum ist es für den Hausarzt sehr nützlich, wenn er über spezifische Schmerzbehandlungsmethoden unterrichtet ist und sie anwenden kann.

4.1 Allgemeine Behandlungsmöglichkeiten

In einer Übersicht sind die heute üblichen Präparategruppen und speziellen Präparate zusammengestellt, die zur Behandlung in Frage kommen. Der Hausarzt ist sicherlich gut beraten, möglichst nur wenige Präparate anzuwenden und diejenigen zu bevorzugen, mit denen er schon langjährige Erfahrung hat.

Allgemein roborierende Medikamente

Der momentane Allgemeinzustand des Patienten und die Fulminanz des kachektischen Verlaufs sind entscheidende Kriterien, ob und wie lange diese Medikamente verabreicht werden sollen. In einem weit fortgeschrittenen kachektischen Stadium erscheint die Anwendung dieser Medikamente nicht sinnvoll, v. a. da die Wirkung von z. B. Primodian Depot bei wöchentlich 2maliger Applikation erst nach 4–6 Wochen zu erwarten ist. Andererseits kann sich der Patient nach 3–6 Injektionen durchaus subjektiv besser fühlen, das Vertrauen in therapeutische Verfahren kann dadurch verstärkt und folglich die Führung des Patienten erleichtert werden.

Die anabol wirkenden Substanzen leiten sich vom Testosteron ab, wobei das Verhältnis von virilisierender Eigenschaft zu anaboler Wirkung verschoben wird. Hierzu zählen Durabolin, Dianabol, Notandron und Primobolan. Nach oraler Applikation können – selten – cholestatische Hepathosen und Änderungen der Leberfunktion beobachtet werden. Als Kontraindikation gilt das Prostatakarzinom (Kuschinsky et al. 1978).

Medikamente mit Placeboeffekt
Bei älteren Patienten mit wenig fulminantem Verlauf besteht die Möglichkeit, z. B. Präparate der Fa. Heel (Carcinomum comp., Traumheel oder Ubichinon; ausführliche Literatur kann beim Hersteller angefordert werden) anzuwenden.

Die von der genannten Firma beschriebene Wirkungsweise ist wissenschaftlich nicht gesichert. Das schließt nicht aus, daß in Zukunft ihre Wirksamkeit bewiesen werden kann. Beim derzeitigen Stand der schulmedizinischen Kenntnisse halte ich es für sinnvoller, diese Medikamente als Placebos zu bezeichnen. Sie werden zu Beginn der Behandlung 2mal wöchentlich, später 1mal wöchentlich bis 1mal monatlich appliziert. Zur Gruppe dieser Medikamente wird man wahrscheinlich auch Iscador rechnen müssen, solange kein eindeutiger Beweis der Wirksamkeit vorliegt. Die exakte Dosierung und die speziellen Darreichungsformen sind aus dem Herstellerprospekt ersichtlich. Iscador wird in der Regel täglich s. c. appliziert. Trotz ihres von vielen Schulmedizinern belächelten Ansehens, erscheinen diese Medikamente in ihrer praktischen Anwendung sinnvoll. Nach den Angaben der Herstellerfirma sind gravierende Nebenwirkungen sicherlich nicht zu erwarten.

Psychiatrische Pharmakotherapie
Die Anwendung von Tranquilizern, Antidepressiva und Neuroleptika ist häufig unumgänglich. Über die verwirrende Anzahl von Psychopharmaka und deren gezielte Anwendung, insbesondere bei Schmerzzuständen, geben die Arbeiten von Benkert und Hippius (1974) und Franke u. Hippius (1979) Auskunft (hier ein Auszug aus Benkert u. Hippius):

Tranquilizer

Carbaminsäurederivate

1. Guajakolglycerinäther	(Reorganin)
2. Methylpentynol	(Allotropal)
3. Meprobamat	(Aneural, Cyrpon, Dabromat, Meprobamat-Saar, Meprocompren, Meprosa, Miltaun, Urbilat)
4. Phenoprobamat	(Gamaquil)

Diphenylmethanderivative

5. Hydroxyzin	(Atarax, Masmoran)

Benzodiazepinderivate

6. Chlordiazepoxid	(Librium, Kombinationspräparat mit Amitriptylin: Limbatril)
7. Diazepam	(Valium)
8. Dikaliumchlorazept	(Tranxilium)
9. Lorazepam	(Tavor)
10. Medazepam	(Nobrium)
11. Oxazepam	(Adumbran, Praxiten)
12. Prazepam	(Demetrin)

Tri- und tetrazyklische Tranquilizer

13. Benzoctamin	(Tacitin)
14. Opipramol	(Insidon)

Antidepressiva

Tri- und tetrazyklische Antidepressiva
I. Trizyklische Antidepressiva

1. Amitriptylin	(Laroxyl, Saroten, Tryptizol, Kombinationspräparat mit Chlordiazepoxid: Limbatril)
2. Clomipramin	(Anafranil)
3. Desimipramin	(Pertofran)
4. Dibenzepin	(Noveril)
5. Dimetacrin	(Istonil)
6. Doxepin	(Aponal)
7. Imipramin	(Tofranil)
8. Melitracen	(Trausabun)
9. Nortriptylin	(Acetexa, Nortrilen, Kombinationspräparat mit Flupenthixol: Benpon)
10. Noxiptilin	(Agedal)
11. Protriptylin	(Maximed)
12. Trimipramin	(Stangyl)

Antidepressiva (Fortsetzung)

II. Tetrazyklische Antidepressiva

13. Maprotilin	(Ludiomil)
14. Mianserin	(Tolvin)

Monoaminoxidasehemmer

15. Tranylcypromin	(Parnate, Kombinationspräparat mit Trifluoperazin: Jatrosom)

Lithiumsalze

16. Lithiumacetat	(Quilonum)
17. Lithiumkarbonat	(Hypnorex, Quilonum retard)
18. Lithiumsulfat	(Lithium-Duriles)

Neuroleptika

Trizyklische Neuroleptika
Phenothiazinderivate
I. mit aliphatischer Seitenkette

1. Alimemazin	(Theralene)
2. Chlorpromazin	(Megaphen, Kombinationspräparat mit Promethazin und Reserpin: Megaphen Comp.)
3. Laevomepromazin	(Neurocil)
4. Promazin	(Protactyl, Verophen)
5. Promethazin	(Atosil)
6. Trifluopromazin	(Psyquil)

II. mit Piperidylseitenkette

7. Mepazin	(Pacatal)
8. Periciazin	(Aolept)
9. Sulforidazin	(Inofal)
10. Thioridazin	(Melleril-Sandoz)

III. mit Piperazinylseitenkette

11. Butyrylperazin	(Randolectil)
12. Dixyrazin	(Esucos)
13. Fluphenazin	(Dapotum, Lyogen, Omca)
14. Imiclopazin	(Ponsital)
15. Perazin	(Taxilan)
16. Perphenazin	(Decentan)
17. Thioproperazin	(Mayeptil)
18. Thiopropazat	(Kombinationspräparate mit Chlorphencyclan: Tonoquil, Vesitan)
19. Trifluoperazin	(Kombinationspräparat mit Isopropamid: Stelabid, Kombinationspräparat mit Äthylisopentylbarbitursäure: Jalonac, Kombinationspräparat mit Tranylcypromin: Jatrosom)

Thioxanthenderivate

Neuroleptika (Fortsetzung)

20. Chlorprothixen	(Taractan, Truxal)
21. Clopenthixol	(Ciatyl)
22. Flupenthixol	(Fluanxol, Kombinationspräparat mit Nortriptylin: Benpon)
23. Thiothixen	(Orbinamon)

Andere trizyklische Neuroleptika

24. Clozapin	(Leponex)
25. Prothipendyl	(Dominal)

Butyrophenonderivate und strukturverwandte Neuroleptika

26. Benperidol	(Gliranimon)
27. Floropipamid	(Dipiperon)
28. Fluanison	(Sedalande)
29. Fluspirilene	(Imap)
30. Haloperidol	(Haloperidol-Jansen, Kombinationspräparat mit Isopropamid: Vesalium)
31. Methylperidol	(Luvatrena)
32. Pimozide	(Orap)
33. Trifluoperidol	(Triperidol)

Rauwolfiaalkaloide und andere Indolderivate

34. Reserpin	(Helfoserpin, Reserpin, Sedaraupin, Serpasil, Kombinationspräparat mit Orphenadrin: Phasein)
35. Oxypertin	(Forit)

Andere Neuroleptika

36. Sulpirid	(Dogmatil)

4.2 Medikamentöse Schmerztherapie

Die folgende Tabelle zeigt, welche Medikamente überhaupt zur Schmerzbehandlung in Frage kommen, in den weiteren Tabellen sollen zusätzliche Informationen über analgetische, antipyritische und antiphlogistische Eigenschaften sowie Applikationsintervalle und wirkungsgleiche Dosierungen gegeben werden.

Für die medikamentöse Schmerztherapie ist es von Bedeutung, daß zu Beginn der Behandlung möglichst Monosubstanzen gewählt werden. Nach Dücker (1981) gibt es für die These, daß mit den sog. analgetischen Kombinationspräparaten aufgrund der Mischung verschiedener Komponenten eine Wirkungssteigerung erzielt oder Nebenwirkungen vermindert werden können, keine Beweise. Tabelle 3 zeigt die analgetische, antipyritische und antiphlogistische Potenz und Stärke der Nebenwirkung von nicht narkotischen Analgetika. Nach Dücker weisen Salizylate wie z. B.

Tabelle 2. Gebräuchliche Analgetika und adjuvante Medikamente

Wirkstoff	(Präparat)	Dosierung [mg] oral	Applikationsintervall [h]
Analgetika			
– Einfache Analgetika			
Azetylsalizylsäure	(Aspirin, Colfarit)	750–1250	3–4
Paracetamol	(Ben-u-ron)	600– 800	3
Metamizol	(Novalgin)	750–1000	4
Phenylbutazon	(Butazolidin)	200– 400	12
Indometacin	(Amuno)	50– 75	4
Buprofen	(Brufen)	200– 400	4
– Mischpräparate mit Kodein und Phenacetin			
	(z. B. Contraneural. Dolomo, Gelonida, Treupel)	Je nach Präparat	
– Synthetische, stark wirkende Analgetika			
Pentazocin	(Fortral Kps.)	50	4
Tramadol-HCl	(Tramadol)	100	6
Tilidin-HCl	(Valoron)	50–100	6
– Morphin und morphinartige Substanzen			
Morphinhydrochlorid		5–100	4
Levomethadon-HCl	(L-Polamidon)	2,5– 5	8–12
Levorphanol	(Dromoran)	1,5– 3	6–12
Oxycodon	(Eukodal)	5	12
Dextromoramid	(Palfium)	6,9	2–4
Adjuvante Medikamente			
– Neuroleptika			
Chlorpromazin	(Megaphen)	75–500	
Laevopromazin	(Neurocil)	75–300	
Thioridazin	(Melleril)	50–500	
Perazin	(Taxilan)	75–600	
Chlorprothixen	(Truxal)	15–300	
Haloperidol	(Haldol)	2– 6	
Flupentixol	(Fluanxol)	1– 3	
– Antidepressiva			
Clomipramin	(Anafranil)	50–300	
Maprotilin	(Ludiomil)	30–300	
Amitriptylin	(Laroxyl, Limbatril: Kombination mit Chlordiazepoxid)	30–200	
– Tranquilizer			
Oxazepam	(Adumbran, Praxiten)	45–150	
Chlordiazepoxid	(Librium)	10– 30	
Diazepam	(Valium)	6– 30	
Clobazam	(Frisium)	10– 30	

Tabelle 3. Nichtnarkotische Analgetika

Wirkstoff (Präparat)	Einzeldosis [mg] oral	Applikationsintervall [h]
Acetylsalizylsäure (Aspirin)	750–1250	3
Paracetamol (Ben-u-ron)	750–1000	3
Phenazon (Antipyrin)	500–1000	3
Propyphenazon (Allional)	450– 800	3
Metamizol (Novalgin)	750–1000	3
Phenylbutazon (Butazolidin)	200– 400	4
Mefenaminsäure (Parkemed)	500	3
Indometacin (Amuno)	50– 75	4
Ibuprofen (Brufen)	200– 400	3
Naproxen (Proxen)	250– 500	3–4
Nefopam (Ajan)	60– 120	3

Tabelle 4. Narkotische Analgetika

Wirkstoff (Präparat)	Einzeldosis [mg] oral	Applikationsintervall [h]
Buprenorphin (Temgesic)	0,8	3–5
Hydromorphon (Dilaudid)	5– 7,5	4
Butorphanol (Staudol)	10– 20	2–3
Levorphanol (Dromoran)	4– 6	3–4
Dextromoramid (Palfium, Jetrium)	4– 15	3–5
Morphin	20– 60	2–4
Pentazocin (Fortral)	50–150	2–3
Pethidin (Dolantin)	100–300	2–3
Tilidin (Valoron-N)	50–100	3–5
Tramadol (Tramal)	50–100	2–3

Aspirin gute Wirksamkeit bei Muskel-, Ligament-, Sehnen- und Knochenschmerzen auf. Sie sind ausgezeichnete Analgetika bei Pankreaskarzinomschmerzen. Paracetamolpräparate wie Ben-u-ron lindern Schmerzen besonders gut bei muskuloskelettalen Schmerzen im Hautbereich, desgleichen Pyrazolon und Pyrazolidinderivate. Die Anwendung der genannten Medikamente wird eingeschränkt durch Nebenwirkungen wie Blutungen und Ulkusbildungen im Gastrointestinalbereich, Veränderungen des Blutbildes, allergische Reaktionen, Leber- und Nierenschädigungen.

Bei krampfartigen Schmerzzuständen sind Metamizolabkömmlinge bzw. Kombinationspräparate wie Buscopan comp. bzw. Dolo-Buscopan indiziert. Nach Kuschinsky et al. (1981) können als mögliche Nebenwirkungen Knochenmarkdepressionen auftreten (etwa bei 0,1% der Fälle, wovon etwa die Hälfte tödlich verlaufen soll).

Tabelle 5. Wirkungsgleiche Dosierungen narkotischer Analgetika

Wirkstoff (Präparat)	Dosierung	
	i. m. mg	oral mg
Temgesic (Buprenorphin)	0,4	0,8
Dilaudid (Hydromorphon)	1,5	7,5
Dromoran (Levorphanol)	2,0	4,0
Palfium (Dextromoramid)	7,5	10,0
Morphin	10,0	16,0
Fortral (Pentazocin)	45,0	150,0
Dolantin (Pethidin)	100,0	300,0
Codein		200,0
Valoron N (Tilidin)		100,0
Tramal (Tramadol)	100,0	100,0

Tabelle 6. Einschätzung der Schmerzintensität und -dauer durch den Patienten anhand einer 6 cm langen visuellen Analogskala. (Nach Koßmann et al. 1982)

Behandlungstage	Vor Behandl.	1	2	3	4	5	12–14	18–21
Schmerzintensität[a]	5,2	4,4	3,9	1,9	1,8	1,7	0,8	1,0
Schmerzdauer[b]	5,4	5,2	5,1	4,0	3,7	1,5	1,1	1,2

[a] *0* keine, *6* unerträgliche Schmerzen.
[b] *0* nie, *6* die ganze Zeit Schmerzen.

Bei Patienten mit unerträglichen Schmerzen, bedingt durch Knochenmetastasen, tritt nach Gabe von Dolo-Buscopan P eine ausreichende und nachhaltige Schmerzfreiheit ein.

Zu den stark wirksamen Analgetika zählen die Opiate. In Tabelle 5 ist die (auf 10 mg Morphin bezogen) jeweils wirkungsgleiche Dosis bei intramuskulärer bzw. oraler Applikation angegeben.

Über die gute und rasche Wirkung von oral applizierten Morphincocktails, die regelmäßig (nach Zeitschema) eingenommen werden, wird aus den angloamerikanischen Ländern berichtet. Diese Behandlungsart ist in der Bundesrepublik Deutschland wenig verbreitet, ihre Effektivität steht aber außer Zweifel. Gemäß Tabelle 6 (nach Koßmann et al. 1982) wird damit bei Karzinompatienten innerhalb von 14 Tagen ein befriedigendes Ergebnis erzielt. Diese Behandlungsform läßt sich sehr gut ambulant durchführen.

Rezeptbeispiele

Rp. Morphinum hydrochloricum 0,2
Neurocil-Tropfen 7,5 ml 8,16 g
Aqua dest. ad 40,0
Dosierung: alle 4 h 30 Tropfen bei starken Schmerzen

oder

Rp. Morphinum hydrochloricum 0,2
Haldol 0,005
Aqua dest. ad 100,0
Dosierung: alle 4 h 100 Tropfen bei starken Schmerzen

Es ist empfehlenswert, zunächst mit 30% der angegebenen Dosis einschleichend zu beginnen.

Erfahrungsgemäß reicht eine Verordnung zu Behandlungsbeginn 1 Woche. Bei Dosissteigerung kann die doppelte Menge mit dem Zusatz „Menge ärztlich begründet!" verschrieben werden.

Koßmann et al. empfehlen auf der 7. Jahrestagung der Gesellschaft zum Studium des Schmerzes einen Morphincocktail, der zwischen 10 und 30 mg Morphinum hydrochloricum +0,25 mg Haldol in 5 ml Wasser enthält, den der Patient 4stündlich zu sich nimmt. Dücker (1981) empfiehlt ein Morphin-Neurocil-Gemisch im Verhältnis von 1:1,5, d.h. die Initialdosis von 2 ml Lösung enthält 10 mg Morphin und 15 mg Neurocil. Durch Zugabe von 3 ml Wasser wird diese Initialdosis von 2 ml Lösung auf 5 ml verdünnt. Der Patient erhält also eine Menge von 5 ml oral. Durch Verringerung des Wasseranteils und Erhöhung des Morphin-Neurocil-Anteils kann eine Dosissteigerung erzielt werden; Einnahme ebenfalls 4stündlich.

Zur Hauptindikation der Opiate zählen unerträgliche Schmerzzustände, die durch andere Analgetika nicht ausreichend beseitigt werden können. Als Kontraindikation gilt die bekannte Atemdepression und Suchtgefahr. Als Nebenwirkungen werden Kreislaufdepressionen, Übelkeit, Mundtrockenheit, Benommenheit sowie gastrointestinale und urogenitale Störungen beschrieben.

Sicherlich sind in den obigen Tabellen nicht alle gebräuchlichen Medikamente aufgeführt, es soll hier nur ein praxisbezogener Überblick gegeben werden. Erfahrungsgemäß ist es vorteilhaft, mit wenig verschiedenen Analgetika auszukommen. Als schwach wirksame Analgetika eignen sich z.B. Ben-u-ron und Novalgin, als stärker wirksame Baralgin, Buscopan comp. und Dolo-Buscopan P. Weiterhin kommen Fortral und Valoron sowie Tramal und Temgesic in Betracht. 30 mg Pentazocin (Fortral) haben etwa die gleiche Wirkung wie 10 mg Morphin. Die Wirkungsdauer beträgt etwa 4 h, die euphorisierende Komponente ist ausgeprägt, aber seltener als nach Opioiden.

Fallbeschreibungen

In den folgenden Abschnitten werden 3 verschiedene Krankheitsverläufe (P.1, P.2, P.3) beschrieben, die sich im zeitlichen Verlauf und in der Progredienz des Schmerzzustands unterscheiden.

P.1 (männlich, 54 Jahre). Wegen Nierenkarzinoms erfolgte eine chirurgische Intervention. Da der Tumor nicht im Gesunden entfernt werden konnte, schloß sich eine Chemotherapie in einer Spezialklinik an. Leider sprach die Zytotherapie nicht an, so daß nach ca. 3–4 Monaten generalisierte Knochenmetastasen, Leber- und Lungenmetastasen auftraten.

Während des ersten Schmerzstadiums, ca. 2–3 Monate lang, wurden Blockaden mit Scandicain 2% durchgeführt, zusätzlich erhielt der Patient Medikamente, in diesem Fall in Form von Suppositorien, Ben-u-ron und Voltaren. Nach etwa 2 Monaten wurden zur Behandlung der nachts sehr starken Schmerzattacken weitere Medikamente erforderlich (Baralgin, Valoron), wobei die größte Schmerzfreiheit jedoch mit Buscopan comp. bzw. Dolo-Buscopan P erreicht wurde. Nach ca. 3 Monaten reichten die Analgetika nicht mehr aus, so daß Eukodal 0,01 mg verordnet wurde. Weiterhin konnte P.1 bei Bedarf Ben-u-ron-Suppositorien nehmen und erhielt zusätzlich für die Nacht Dolo-Buscopan-P-Injektionen. Als Alternative zur hier erfolgten parenteralen Applikation würde sich die orale Gabe von L-Polamydon (Metadon) anbieten. Nach Mitteilung von Säwe et al. (1981) erzielten von 14 Patienten mit unheilbaren Krebserkrankungen 11 eine vollständige Schmerzfreiheit, wobei die Patienten die Dosis selbst bestimmen konnten. Im Mittel lag die Dosis bei etwa 21,5 mg. Die tägliche Dosis variierte zwischen 10 mg und 40 mg.

In diesem Fall wurde die parenterale Applikation vorgezogen. Der Patient erhielt im Verlauf von 6 Wochen 170 Einzeldosen von Opiaten, 93 Eukodal 0,01 mg und 77 Dilaudid-Atropin-Ampullen (40 stark, 37 schwach). Zu Beginn der Behandlung reichten täglich 2 Injektionen von Eukodal 0,01 mg, wobei der Patient eine deutliche Euphorie verspürte. Nach etwa 2 Wochen reichte trotz Dosissteigerung die Schmerzdämpfung nicht mehr aus. P.1 verspürte stärkste Schmerzen, v.a. im Bereich der Brust- und Lendenwirbelsäule. Dilaudid-Atropin-Injektionen brachten fast Beschwerdefreiheit, der Patient befand sich danach allerdings in einem Schlafzustand. Über ca. 3 Wochen erhielt P.1 täglich 3–4 Amp. Eukodal, für die Nacht 1–2 Amp. Dilaudid-Atropin. Die Stimmungslage tagsüber war eher euphorisch, während P.1 gegen Abend somnolent wurde. Bis auf die letzte Woche wurde dieser Rhythmus beibehalten, in den letzten 3 Tagen erhielt P.1 bis zu 6 Amp. Dilaudid-Atrophin stark.

Durch den Wechsel von Eukodal und Dilaudid-Atropin schien ein erträglicher Tag-Nacht-Rhythmus erreicht zu werden.

P.2 (männlich, 72 Jahre) suchte mich in meiner Praxis wegen unklarer Schluckbeschwerden auf, die er vor etwa einem halben Jahr erstmals bemerkte. Nach diagnostischer Abklärung stellte sich ein inoperables Ösophaguskarzinom mit Metastasierung im LWS-Bereich heraus. Da P.2 schon seit etwa 5 Jahren Rückenschmerzen beklagte, die einer Osteochondrose des Lendenwirbels zugeordnet worden waren, maß er dem seit etwa einem Monat neu aufgetretenen Rückenschmerz keine besondere Bedeutung zu. Der Zeitraum von der Diagnosestellung bis zu seinem Tode betrug 6 Wochen.

In den ersten 2 Wochen wurden insgesamt 11 paravertebrale Blockaden mit Scandicain 1% (15–20 ml) durchgeführt. Zusätzlich nahm P.2 bei Bedarf Ben-u-ron-1000-mg-Supp.; ab der 3. Woche traten nächtliche Schmerzzustände auf, außerdem gab P.2 an, daß die letzten 2 Injektionen den Schmerz nicht mehr ausreichend gelindert hätten. Daraufhin erhielt er zusätzlich Muskel-Trancopal comp. Supp. mit Codein sowie abends 20 Tropfen Valoron N und zusätzlich tagsüber 3–4 Paracetamolzäpfchen. In der 3. Woche konnte P.2 mich noch selbst in der Praxis aufsuchen, die großflächige Reizstrombehandlung im LWS-Bereich führte seiner Ansicht nach zur Linderung. Insgesamt empfand er den Zustand bis zu diesem Zeitpunkt erträglich, in den folgenden 2 Wochen verschlechterte sich der Allgemeinzustand zusehends, die nächtlichen Schmerzen konnten weiterhin mit 1–2 Zäpfchen Muskel-Trancopal comp. behandelt werden; bei täglich auftretenden Schmerzattacken spritzte ich insgesamt 4 Amp. Dolo-Buscopan P.

P.3 (weiblich, 74 Jahre). Nach operiertem Rektumkarzinom hatte die Frau seit 2 Jahren einen Anus praeter, vor einem halben Jahr wurde erneut ein Darmkarzinom diagnostiziert, eine weitere Operation wurde von der behandelnden Klinik abgelehnt.

In den ersten 3 Monaten der Behandlungsperiode wurde Carcinomimum comp. (Fa. Heel) i.m. injiziert, insgesamt erhielt P.3 ca. 12 Injektionen; im 4. und 5. Monat griff sie überwiegend auf Novalgin und Paracetamolzäpfchen zurück. 4 Wochen vor ihrem Tode stellten sich stärkere Schmerzen ein, die mit Valoron-N-Tropfen (3mal 30 Tropfen) und jeden 2. Tag eine Ampulle Dolo-Buscopan P behandelt wurden. 5 Tage vor ihrem Tode erhielt P.3 auf eigenen Wunsch die beschriebene Morphinmischung mit Haldol in einer durchschnittlichen Dosis von 5mal 40 Tropfen pro Tag.

In folgender Übersicht sind die Medikamentengaben für die Patienten P. 1, P. 2 und P. 3 zusammengefaßt. Obwohl es sich hier um vollkommen unterschiedliche Karzinome mit unterschiedlicher Metastasierung handelte, sieht das Behandlungsschema doch ähnlich aus:

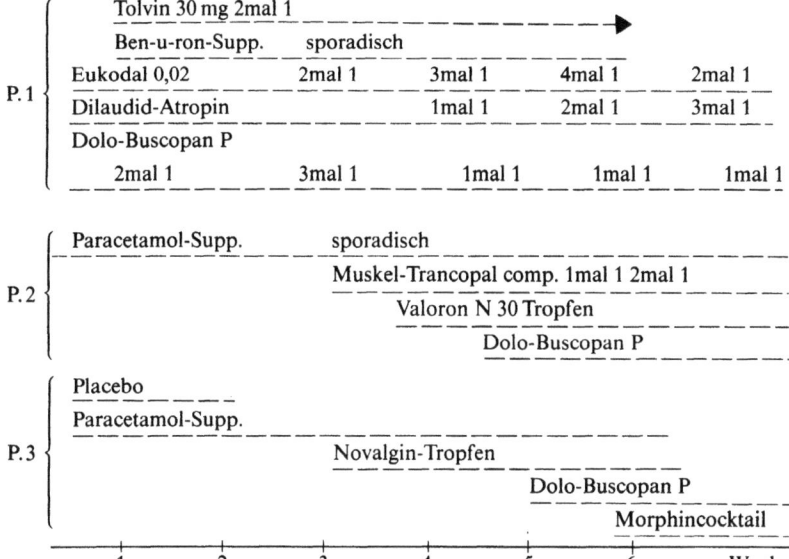

Trotz der vielen angebotenen Wege zur Schmerzbehandlung stellt jeder Patient für sich einen Problemfall dar. Auch dem Begriff der relativen Schmerzfreiheit liegen keine exakt meßbaren Kriterien zugrunde. Insgesamt wird es der Erfahrung und dem Fingerspitzengefühl des Arztes überlassen bleiben, dem Patienten zu einem erträglichen, menschenwürdigen Zustand zu verhelfen.

Erfahrungsgemäß führt eine Behandlung am ehesten zu einem erträglichen Zustand, wenn der Patient selbst Mitverantwortung übernimmt und mitbestimmt, welches Schmerzmittel für ihn am geeignetsten erscheint.

Inwieweit die orale Therapie mit Morphinmischungen bei sehr schweren Schmerzzuständen, die über einen längeren Zeitraum andauern, der parenteralen Verabreichung überlegen ist, läßt sich nicht eindeutig feststellen. Sicherlich kann bei manchen Patienten durch die erhöhte Zuwendung des Arztes in Kombination mit parenteraler Applikation der verbitterte Todeskampf im Endstadium gemildert werden.

4.3 Andere Behandlungsverfahren

Neben den allgemeinen Behandlungsverfahren sollen spezielle Behandlungsmöglichkeiten chronischer Schmerzzustände hier nicht unerwähnt bleiben, so etwa die epikutane, „endoneurale" Nervenblockade sowohl auf elektrischem Wege wie mittels chemischer Substanzen, weiterhin die sog. Langzeitblockade mit Alkohol, die Grenzstrangblockade sowie paravertebrale Infiltrationen und letztlich Nervendurchtrennungen. Wir beschränken uns darauf, nur diejenigen Verfahren kurz zu besprechen, die vom Allgemeinmediziner durchgeführt werden können (vgl. Frey 1980). Blockademöglichkeiten gibt es über jeden peripheren Nerv, über die sympathischen Ganglien und als rückenmarknahe Blockaden. Als weniger invasive Methode bietet sich auch die Quaddelung, z.B. mit Impletol oder ähnlichen Lokalanästhetika, an.

Im Anfangsstadium heftiger Schmerzattacken bei Knochenmetastasen ist die paravertebrale Injektion bzw. die lumbale Grenzstrangblockade in Verbindung mit i.m.-Injektionen von z.B. Calcitonin empfehlenswert. Als Lokalanästhetika kommen Novocain, Scandicain und Carbostesin in Frage. Bei den meisten Patienten erreicht man so im Anfangsstadium relativ rasche Schmerzfreiheit, jedoch mit zunehmender Progredienz und Dauer des Schmerzzustands werden diese Maßnahmen häufig von den Patienten abgelehnt. Vielleicht besteht ein Grund darin, daß die Analgesie meist nur einige Stunden anhält und dann erneut eine Blockade durchgeführt werden muß. Unter Umständen ist dann der Arzt nicht zur rechten Zeit anwesend, um die Blockade durchzuführen, und der Patient fühlt sich in diesem Zustand hilflos.

Besondere Bedeutung haben noch neurochirurgische Maßnahmen in der Schmerztherapie. Da sie nicht vom Hausarzt durchgeführt werden können, sollen sie lediglich der Vollständigkeit halber erwähnt werden. Zu den peripheren Eingriffen zählt die Rhizotomie, die Wurzeldurchschneidung der sensiblen Anteile zwischen Spinalganglion und Hinterhorn. Bei der Interkostalneuralgie läßt sich so eine gute Beeinflussung erreichen, bei Segmentalschmerzen an den Extremitäten dagegen häufig nicht. Am erfolgversprechendsten sind nach Bock (1981) Eingriffe am Tractus spinothalamicus. Hierzu bieten sich die offene und die perkutane Chordotomie an. Bei der offenen Chordotomie handelt es sich um einen größeren Eingriff, bei dem die Gefahr von Blasenstörungen besteht. Die perkutane Chordotomie stellt nur eine geringe Belastung für den Patienten dar, Paresen und Blasenstörungen sollen damit weitgehend vermieden werden; jedoch wird bei den Patienten auf der entsprechenden Körperseite neben der Schmerzempfindung auch das Temperaturgefühl ausgeschaltet, d.h. auf dieser Seite kann nicht mehr zwischen warm und kalt unterschieden werden. Gleichwohl ist dieses Vorgehen die derzeit wahrscheinlich am häufigsten eingesetzte neurochirurgische Methode der Schmerzbehandlung.

Literatur

Benkert O, Hippius H (1974) Psychiatrische Pharmakotherapie. Springer, Berlin Heidelberg New York
Bettex MC (1983) Psychologische Aspekte zur Begleitung von Krebspatienten in der Akutklinik. Therapiewoche 33/52: 6956–6963
Bock WJ (1981) Schmerztherapie durch neurochirurgische Maßnahmen. Medica 2/10: 685–703
Bundesärztekammer (1979) Richtlinien für die Sterbehilfe. Dtsch Ärztebl 14: 957–960
Bundesärztekammer (1979) Resolution zur Behandlung Todkranker und Sterbender der Deutschen Gesellschaft für Chirurgie. Anaesthesiol Intensivmed
Dücker R (1981) Schmerztherapie durch Pharmaka. Medica 2/10: 685–703
Franke H, Hippius H (1979) Geriatrie. Psychiatrie. Springer, Berlin Heidelberg New York
Frey M (1980) Diagnose und Therapie des Tumorschmerzes. Aesonius, Basel München
Gross D (1981) Was tun bei chronischen Schmerzen? Ärztl Prax 33/85: 3063
Halhuber C (1978) Sterben und Sterbebeistand im Krankenhaus. Bayer Ärztebl 10/78: 1099–1105
Heim ME, Schick E, Queißer W (1980) Schmerzbehandlung von Krebspatienten. Med Welt 31/26: 1010–1012
Koßmann B, Bowdler I, Dick W, Hügel W, Schreml W (1982) Medikamentöse Behandlung von Karzinompatienten nach Zeitschema. Anaesthesist (Vorabdruck von Bd 31)
Kübler-Ross E (1974) Was können wir noch tun? Antworten auf Fragen nach Sterben und Tod. Kreutz, Stuttgart Berlin
Kuschinsky G, Lüllmann H, Peters T (1978) Pharmakologie und Toxikologie. Thieme, Stuttgart
Neuhaus G, Kubicki S (1975) Pentazocin – ein neuer Weg. Thieme, Stuttgart
Riemann F (1975) Grundformen der Angst. Reinhardt, Basel
Säwe J et al. (1981) Die Methadon-Dosis bestimmt der Krebskranke selbst. Ärztl Prax 33/76: 2616
Schmeling C, Koch U (1983) Betreuung von Schwer- und Todkranken. In: Fischer I (Hrsg) Taschenbuch der Onkologie. Urban & Schwarzenberg, München
Tausch A-M (1980) Gespräche gegen die Angst. Rowohlt, Hamburg
Tausch A-M (1981) Wir Ärzte kennen uns in menschlicher Zuwendung eben nicht aus! Aerztl Prax 33/82: 2942–2947

Sachregister

Abhängigkeit, s. Medikamentenabhängigkeit
Abhängigkeitsspiel 82
Ablenkung 94
Absaugen 17
Acidoseausgleich 17
Adrenalinzusätze 175
Aggression 4, 25, 31
Aktivierung 147
–, körperliche 78
Akupunktur 19
Akupunkturanalgesie 19, 114, 115
Akupunkturgefühl 114, 115, 118
Akupunkturnadeln 113
Alkoholneuritis 174
Anabolika 251
Anästhesia dolorosa 22
Analgetika 29, 254 ff.
Analgetikaabusus 151
Anamnese 27
Angina pectoris 142
Angriffspunkt, peripher 175
Angst 5, 89, 92
Angstabwehr, s. Sterbensabwehr
Angstneurose 28
Ansatz, operanter 75, 98
–, –, Absicherung, empirische 80
–, –, Bewertung 80
–, –, Durchführung 77
–, –, Erfolgskriterien 79
–, –, Indikation 76
–, –, Kontraindikation 77
–, transaktionaler 81, 98
–, –, Absicherung, empirische 85
–, –, Bewertung 85
–, –, Durchführung 83
–, –, Erfolgskriterien 84
–, –, Indikation 82
–, –, Kontraindikation 83

Antidepressiva, s. Psychopharmaka
„Antischmerzsystem" 46 f.
Arbeitsunfähigkeit 35, 98
Arthritis, rheumatische 72
Aspiration 16
Aspisol 160
Atemstillstand 16
Atemwegsverlegung 16
Aufklärung 15, 16
– über Blockade 171
– des Malignompatienten 245, 248
Aufklärungsgespräch 14
Aufklärungspflicht 248
Autogenes Training 60 ff., 170
–, –, Übungen 61
–, –, Oberstufe 61
–, –, Zurücknahme 60
Autohypnose 64
Axillarisblockade 160

Balint-Gruppen 25, 30
Barbiturate 29
Baselinemessungen 51
Behandlungspflicht 248
Berentung 30, 35
Biofeedback 71 ff., 79, 98
–, Durchführung 73
–, Indikation 72
–, Kontraindikation 73
3-in-1-Block 234
Blockade 262
–, diagnostisch 174 f.
–, neurolytisch 174, 187
–, therapeutisch 174 f.
Blockade des Ganglion Gasseri 194
– n. alveolaris inferior 187 ff.
– n. auricularis magnus 195 f.
– n. cutaneus femoris lateralis 231 ff.
– n. femoralis 233 f.

- n. fibularis communis 238
- n. iliohypogastricus 229 ff.
- n. ilioinguinalis 229 ff.
- n. infraorbitalis 186 f.
- n. ischiadicus 234 ff.
- n. lingualis 187 ff.
- n. mandibularis 189 ff.
- n. maxillaris 191 ff.
- n. mediamus 210 f., 214 ff.
- n. mentalis 187
- n. occipitalis 194
- n. ophthalmicus 194
- n. peroneus communis 238
- n. radialis 208 ff., 213 f.
- n. supras capularis 207 f.
- n. supraorbitalis 182 ff.
- n. supratrochlearis 182 ff.
- n. tibialis 236 ff.
- n. Trigeminus 182
- n. ulnoris 211 ff., 216 ff.
- Plexus brachialis 200 ff.
- Plexus cervicalis 196 ff.
- Plexus cervicalis superficalis 199 f.
- Plexus lumbosacralis 229 ff.
- Spinalnerven 218 ff.
Blockaden, paravertebrale 154
-, s. a. Injektionen
-, s. a. Schmerzen
Boodpatch, epidural 227
Borderline 73
Borderlinestruktur 26, 28, 31

Cansalgia major
- minor, s. Reflexdystrophien, sympathische
Carbostesin 158, 161
Chardotomie 262
-, perkutan 20 f.
Chirotherapie 20
Circulus vitiosus 175 f.
Cocktailmethode 78
Cornua sacralia 228

Dauerblockade 19, 174
Dauermedikation 23
Dauerschmerz 110, 148
Depression 50, 84
-, endogene 28
-, neurotische 28
Desensibilisierung 72
Diskusprolaps 235

Dokumentation, s. Schmerzfragebogen
Dosierung, wirkungsgleich 257
Dreiringspritze 198
Druckkaudale 162
Durchblutungsstörungen, periphere 148, 152, 153 f.
Dysmenorrhö 144

Eingeweideschmerzen, s. Schmerz, viszeraler
Einstechen der Akupunkturnadeln 113
Elektrodengel 109, 112
Elektrodenkanüle 19, 174
Endangiitis obliterans 153
Endphase 250
Entspannungsverfahren 56 ff.
-, Absicherung, empirische 62
-, Erfolgskriterien 62
-, Indikation 57
-, Kontraindikation 58
Entzug, s. Medikamentenentzug
Epiduralanästhesie, s. Periduralanästhesie
Ereignisse, aversive 86 f., 92
Ermessensspielraum 247
Erstgespräch, s. Anamnese
Erwartungshaltung 25
Extinktion 76, 77

Falldarstellung 25
Fallversuch 66
Fehlbehandlungen 10
Feldabhängigkeit 8
Feldstärke 163 f.
Fernpunkt 118 f.
figural after-effect 9
Fordyce-Ansatz, s. Ansatz, operanter
Fragebogen, s. Schmerzfragebogen
Frostbeulen 153

Ganglion-coeliacum-Blockade, s. Splanchnikusblockade
- solarum-Blockade, s. Splanchnikusblockade
- stellatum-Blockade, s. Stellatumblockade
Gate-control-Theorie 44, 46, 48, 106
Gebührenordnungen 13
Geburtsschmerz 2
Gefäßerkrankungen, s. Durchblutungsstörungen

Gefäßzonenstörung, s. Quadrantensyndrom
Gegenirritation 115
Gegenkonditionierung 62
Gegenübertragung 25
Geschäftsführung ohne Auftrag 246 ff.
Gesichtsschmerz 127 ff.
Gleichgewicht, seelisches 24
Gleichstrom 163
Grenzstrang, s. Sympathikusgrenzstrang
Grenzstrangblockade, s. Sympathikusgrenzstrang
Gruppentherapie 89, 94, 95
Guanethidin 162
Guanethidinblockade, s. Sympathikusblockade, intravenös

Hämatom 173
Haupteinsatzgebiete 121
Hemmung, präsynaptisch 117
–, deszendierend 117
Herniotomie, Leistenschmerz nach 230
Herpes-zoster-Schmerzen, s. Neuralgie, postherpetische
Herzstillstand 16 ff.
Heterohypnose 64
Hiatus sacralis 160
Hinterhörner 45
Hinterwurzel 151
Horner-Syndrom 157, 163, 164
Hypnonarkose 109
Hypnose 63 ff., 98
–, Absicherung, empirische 69
–, Bewertung 69
–, Durchführung 65 ff.
–, Erfolgskriterien 69
–, Indikation 65
–, Kontraindikation 65
Hypnoseinduktion 66
Hypochondrie 50, 84
Hypochondriekonzept 53
Hysterie 84

Infiltrationsanästhesie 175
Infusion 224, 227 f.
Injektion in das
– Akromioklavikulargelenk 239
– Ellbogengelenk 240 f.
– Handgelenk 241
– Hüftgelenk 242 f.
– Kniegelenk 243
– Schultergelenk 240
– Sprunggelenk 243 f.
Injektion, intraartikulär 238 ff.
Injektionen, s. a. Blockaden, s. a. Schmerzen
Intercostalblockade 221 f.
–, neurolytisch 222
Intercostalneuralgie 136
Interskalenusblock, nach Winnie 201
Intubation 16 ff.
Intervall, schmerzfreies 151
Isometrische Übungen 170

Kaudalanästhesie, s. Sakralanästhesie
Karpaltunnelsyndrom 215
Kassette 60, 94
Kausalgie 70
Kausaltherapie 7, 10
Knochenmarksdepression 256
Knochenmetastasen 257
Koffein 29
Kognitionen 86, 89, 95
Kognitive Verhaltenstherapie 86
Kollektivhaltung 1
Kombinationspräparate 29, 254
Komplikationen, s. Lokalanästhesiezwischenfall
Konditionierung 47
–, operante 71
–, klassische 71
Kontaktgel, s. Elektrodengel
Kontrolle, innere 73
Konversionskonzept 53
Konversionsneurose 23, 28, 31
Kopfschmerz, diffus 122
–, frontal 123
–, occipital 126
–, temporal 124, 125
Kopfschmerzen 29, 57, 91
Kortikoidzusätze 175
Krampfanfall 157, 162
Krankheitsgewinn, sekundärer 30, 81
Krebspatienten 4
Krebsschmerz 245 f.
Kreuzschmerz 137
Krisenintervention 249
Kurzpsychotherapie 152

Lebensenergie 116
Lebensverkürzung 247 f.
Leerhypnose 66 f.

Lokalanästhesiezwischenfall 13 ff., 171
low back pain, s. Rückenschmerzen
Lumboischialgie 112 ff., 138

Malignomschmerzen 71, 174
– s. a. Tumorschmerzen
Malignomschmerzbehandlung nach
 Zeitschema 257 f.
Maximaldosen 171, 173
Mc Gill-Fragebogen 50, 91, 96
Medikamentenabhängigkeit 24, 29, 77,
 93, 98
–, entzug 29 f.
–, iatrogene 29
Medikamentenabusus 10
Medikamentenentzug 57, 80
Menschenwürde 250
Meridiantheorie 116 ff.
Migräne 57, 62, 63, 70, 72, 74, 88, 89,
 124, 166
Mischpräparate, s. Kombinations-
 präparate
Monopräparate 29
Monosubstanzen 254
Monotherapie 23
Morbus Raynaud, s. Raynaud-Erkran-
 kung
Morphincocktail 258
Motivation 50, 83
Muskelanspannung 59
Muskelatrophie 150

Nachamputation 152
Narbenschmerzen 176
Nervenläsion 173
Nervenstimulation, elektrische, direkte
 20
–, perkutane 19
–, transkutane 19
Nervosität 50
Neuralgie, postherpetische 151
Neuraltherapie 13
Neuroleptika, s. Psychopharmaka
Neurolytika 19, 174
Neuromexzision 152
Neurotransmitter 46, 116
Neurosen 28
–, depressive 28
–, narzißtische 28
Noradrenalin 162
Nozizeptoren 45

Nucleus reticularis gigantocellularis 47

Operationsmethoden, perkutane 21

Paravertebralblockade 219 ff.
Partnerkonflikt 28
Passivität 24
Patterntheorie 44 f.
PENS 112 f.
PENS-Gerät 109
periarthropathia humeroscapularis 240
Periduralanästhesie 222 ff.
–, einzeitig 223 ff.
–, Kathedermethode 225 ff.
Periduralanästhesie, mit Morphin 175
Persönlichkeitseigenschaften 9
Persönlichkeitsstörung 30
Phantomgefühl 152
Phantomschmerzen 21, 62, 63, 70,
 151 ff., 166
Phenol 174
Phenolblockaden 154
Placebo 3, 116, 251
Plexusblockade, axillär 204
–, supraklavikulär 203
Pneumothorax 157, 159
Prävention 9
Professionellenspiel 82
Prognose, der Reanimation 17 f.
–, der Schmerzbehandlung 11
progressive Relaxation 58 f.
Protokolle 95
Psychoanalyse 52 ff.
–, Absicherung, empirische 56
–, Bewertung 56
–, Durchführung 55
–, Indikation 54
–, Kontraindikation 55
Psychodiagnostik 27
Psychopharmaka 251 ff.
Psychosyndrom, algogenes 28
Psychotherapie 52 ff., 150, 155

Quadrantensyndrom 153

Raynaud-Erkrankung 153, 166
Raynaud-Krankheit 72
Reaktion, depressive 149, 153
–, emotionale 147
Reaktionslage, ergotrope 56
–, trophotrope 56

Reanimation, kardiopulmonale 18f.
Reflexdystrophie 10
Reflexdystrophien, sympathische 148ff.
–, –, Osteoporose 150
–, –, psychische Veränderungen 149
–, –, sensorische Veränderungen 149
–, –, Stadien 150
–, –, vasomotorische Störungen 153
Reizleitung 146
–, Störmechanismen 146
Regionalanästhesien 13
Regression 53
Rekurrensparese 157, 164, 198
Rentenproblematik 21
Rheumaschmerzen 75
Risiken, bei Regionalanästhesie 14
Risikofaktoren 15
Rückenschmerzen 29, 57, 72, 80
Rückkoppelung 146
Rückmeldung 73
Ruhebild 60

Sakralanästhesie 155, 160f., 227ff.
Sakralisblockade, s. Sakralanästhesie
Schaltneurone 146
Schizophrenie 28
–, zönästhetische 28
Schmerz, akuter 69
–, –, Definition 8
–, chronischer, Kosten 42
Schmerzanalyse 23ff., 170
–, Ausbreitung 148
–, Pathophysiologie 146f.
–, Reaktion 147
–, Symptomatik 23, 26
Schmerzbehandlung 42ff.
–, Erfolgskriterien 51
–, interdisziplinäre 11
–, stationäre 89
–, symptomorientierte 98
Schmerzbewußtsein 7f.
Schmerzchirurgie 20
Schmerzdiagnostik, psychologische 49
Schmerzempfindlichkeit 8f.
Schmerzempfindung 7f., 108
Schmerzen im Bereich des Ellbogens 133
– – des Fußes 141
– – des Handgelenks 135
– – des Knies 139

– – des Oberbauches 143
– – des Sprunggelenks 140
– – des Unterarms
– in der Schulter 207
–, organische 49
–, protopathische 153
–, psychogene 76
–, psychosomatische 29
–, s. a. Blockaden
–, s. a. Injektionen
–, vegetative Manifestation 147, 149
–, vertebrogen 136
–, viszerale 148, 159
Schmerzerfahrung 44, 51
Schmerzerleben 51
Schmerzerlebnis 7f.
Schmerzforschung 11
Schmerzfragebogen 27, 32ff.
Schmerzgefühl 108
Schmerzgenese 43
–, traditionelles Konzept 43
Schmerzgestaltung 7
Schmerzhemmung, deszendierend 108
–, präsynaptisch 109
Schmerzhemmsysteme, körpereigene 12
Schmerzimmunisierungstraining 92ff., 98
–, Absicherung, empirische 96
–, Bewertung 96
–, Durchführung 94
–, Erfolgskriterien 96
–, Indikation 93
–, Kontraindikation 93
Schmerzkommunikation 81
Schmerzkonzepte, implizite 87
Schmerzkultur 3
Schmerzlokalisation 8
Schmerzlosigkeit 2
Schmerzpatient, geborener 10
Schmerzprävention 9, 11, 99
Schmerzrehabilitation 44, 80
Schmerzschwelle 29
Schmerzspiele 82, 84
Schmerztherapie 23ff.
–, Notfall 151
Schmerztoleranz 9
Schmerzverdeckung 115
Schmerzverhalten 51
Schmerzverlängerung 248
Schmerzverstärkung 112

Schmerzwahrnehmung 109
Schmerzwertung 8
„Schmerzzentrum" 45
Schmerzzonen 178
Schulter-Arm-Schmerz 130 ff., 166
Sedierung 159
Seelsorgebeitrag 1 ff.
Seitenhornzellen 147
Selbstinstruktionen 92
Selbstkontrolle 57
Selbstverbalisierungen, s. Kognitionen
Serotoninmangel 149
Signalfunktion 7
Signaltheorie 53
Sinnzusammenhang, s. Transformation
skapulokostales Syndrom 177, 179
SPA (stimulation-produced analgesia) 108, 115
Spannungskopfschmerz 57, 63, 72, 74
Spasmen 62
Spezifität der Akupunkturpunkte 117
Spezifitätstheorie 44 f.
Splanchikus-Blockade 155, 159, 164
Spontanremission 150
Stadienablauf nach Kübler-Ross 249
Statetheorie 64
Stellatumblockade 155, 156 f., 164 f.
–, Einwilligung 167 ff.
–, Komplikationen bei 171, 173
–, Risiken 167
Sterbehilfe 246 f., 250
Sterbehilferichtlinien 246 ff.
Sterbender 246 ff.
Sterbensabwehr 249, 250
Sternales Syndrom 177, 179
Sternbach-Ansatz, s. Ansatz, transaktionaler
Stichtiefe 113
Stimulation, schmerzhaft 112
Stimulationsdauer 112, 119
Stimulationsfrequenz 109, 119
Stimulationsintensität 110, 112, 119
Stimulationsstrom 109
Streß 148
Streßanalgesie 46
Streßimpfung 92
Stressor 93, 95
Stressorreaktion 89
Streßreaktion 48, 86
Stromcharakteristik 109, 119
Stumpfschmerzen 21, 62, 63, 151 f.

Substantia gelatinosa 46
Substanzen, psychotrope 29
Suchtpotential 29
Sudeck-Atrophie 148, 166
Suizid 42
Suizidalität 28, 150
Suggestion 10, 64, 66, 68
Sympathikusblockade 170, 223, 227
Sympathikusblockaden 146 ff.
–, elektrische 163 f.
–, Indikationen 148 ff., 156
–, intravenöse 162 f.
–, Risiken 156
–, Technik 155
Sympathikusdystrophie, reflektorische, s. Reflexdystrophien
Sympathikusgrenzstrang 153, 155
–, lumbaler 158
–, –, Blockade 158, 160

Tennisellbogen 133
TENS 106
–, Erprobungsphase 110 f.
–, Gerät 109
Testblockade 174
Testdosis 157, 161, 225, 228
Tests, psychometrische 78, 83, 84
Therapeutenverwirrspiel 82
therapeutische Lokalanästhesie 170
Tranquilizer, s. Psychopharmaka
Tranquilizerabusus 29 f., 151
Transaktionen 81
Transformation 1, 4
Trigeminusneuralgie 21, 68, 110, 117, 127 ff., 181 ff.
Triggerpunkt 117 f., 176 ff.
Truncus sympathicus, s. Grenzstrang
Tumorschmerzen 148, 154, 164, 166
–, s. a. Malignomschmerzen
Tuohy-Kanüle 225 ff.

Überdosierung des Lokalanästhetikums 171
Übung 59
Ulcus cruris, Schmerzen bei 233
Ureterkolik 154
Ursache, organische 43

Vasokonstriktorzusatz 174
vegetatives Urogenitalsyndrom 145
Verdachtsdiagnose, psychische 27

Verfahren, psychologische, Grenzen 97
–, –, Möglichkeiten 97
Verfahrenstechniken 12 ff.
Verhaltensanalyse 50, 77, 94
Verhaltenstherapie 92
–, Absicherung, empirische 91
–, Bewertung 91
–, Erfolgskriterien 90
–, Indikation 88
–, kognitive 86 ff., 98
–, Kontraindikation 88

Verschlußkrankheit, arterielle, s. Durchblutungsstörungen
Vorderhornzellen, motorische 147
Vorstellung 60

Wille des Patienten 246 f.
Wunderheilung 24

Zielelektroden 112
Zugang, venöser 171
Zwangsneurose 28

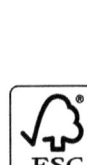

MIX
Papier aus verantwortungsvollen Quellen
Paper from responsible sources
FSC® C105338

If you have any concerns about our products,
you can contact us on
ProductSafety@springernature.com

In case Publisher is established outside the EU,
the EU authorized representative is:
**Springer Nature Customer Service Center GmbH
Europaplatz 3, 69115 Heidelberg, Germany**

Printed by Libri Plureos GmbH
in Hamburg, Germany